AF336682

CAUSES, HYGIÈNE & TRAITEMENT

DES

MALADIES CHRONIQUES

OU ESSAI SUR

L'ACIDISME, L'ALCALINISME, LA PATHOGÉNIE

ET LE TRAITEMENT

DES DIATHÈSES

ET DE LEURS MANIFESTATIONS;

ET ACTION SUR LA SANTÉ ET LES MALADIES,

ET MANIÈRE DE SE SERVIR
DES EAUX SIMPLES ET MINÉRALES, EMPLOYÉES EN BAINS SIMPLES,
EN BAINS DE VAPEURS, EN BAINS DE RIVIÈRES,
EN BAINS DE MER, EN DOUCHES FROIDES, EN DOUCHES CHAUDES ET DE VAPEURS, ETC.

et particulièrement

DES EAUX DE CAUTERETS

(HAUTES-PYRÉNÉES),

PAR

LE DOCTEUR J. VACHER

Médecin-consultant aux eaux de Cauterets.

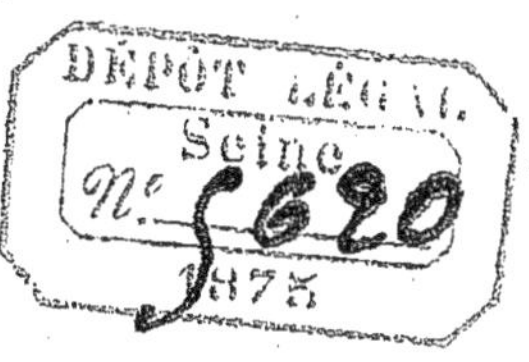

PARIS

J.-B. BAILLIÈRE ET FILS, LIBRAIRES-ÉDITEURS.

Rue Hautefeuille, 19, près le boulevard Saint-Germain.

1875

A LA MÉMOIRE

DE

MARCHAL (DE CALVI)

Ancien professeur du Val-de-Grâce.

Témoignage de reconnaissance pour la sympathie que m'a montrée cette grande intelligence et ce cœur noble et chaud !

PRÉFACE.

« Les maladies chroniques sont incurables, la méde-
« cine est impuissante contre elles, » entend-on dire
souvent autour de soi.

Voilà une erreur contre laquelle on ne saurait trop
s'élever. Sans doute le traitement de la plupart d'entre
elles est long, et demande de la part du malade et du
médecin de la patience et de la persévérance ; car le plus
grand nombre tiennent à des vices organiques et fonctionnels nés sans doute dès les premiers siècles du
monde, il est probable sous l'influence de la misère, et
se transmettant par hérédité de génération en génération,
absolument comme les ressemblances physiques et morales.

Disons qu'aujourd'hui encore la misère, et aussi les
excès de tous genres, les écarts de régime de toutes
espèces, si communs, et dont beaucoup semblent inhé-
rents à notre civilisation, viennent ajouter leur influence
néfaste à nos infirmités héréditaires, et même quelquefois nous créer des états morbides de toutes pièces,
comme s'il ne nous en était pas assez légué par hérédité.

Veut-on avoir des hommes sains, robustes et exempts
de maladies chroniques ? qu'on s'adresse aux enfants,
qu'on les débarrasse des états diathésiques qu'ils apportent au monde en naissant, que la misère soit écartée
d'autour d'eux, et qu'une fois hommes ils aient le confor-

table nécessaire, s'affranchissent des excès et des écarts de régime, et le but sera atteint.

Je ne veux point dire par là qu'un homme ayant ces maladies n'en guérira pas ; mais bien que, plus l'on sera jeune, plus facilement l'on s'en débarrassera, et que plus l'on sera âgé, moins il faudra compter sur la guérison, et savoir se contenter des soulagements apportés à ses maux par des médications curatives pour des hommes plus jeunes, mais simplement palliatives pour des vieillards.

AVANT-PROPOS.

§ 1er.

Un regretté médecin, dont nul n'oserait contester la grande compétence en médecine pratique, Marchal (de Calvi), fait suivre un article publié par moi dans son journal, *la Tribune médicale* du 10 novembre 1872, des réflexions suivantes :

« A Monsieur le docteur Vacher,

« Voilà une bonne leçon de clinique médicale, mon cher
« confrère, et comme on en fait guère ou comme on n'en
« fait pas dans les cliniques officielles, livrées à la plus
« pure *topoiâtrie*. La pyramide aujourd'hui tient sur sa
« pointe, et il faudra bien des efforts pour la remettre
« sur sa base. Le localisme prévaut ; l'observation mé-
« dicale, l'analyse pathogénique sont tenues en échec.
« Raison de plus pour multiplier les observations comme
« les vôtres, mon cher confrère. . . . .
. . . .

« Mon cher confrère, nous avons devant nous un gros
« quartier de roche qui écrase la vraie médecine ;
« soyons la goutte d'eau qui creuse, et ne nous laissons
« pas décourager. »

On dit aujourd'hui : Point de maladies sans lésions organiques ; point de symptômes sans lésion organique ; recherchez avec soin la lésion organique, et, quand vous l'aurez trouvée, portez sur elle tous vos efforts thérapeutiques si vous voulez guérir.

C'est la pyramide tenant sur sa pointe.

J'affirme avec Marchal (de Calvi) que la vérité est : point de lésions organiques, point de symptômes; point de maladies, en un mot, sans qu'un état général morbide appelé diathèse ne préexiste dans l'économie ; recherchez-le avec soin, et, quand vous l'aurez trouvé, portez sur lui *surtout* vos efforts thérapeutiques si vous voulez guérir.

C'est la pyramide mise sur sa base.

La diathèse est un état général morbide de l'organisme, un état vicieux de la matière elle-même qui constitue les tissus organiques, sous l'influence duquel il s'établit ce que l'on appelle des manifestations diathésiques, c'est-à-dire des maladies. Donc, s'attaquer aux maladies sans s'en prendre à la diathèse qui les tient sous sa dépendance, c'est poursuivre l'ombre du mal et laisser le corps ; absolument comme si l'on s'attaquait à l'ombre d'un chien enragé sans s'occuper du chien.

Une plus longue dissertation pour prouver l'existence des diathèses serait inutile et s'écarterait du reste du but que je poursuis ici. Les diathèses existent donc, voilà le fait qu'à l'heure qu'il est bien peu de médecins oseraient contester, tant les idées médicales actuelles diffèrent sous ce rapport de celles d'il y a à peine quelques années.

Je ne sais si je m'abuse, mais j'ai la conviction que l'histoire de la médecine enseignera aux générations médicales futures que les médecins de notre époque, pratiquant aux stations d'eaux minérales, n'ont point été étrangers à ce revirement important d'opinion.

§ 2.

Quoique je n'aie en vue, ici, que les maladies chroniques, je ne puis m'empêcher de dire qu'à part les traumatismes, il n'existe aucune maladie aiguë, constituée par des lésions organiques ou simplement des troubles fonctionnels, qui ne soit due, comme les maladies chroniques, à la préexistence d'un état général morbide de l'économie, dont la maladie qu'on a sous les yeux n'est que la manifestation, ou un symptôme. Cet état général morbide, ou diathèse, n'est qu'un état morbide passager qui n'a rien d'inhérent à l'organisation dans les maladies aiguës, et qui s'efface promptement pour ne laisser la plupart du temps nulle trace de son passage dans l'organisme, tandis que tout le contraire a lieu dans les maladies chroniques.

La seule différence qui existe, en effet, entre beaucoup de maladies aiguës et les maladies chroniques, c'est que les premières tiennent à des lésions organiques ou à des troubles fonctionnels nés tout entiers sous l'influence de causes intenses, agissant fortement, mais passagèrement ; tandis que les dernières tiennent souvent aux mêmes causes moins intenses, agissant non plus d'une manière forte et passagère, car sans cela elles produiraient toujours ces effets violents qui caractérisent les maladies aiguës, mais d'une manière faible, continue, insidieuse et prolongée, sinon permanente.

Quelle différence y a-t-il, par exemple, dans la nature des causes des maladies de deux hommes sains et robustes, dont l'un tombant à l'eau est atteint de rhumatisme articulaire aigu, et dont l'autre habitant depuis longtemps un endroit froid et humide, finit par être atteint de rhumatisme articulaire chronique? absolument aucune. Il y a différence d'intensité et de longueur d'action, de cause, voilà tout.

On conçoit que dans le premier cas, à moins que les lésions organiques ou les troubles fonctionnels survenus brusquement ne soient trop considérables, la guérison ne se fasse pas longtemps attendre; tandis que dans le second, des modifications lentes, mais profondes, se sont produites dans les tissus des organes, qu'elles ont vicés ainsi que les fonctions; ce qui fait qu'une fois que les troubles organiques survenus lentement et progressant de même sont assez considérables pour altérer la santé, on n'est pas prêt de la recouvrer de sitôt.

On met vingt ans à se créer des maladies chroniques par l'abus du tabac, des liquides alcooliques, du thé ou du café, etc. etc., et ensuite on tonne contre la médecine parce qu'elle n'en guérit pas en vingt-quatre heures! Et encore, si l'on ne riait point au nez du médecin quand il veut faire perdre ces mauvaises habitudes, en disant que ce n'est point ça qui rend malade, puisque depuis vingt ans qu'on en use on ne s'était jamais senti de rien jusque là. Que d'ailleurs c'est une habitude prise, qu'on est trop vieux maintenant pour y renoncer, qu'une abstention d'un seul jour dérange, etc., comme s'il pouvait jamais être trop tard pour renoncer à mal faire.

Sans doute une habitude prise demande qu'on y renonce avec précaution, mais en opérant sans brusquerie, petit à petit, on peut toujours arriver à s'en débarrasser sans secousse pour l'économie, au plus grand avantage de sa santé.

§ 3.

Cet ouvrage comprend quatre parties principales, qui sont :

PREMIÈRE PARTIE. — De l'holopathie ou holopathisme et de ses manifestations en général; ou autrement dit des diathèses et de leurs manifestations en général.

DEUXIÈME PARTIE. — Des manifestations holopathiques en particulier.

TROISIÈME PARTIE. — Des eaux simples et minérales et de leurs usages dans la santé et dans les maladies, principalement des eaux de Cauterets (Hautes-Pyrénées).

QUATRIÈME PARTIE. — De quelques préceptes hygiéniques généraux et spéciaux aux âges et aux sexes.

[illegible]

[illegible]

[illegible]

[illegible]

[illegible]

[illegible]

PREMIÈRE PARTIE

DE L'HOLOPATHIE OU HOLOPATHISME EN GÉNÉRAL ; OU AUTREMENT DIT DES DIATHÈSES ET DE LEURS MANIFESTATIONS EN GÉNÉRAL.

CHAPITRE PREMIER

RAPPORT DES DIATHÈSES AVEC LE TEMPÉRAMENT, L'IDIOSYNCRASIE, LA CONSTITUTION ET LA COMPLEXION.

§ 1ᵉʳ.

Il est dans la nature des diathèses d'imprimer un cachet spécial aux maladies, dans l'ordre pathologique, tout comme il est dans celle des tempéraments d'en imprimer un aux individus, dans l'ordre physiologique.

Mais là ne se borne point leur influence, car les tempéraments impriment encore un cachet spécial aux maladies, et les diathèses ne sont point sans retentir jusque sur l'état physiologique.

Il arrive souvent, en effet, que l'on reconnaît que des adultes ont été scrofuleux dans leur jeunesse, rien qu'à voir leur forme grossière, pour ainsi dire, leurs joues d'un rouge livide, leurs lèvres épaisses, leur face recouverte de poils rudes, leurs traits gros, etc., en un mot,

à un cachet spécial qu'a imprimé la diathèse scrofuleuse à toute leur personne, dans l'ensemble comme
dans les détails de l'organisme.

Quant aux tempéraments, à tous les instants de la vie,
leur influence, comme celle des diathèses, se fait sentir
sur la santé des individus. Les moindres dérangements
de l'organisme peuvent donner lieu à des phénomènes
congestifs chez les gens sanguins, à des phénomènes
nerveux chez les personnes nerveuses, et à des flux chez
ceux qui sont lymphatiques, et le moindre trouble dans
la santé des individus atteints de diathèse peut immédiatement donner lieu à des manifestations de ces diathèses.

Ainsi, pour citer quelques exemples, la simple époque
menstruelle chez les femmes suffit souvent à déterminer
des congestions utérines, cérébrales ou autres chez celles
douées de tempérament sanguin; des névralgies utérines,
faciales ou autres, chez celles qui sont nerveuses; enfin
des flux utérins, stomacaux ou autres, chez les lymphatiques, et il n'est pas rare de constater en même temps
des manifestations diathésiques, scrofuleuses, rhumatismales, etc., chez celles qui sont atteintes de ces diathèses, lesquelles manifestations se dissipent le plus
souvent d'elles-mêmes, une fois la cause provocatrice
disparue.

Il est des médecins qui considèrent le tempérament
comme le premier pas vers les maladies. Il est bien certain que cette manière de voir n'est pas dénuée de tout
fondement, car on ne saurait considérer comme tout à
fait physiologiques des états de l'économie qui, quoique
compatibles avec la santé, ne sont point sans inconvénients, puisqu'ils peuvent déterminer, chez les individus

où ils existent, des congestions, des troubles nerveux ou des flux, selon les cas, sous la simple influence d'un phénomène physiologique comme la menstruation.

Cependant, une observation attentive des faits m'a convaincu que le tempérament seul serait le plus souvent impuissant à déterminer des congestions, des phénomènes nerveux ou des flux, sous l'influence d'un trouble léger de la santé, s'il n'existait point préalablement dans l'économie d'état diathésique.

Une erreur, qu'on ne saurait trop combattre, consiste à croire qu'une diathèse ne peut donner lieu qu'à une seule espèce de manifestation, que chacune d'elles a les siennes propres, et qu'une diathèse, comme la diathèse rhumatismale, par exemple, ne saurait donner lieu qu'à des manifestations douloureuses; tandis que la vérité est que toutes les diathèses, la diathèse rhumatismale comme les autres, donnent indistinctement lieu à des manifestations douloureuses, congestives, etc., selon le tempérament des individus sous le coup des diathèses, absolument comme nous avons vu à l'état physiologique la menstruation donner lieu, sous l'influence du tempérament, à des congestions chez les femmes douées de tempérament sanguin, à des troubles nerveux, névralgiques ou autres, chez celles qui sont nerveuses, enfin à des flux chez les lymphatiques.

Le tempérament joue donc un rôle dans l'état pathologique comme dans l'état physiologique. Qu'y a-t-il là d'étonnant? Pourquoi les tempéraments n'auraient-ils pas d'influence sur les manifestations diathésiques, puisque nous les voyons en avoir une si grande jusque sur le moral?

« La gaieté de l'esprit, la vivacité de la pensée, la mo-

« bilité de l'imagination, le courage et l'inconstance,
« plus de pétulance que de profondeur, tel est l'apanage
« de ces organisations brillantes. »

(MICHEL LÉVY, *Traité d'hygiène, tempérament sanguin.*)

On sait que les individus doués de ce tempérament ont au physique le teint animé, les muscles bien développés, les formes du corps en général arrondies, bien accentuées, et quelquefois athlétiques, la circulation et la respiration libres et actives, en un mot, que tout indique chez eux, au physique comme au moral, l'aisance et la facilité.

L'activité, l'agilité, la pétulance, la tenacité, la constance dans tout, la sévérité et la froideur de la physionomie, le regard vif, scrutateur, plein de pensées, l'air imposant et méditatif, le visage expressif et mobile, l'imagination brillante, puissante et profonde, l'esprit capable des plus vastes et des plus grandes conceptions, voilà ce qui caractérise au moral les individus doués de tempérament nerveux.

Au physique, la taille est médiocre, les formes grêles et peu accentuées, les proportions exiguës, les muscles peu développés, le teint blafard ou terreux, les mouvements brusques et saccadés.

Les hommes de génie qui font la gloire du monde, et dont l'histoire transmet les noms à la postérité en enregistrant les exploits, Napoléon, Alexandre, Mahomet, Pierre-le-Grand, Cromwel, etc., étaient tous doués de tempérament nerveux.

Le tempérament lymphatique est pour ainsi dire la négation des deux précédents. Le besoin de repos, l'aversion pour le mouvement, le temps pour tout, jamais pressés, les sentiments peu développés, les affec-

tions nulles, les sensations obtuses, le regard sans pensée, pas de cœur au moral, voilà les attributs moraux
des gens doués de tempérament lymphatique.

Il y a au physique, chez eux, atonie de toutes les
fonctions, développement considérables des tissus blancs
de l'économie, glandulaires et lymphatiques, la taille est
trop élevée ou trop petite, toutes les formes du corps
sont peu proportionnées et sans harmonie, la tête est
grosse, les mains volumineuses,. les cheveux rouges ou
blonds, la peau blanche, bleuâtre et comme transparente, le teint blanc ou d'un blanc mat, leur allure et
leurs mouvements sont lents, leur démarche noncha-
lante; tout chez eux, au physique comme au moral, est
l'indice de l'insouciance et de l'indolence.

Hâtons-nous de dire que les tempéraments ainsi accentués et constitués ne sont pas aussi communs qu'on serait
tenté de le croire, parce qu'il arrive le plus souvent qu'ils
s'associent entre eux de façon à former des tempéraments mixtes, tels que le tempérament nerveux-sanguin,
le tempérament nerveux-lymphatique, le tempérament
lymphatique-sanguin, le tempérament nerveux-lympha-
tique-sanguin, etc...

§ 2.

L'idiosyncrasie a aussi une influence considérable sur
les manifestations diathésiques.

On sait que c'est la différence d'idiosyncrasie qui est
cause que le même fait, à l'état physiologique, impres-
sionne les uns d'une manière et les autres d'une autre à
tempérament égal, de telle façon qu'à l'annonce d'un
événement fâcheux, des gens tous doués d'un tempé-

rament nerveux seront pris, les uns de folie, les autres de convulsions, d'autres encore de battements de cœur violents à rompre ce viscère, etc...

Eh bien ! au physique, à l'état pathologique, l'idiosyncrasie détermine les mêmes différences individuelles, de telle sorte que l'éruption variolique, par exemple, sera précédée, chez l'un, d'accidents cérébraux ; chez l'autre, de convulsions ; chez un autre encore, de symptômes de gastro-entérite, etc.

L'idiosyncrasie tient souvent à des prédominances organiques ; cependant, il faut convenir que des organes sont souvent doués de susceptibilité morbide et prédisposés aux maladies, sans que leur volume soit plus développé que de raison, proportionnellement aux autres. Dans ce cas, l'habitude, la préoccupation, la profession qui affaiblit souvent les organes qu'elle met trop fréquemment en activité, des conditions particulières de certains organes au moment où la maladie éclate, des maladies antérieures qui ont plus ou moins altéré la texture des organes, la dentition, l'établissement de la menstruation, etc., viennent souvent donner la clef des prédispositions et des préférences idiosyncrasiques des phénomènes pathologiques. Cependant il existe des cas d'idiosyncrasie inexplicables autrement qu'en admettant des conditions particulières de texture organique, ou des modifications spéciales de l'action nerveuse.

On voit très-bien la différence d'idiosyncrasie ou de prédisposition apparaître dans ce fait dont parle Beaumès, dans son *précis sur les diathèses*, de trois individus ayant traversé à gué la rivière d'Ain, et qui furent pris peu de jours après, l'un de fièvre intermittente, qu'il avait déjà eue l'été précédent ; un autre, de diarrhée

bilieuse avec ténesme, colique et perte d'appétit, parce
que la veille, contre son habitude, il avait fait un repas
trop copieux et bu de la liqueur; enfin, l'autre, d'une
bronchite peu aiguë, avec expectoration muqueuse et
extinction de la voix, sous l'influence d'une prédisposition native, héréditaire.

§ 3

La constitution est encore quelque chose de particulier
à l'état physiologique. On confond toujours, dans le public, la constitution avec le tempérament et la complexion; il y a cependant une grande différence dans la
signification organique de ces trois expressions.

La constitution est indépendante jusqu'à un certain
point du tempérament et des conditions extérieures des
individus, c'est-à-dire de la complexion. Les deux extrêmes des conditions individuelles, que le mot constitution
exprime, se traduisent par les deux expressions *force et
faiblesse*, et il est clair que les conditions individuelles
qui prennent place entre ces deux extrêmes sont nombreuses.

Quand on dit d'un individu qu'il est de bon tempérament, c'est de bonne constitution qu'on veut dire, car
les qualificatifs bon et mauvais ne sauraient s'allier au
mot tempérament, ce mot s'appliquant à l'ensemble des
proportions et des formes des organes et des appareils
organiques, dont il exprime que tel ou tel prédomine sur
les autres sous le rapport de la masse ou l'étendue, et non
de la qualité.

On trouve, dans tous les tempéraments, de bonnes et
de mauvaises constitutions, et la même chose a lieu

pour les complexions. La constitution est quelque chose
de caché, qui est le fond même de l'énergie dont chacun
est doué pour la résistance aux nombreuses causes de
dérangement de santé, de maladie et de destruction,
dont est sans cesse entourée notre frêle existence.

Le tempérament sanguin, le tempérament nerveux,
le tempérament lymphatique, la complexion forte,
moyenne ou faible, sautent presque toujours immédiatement aux yeux, tandis que la constitution est cachée,
et ne saurait ainsi se reconnaître. Les organisations les
plus frêles sont souvent de très-forte constitution, et les
organisations les plus charnues, les plus massives et les
plus fortes en corpulence sont souvent de très-faible
constitution.

Quand on dit qu'un individu est de bonne constitution,
ou de forte constitution, on veut dire simplement qu'il
est rarement malade, et que, lorsqu'il l'est, ses maladies
sont en général légères, ou parcourent franchement et
rapidement leurs périodes, en un mot, qu'il n'est malade
ni souvent ni longtemps.

Je crois que ce mot mesure l'intensité morbide chez
les individus diathésiques; et que, plus la constitution
d'un individu est forte, moins intense est sa diathèse, et
réciproquement. Il faut avoir vu l'organisme à l'œuvre,
pour ainsi dire, c'est-à-dire l'avoir vu malade ou l'avoir
vu dans des conditions propres à le devenir, pour pouvoir juger de sa constitution, ce qui se fait d'après l'énergie plus ou moins grande qu'on lui voit apporter et
déployer dans ces circonstances, chose, encore une fois,
que rien, absolument rien, ne saurait faire prévoir d'a-
vance, d'après le tempérament ou la corpulence.

§ 4

La complexion, au lieu de dépendre de conditions organiques internes, cachées, comme la constitution, est tout entière dans les conditions organiques externes, et se voit par conséquent à l'instant même.

Lorsqu'on dit d'un individu qu'il est de faible, de moyenne ou de forte complexion, on veut dire tout bonnement que sa corpulence, sa charpente, pour ainsi dire, est frêle, moyenne ou forte, et l'expérience prouve qu'en général la forte complexion est loin d'être favorable aux individus atteints de manifestations diathésiques.

Personne ne résiste aux épidémies comme les hommes de complexion peu forte, le plus ordinairement, tandis que presque toujours, ceux qui ont les complexions les plus fortes sont moissonnés les premiers, et cela souvent avec une rapidité vraiment surprenante. On le voit, les mots tempérament, constitution et complexion sont loin d'être synonymes.

En résumé :

La diathèse, tel est l'état morbide général sous l'influence duquel il se produit des phénomènes pathologiques, c'est-à-dire des maladies.

Le tempérament, tel est l'état physiologique qui fait que la même diathèse donne lieu, tantôt à des congestions, tantôt à des douleurs, tantôt à des flux, etc.

L'idiosyncrasie, tel est l'état organique physiologique spécial qui détermine lequel de nos organes sera le siége de manifestations diathésiques, c'est-à-dire de maladies.

La constitution, tel est l'état organique individuel spécial qui mesure l'intensité diathésique.

2

Enfin la complexion, tel est l'état physiologique qui mesure peut-être jusqu'à un certain point, souvent, en rapport inverse, avec la constitution, la résistance de chaque individu à une maladie déclarée.

On voit que c'est en vertu de l'idiosyncrasie que tel ou tel organe est le siége de manifestations diathésiques, c'est-à-dire est malade, et que c'est en vertu du tempérament que tel ou tel tissu de l'organe est atteint de préférence : le tissu vasculaire chez les gens sanguins, le tissu nerveux chez les gens nerveux, et le tissu lymphatique et glandulaire chez les gens lymphatiques.

Nous nous en tiendrons là pour le moment concernant les influences des tempéraments et des idiosyncrasies sur les manifestations diathésiques, ayant l'occasion d'y revenir plus tard et de parler longuement d'une autre influence considérable sur elles, qui est celle de l'âge.

L'influence des saisons et des climats n'est point non plus à dédaigner dans le sujet qui nous occupe, mais je me contenterai de la signaler ici.

CHAPITRE II.

Lorsqu'à la suite de la transmission du croup, de la
fièvre typhoïde, de la variole, de la morve, de la pustule
maligne, du charbon, de la syphilis, etc., par inocula-
tion ou autrement, nous voyons les organes tout désor-
ganisés et les fonctions toutes troublées et désordon-
nées, nous assistons pour ainsi dire à la destruction de
l'organisme depuis le commencement jusqu'à la fin.

S'il est rare de trouver des organisations assez fortes
pour résister longtemps à un pareil désordre, cependant
il en est qui durent pour ainsi dire jusqu'à l'extrême
limite du possible, jusqu'à ce que l'organisme tombe
presque en lambeaux de toutes parts; c'est-à-dire jusqu'à
ce que l'état cachectique le plus prononcé existe.

Quelle que soit l'idée que l'on se fasse de la manière
d'agir sur l'organisme de la cause morbide dans ces
cas, on ne saurait nier qu'un des résultats ne soit une
altération profonde de tous les tissus organiques, dont la
qualité a été rendue mauvaise depuis la période primitive de la maladie jusqu'à la fin, et de plus en plus, jusqu'à ce que force ait été, tellement la mauvaise qualité
organique était évidente, de l'exprimer par un mot propre, le mot cachexie (du grec κακη mauvaise, et ἕξις
disposition).

Mais, soit que le poison introduit dans l'organisme ait été en quantité insuffisante, soit pour d'autres raisons, il arrive fréquemment, heureusement, que la mort n'est point la terminaison de ces maladies, et que la guérison a lieu.

Dans ces cas, il arrive souvent que, le malade guéri, rien autre chose que le souvenir de ses souffrances passées ne lui reste, tandis que d'autres fois il lui est survenu de véritables diathèses identiques en tous points aux diathèses héréditaires, sans qu'il soit possible souvent d'en trouver les moindres vestiges dans son passé ou dans ses ascendants : on dit alors que ces diathèses sont acquises.

Nous voyons la même maladie, la fièvre typhoïde ou la variole, par exemple, donner ainsi naissance, sans aucune trace dans tout le passé direct ou indirect des malades d'aucune diathèse, tantôt à un état diathésique, tantôt à un autre ; sans doute sous l'influence seule des différences d'âge, de tempérament et d'idiosyncrasie ; car autrement on ne comprendrait pas que, les autres conditions étant identiques, la diathèse acquise ne fût point toujours la même.

Mais qu'est-ce donc que ces maladies (fièvre typhoïde, variole, etc.), ont pu laisser dans l'organisme de plus dans les cas où elles ont été suivies de diathèse que dans ceux où elles se sont terminées par la guérison complète, sans rien laisser derrière elles ? Rien sans doute ; si ce n'est que dans le premier cas l'organisme a été très-profondément affecté par des maladies intenses et très-longues. Il est à remarquer, en effet, que c'est toujours à la suite de fièvres typhoïdes, de varioles, etc., graves et ayant duré longtemps que les malades ont acquis des états diathésiques, comme j'en connais plusieurs exemples.

Or, dans ces cas il y a eu cachexie, c'est-à-dire mauvaise qualité évidente des tissus organiques , et l'économie n'a pu revenir à son état sain de structure et de fonctionnement normal, parce que les altérations matérielles que des maladies graves et longues ont occasionnées aux tissus organiques ont été trop considérables. Voilà ce que ces maladies ont laissé dans l'organisme derrière elles, et rien de plus.

Il est donc certain que l'état cachectique, c'est-à-dire de mauvaise qualité de tissus qui a succédé à ces maladies est la seule cause de la création des diathèses qui en ont été la conséquence. Donc les diathèses acquises sont dues à la mauvaise qualité des tissus organiques, et par suite les diathèses héréditaires elles-mêmes; car acquises ou héréditaires, aucun caractère distinctif quelconque n'existe entre elles.

Tout le monde sait que les mauvaises conditions hygiéniques, comme l'habitation dans un endroit froid et humide, par exemple, donnent également naissance à des états diathésiques de toutes pièces, c'est-à-dire sans aucune racine préalable dans l'économie. Dans ces cas, c'est encore la qualité de nos tissus organiques qui est devenue mauvaise; et ce qui se passe dans les années froides et humides, où toute la végétation languissant, les fruits de la terre sont de mauvaise qualité et souvent nuisibles aux animaux qui s'en nourrissent, nous permet de comprendre ce que doivent être nos organes sous le rapport de la qualité dans de mauvaises conditions hygiéniques.

Du reste, il n'y a rien d'étonnant que la qualité de

notre fibre organique ne soit point uniforme pour tous, quand nous voyons que dans les tissus de laine, par exemple, la qualité de la fibre des tissus varie avec la race des bêtes qui la fournissent et même avec les différents pays habités par la même race.

Ainsi la qualité matérielle de nos tissus est au-dessous de ce quelle devrait être dans les diathèses ; le ton général de l'organisme est abaissé, les organes n'ont pas cette cohésion, cette résistance, cette bonne qualité de tissus, en un mot, qui fait que les fonctions s'exécutent avec ordre, ensemble et énergie, et chacune à sa place. Il n'y a plus, il ne peut y avoir, qu'irrégularité dans tout le fonctionnement organique, et par suite mauvaise santé, dans un tel état de la matière qui entre dans la structure des tissus.

La mauvaise qualité de la matière organique est donc le fond unique qui constitue tout état diathésique ; car personne aujourd'hui n'admet que les diathèses soient dues à des virus particuliers introduits dans le sang on ne sait comment, quoique certainement le sang s'y trouve vicié ; tandis que tout le monde reconnaît un état vicieux de la matière organique dans les états diathésiques, sous l'influence duquel existe tout ce qui fait partie des diathèses, la viciation du sang comme le reste, lequel est le résultat de l'action de conditions hygiéniques mauvaises, défavorables à un état organique normal et à un exercice régulier des fonctions, et ayant agi sur nos ascendants (diathèses héréditaires), ou directement sur nous (diathèses acquises).

Les tempéraments, comme chacun sait, sont dus à une seule et même cause, la prédominance, en quantité de tel ou tel appareil organique sur les autres : le tempérament sanguin à la prédominance en quantité, et par suite en fonction, du système sanguin sur les autres ; le tempérament nerveux à la prédominance en quantité, et par suite en fonction, du système nerveux sur les autres ; etc.

Les diathèses sont de même dues à une seule et même cause : la mauvaise qualité de la matière organique et les troubles fonctionnels qui en résultent fatalement.

La différence d'âge d'abord, puis la différence de tempérament et d'idiosyncrasie, voilà les constitutions nouvelles qui, la mauvaise qualité de la matière organique étant donnée, suffisent pour déterminer les espèces diathésiques. En effet, la goutte est l'apanage de l'âge mûr et du tempérament sanguin ; le rhumatisme, de l'âge adulte et du tempérament lymphatique, par exemple ; et la scrofule est la diathèse du jeune âge.

Le degré d'intensité diathésique correspond évidemment au degré de mauvaise qualité organique qui est le fond de toute diathèse.

Un individu sans tempérament marqué est celui chez qui aucun appareil organique ne prédomine en quantité sur les autres ; et un individu sans diathèse marquée est celui chez qui la matière organique est assez bonne.

CHAPITRE III.

UNITÉ DE NATURE DES DIATHÈSES ; HOLOPATHIE OU HOLOPATHISME.

§ 1.

Il est clair que si la mauvaise qualité de la matière organique et les troubles fonctionnels qui en résultent sont la seule et unique cause de toutes les diathèses, il y a au fond unité de nature pour toutes.

Si cela est, s'il y a au fond unité de nature pour toutes les diathèses ? mais voyez donc ce vieillard goutteux aux lèvres épaisses, au teint d'un rouge violet, aux traces encore évidentes de la maladie qui l'a tourmenté dans sa jeunesse et qui, c'est évident, s'il était jeune serait encore scrofuleux comme il l'a été au lieu d'être goutteux. Voyez cet adulte rhumatisant, interrogez-le donc, et vous verrez si dans sa jeunesse il n'a pas été atteint de manifestations scrofuleuses plus ou moins accentuées.

« Parfois, quand les diathèses sont héréditaires, nati-
« ves, mais ne doivent se développer, se dessiner plus
« tard qu'à un âge plus avancé, elles préludent déjà,
« dans le jeune âge, au rôle prépondérant qu'elles joue-
« ront plus tard ; elles s'annoncent, se trahissent par
« des décharges partielles, parfois très-circonscrites,
« s'effectuant en général sur les organes ou tissus qui
« jouissent du plus d'activité vitale à cet âge et revêta nt

« déjà une ou quelques-unes des formes que la diathèse
« doit revêtir dans la suite. . . . .

. . . .

« Chez l'enfant qui doit être plus tard en proie à la
diathèse dartreuse, « généralement, après une éruption
« d'une forme, d'une durée plus ou moins longue, qui
« s'est établie pendant ses premières années, sur le cuir
« chevelu, avec ou sans concomitance d'engorgement
« des glandes lymphatiques du cou, selon l'irritabilité
« plus ou moins grande de ce tissu, on observe sur la
« peau de temps en temps, çà et là, des éruptions furfu-
« racées ou squameuses. . . . .
« On voit se manifester des enchifrènements fréquents,
« plus ou moins secs ou humides. . . . . de l'irritation,
« de la rougeur sur les muqueuses des paupières, des
« diverses parties de la bouche, des amygdales. . . . . . .
« Est-ce d'une diathèse catarrhale que l'enfant doit
« être affecté plus tard ? généralement, après la même
« scène morbide sur le cuir chevelu, l'on voit diverses
« muqueuses, vers les orifices des canaux qu'elles tapis-
« sent surtout, se congestionner, s'engorger, fournir des
« sécrétions plus ou moins abondantes; c'est ce que l'on
« observe parfois successivement, alternativement, sur
« les muqueuses du nez, des yeux, des conduits auditifs,
« du vagin, des bronches, des intestins. . . . .

. . . .

« Est-ce à la diathèse tuberculeuse que l'enfant doit
« être en proie à un âge plus avancé ? . . . .
« Il se manifeste des glandes au cou, qui renferment
« parfois de la matière tuberculeuse, divers écoulements
« aux orifices des muqueuses, des engorgements des

« extrémités articulaires des os, des déviations de la co-
« lonne vertébrale. . . . .
. . . .

« La diathèse inflammatoire prélude déjà communé-
« ment dès les premières années, chez les enfants sur-
« tout d'un tempérament sanguin, par des mouvements
« fluxionnaires à la peau dans le tissu cellulaire sous-
cutané. . . . . . . (Baumès, *précis théorique et pratique sur
les diathèses*). »

Il est clair que bien habile serait celui qui distinguerait
de la scrofule toutes ces affections préludes chez les enfants, d'après Baumès, des diathèses qui se développe-
ront chez eux à l'âge adulte ; pour la raison bien simple
que tout cela est de la scrofule et rien de plus.

Quoi qu'il en soit, ce que nous venons de dire indique
la relation qui existe entre les diathèses du jeune âge
et celles de l'âge adulte ; et nous allons voir de même
cette relation se continuer entre celles-ci et les diathèses
de la vieillesse (page 29). Ces faits nous montrent encore
l'influence de l'âge sur la détermination des espèces
diathésiques ; car il est clair que dans les cas spéciaux
dont nous venons de parler l'état de l'organisme doit
être le même au fond dans l'enfance, dans l'âge adulte
et dans l'âge mûr ; seulement, par suite de modifications
spéciales produites dans tous les organes par les changements d'âge, les symptômes ont changé de siége et
de forme organiques, voilà tout.

Si nous voyons chez les enfants dont nous avons parlé
devenus adultes diverses diathèses, et non plus une
diathèse unique, comme cela a lieu dans leur jeune âge,
où tous les symptômes que nous avons observés sont manifestement de la scrofule ; c'est qu'il existe chez les

adultes des différences de tempérament et d'idiosyncrasie accentuées ; ce qui n'empêche point qu'il n'y ait encore là unité diathésique au fond. Ce sont ces différences naissantes qui impriment déjà aux manifestations scrofuleuses du jeune âge un cachet spécial qui permet à Baumès de prédire à l'avance de quelles diathèses l'enfant devenu adulte sera atteint; et comme à mesure que l'âge avance, le tempérament et l'idiosyncrasie se dessinent davantage, leur influence sur l'état diathésique de l'économie devient de plus en plus marquée. Presque nul dans le jeune âge, où l'on reconnaît alors aisément que presque toutes les lésions chroniques que l'on observe dépendent d'un seul et unique état morbide de l'économie, *l'état scrofuleux*, cette influence devient prépondérante à l'âge adulte. Alors, chez un individu c'est tel organe ou tel appareil organique qui devient le champ d'action presque exclusif de l'état morbide de l'organisme, chez un autre tel autre, et même quelquefois tantôt un organe ou un appareil, tantôt un autre chez le même individu ; ce qui fait qu'il semble exister plusieurs diathèses séparées dans le premier cas et mêlées dans le second. Mais ces différences diathésiques n'ont rien que d'apparent, et il n'y a que différence de tissu affecté par un seul et unique état morbide au fond de tout cela; ce que Baumès lui-même reconnaît lorsqu'il dit :

« C'est ainsi que la diathèse *rhumatismale*, en dépla
« çant le lieu de ces manifestations, semblerait se trans
« former en diathèse *dartreuse* quand c'est sur la peau
« que la fluxion se porte ; en diathèse *catarrhale*, quand
« ce sont les muqueuses que la fluxion envahit ; en dia
« thèse *névrosique*, quand ce sont les nerfs sur lesquels
« elle s'établit . . . . dans ces cas, pour lui

« conserver son véritable nom, pour retrouver les véri-
« tables titres de la diathèse »...................
......................,......................

Tout cela est du rhumatisme pour Baumès ; pour d'autres, M. Gigot-Suard par exemple, c'est de l'herpétisme ;
et pour d'autres encore, il y a là autant de diathèses
distinctes.

Pour nous, qui savons que, si l'influence de la cause
est presque tout dans les maladies virulentes et masmati-
ques et celles de l'âge, du tempérament et de l'idiosyncrasie peu de chose, le contraire, l'inverse a lieu dans
les diathèses ; nous attribuons tout cela à une seule manière d'être morbide de l'organisme, dont toutes les
diathèses qu'on a faites ne représentent que des expressions ou manifestations spéciales qui sont déterminées
par l'influence des changements d'âge, des diversités de
tempérament et d'idiosyncrasie, qui fixent le siége de
l'action morbide et sa forme anatomico-pathologique.

*La mauvaise qualité de la matière organique et les trou-
bles fonctionnels qui en résultent*, tel est cet état général
morbide de l'organisme, comme nous l'avons établi au
chapitre précédent, avec l'influence des agents que nous
venons d'énumérer, qui donnera naissance à peu près
uniquement à la scrofule dans le jeune âge, puis à d'autres diathèses à la puberté, puis à d'autres encore à l'âge
adulte, dont la plus commune est la diathèse rhumatismo-catarrhale, puis [à d'autres encore à l'âge mûr,
dont la plus commune est la diathèse goutteuse ou l'une
de ses formes, graveleuse ou autre, par substitutions
successives. « J'ai actuellement sous les yeux trois ma-
« lades traités par moi il y a vingt ans au plus, d'une ou
« plusieurs attaques de rhumatisme articulaire généralisé

« et atteints aujourd'hui de gravelle et de néphrite cal-
« culeuse. L'un d'eux a été lithotritié l'an dernier »......
..... (Pidoux, *Annales de la société d'hydrologie*).

J'affirme que, s'il avait été donné à cet illustre médecin de traiter ces malades dès leur bas âge, il aurait
constaté, sinon sur tous, très-certainement sur quelques-
unes, des manifestations scrofuleuses.

Est-il possible, après de tels faits de nier la liaison
intime qui existe entre toutes les diathèses ? « Com-
« ment ! je vois chez le même individu successivement,
« alternativement, la goutte, le rhumatisme, la gravelle
« et le diabète et vous ne voulez pas que je rattache ces
« manifestations diverses à la même unité morbifique !
« Vous ne voulez pas que j'y voie des frères et sœurs,
« tas de brouilleurs ! » (Marchal de Calvi.)

Oui, mille fois oui ! si la diathèse que l'on a sous les
yeux en manifestations n'est point une diathèse acquise,
auquel cas il sera généralement facile de remonter jusqu'aux circonstances particulières qui l'auront fait naître,
quel que soit l'âge des malades que l'on traite ou observe,
on en trouvera toujours la racine dans leur jeunesse.

Il ne faut pas vouloir exiger des manifestations scrofuleuses épouvantables, des rhumatismes articulaires
incurables, ni des accès de goutte tranchés, pour dire
les individus scrofuleux rhumatisants ou goutteux. Ces
types classiques sont rares, heureusement : ce qui n'empêche pas que les légères manifestations diathésiques, que
l'on dit ordinairement être du lymphatisme, chez les
enfants, ne doivent être pour nous de la scrofule ; les
simples douleurs musculaires ou névralgiques si communes chez les adultes, des manifestations de la diathèse
rhumatismales ; enfin les nombreuses maladies et déran-

gements de santé si communs à l'âge mûr, dont beaucoup sont attribués à la gravelle urique, des manifestations de la diathèse goutteuse.

C'est sans doute sous l'influence des changements profonds qui s'accomplissent en nous par l'effet des progrès de l'âge dans tous les tissus, que les substitutions diathésiques se font. Chaque âge a ses susceptibilités morbides, voilà ce qui est incontesté, et chaque âge, comme chaque tempérament et chaque idiosyncrasie, a aussi sa manière d'exprimer l'état diathésique qui le tourmente. Il est bien rare, en effet, de voir de tout jeunes enfants atteints de rhumatismes, de toutes jeunes personnes atteintes de goutte ; et lorsque ces faits se produisent ils tiennent, il est probable, à ce que, par exception, les individus sont doués d'idiosyncrasie qui n'est pas de leur âge, par suite de manières d'être spéciales de leurs tissus organiques ; et peut-être moins à l'état diathésique qu'à des circonstances hygiéniques particulières.

§ 2.

Lorsqu'une diathèse comme le rhumatisme ou la goutte est bien établie chez un individu, si rien n'indique qu'elle soit acquise, et que nulle manifestation scrofuleuse n'ait existé dans sa jeunesse, il faut en rechercher les racines dans les ascendants. On sait qu'un état diathésique peut parfaitement laisser passer une génération sans se manifester ; un grand-père transmettant à son petit-fils une diathèse dont son fils n'a jamais ressenti les manifestations.

Nous verrons plus tard (chapitre V) qu'il ne suffit pas

d'être diathésique pour être atteint des manifestations
de sa diathèse ; mais qu'il faut encore s'exposer à l'action
des causes occasionnelles. Or, il me paraît probable
qu'un individu dont le père et le fils sont diathésiques et
ne l'est pas n'a jamais été exposé d'une manière considérable à l'action de ces causes. On conçoit cependant
que tout en étant diathésique il puisse l'être faiblement,
beaucoup plus faiblement que son ascendant et son descendant (et il me paraît difficile qu'il en soit autrement),
ce qui se traduit en disant que sa constitution est forte,
auquel cas il faut des causes occasionnelles bien puissantes pour produire des manifestations diathésiques chez
lui ; puisqu'il faut qu'elles puissent créer la diathèse
presque de toutes pièces.

Quoi qu'il en soit, il ne faut pas s'attendre à voir survenir chez le fils ou le petit-fils toujours la même diathèse
qui a tourmenté le père ou le grand-père. L'état diathésique existe chez lui de par l'hérédité, voilà ce qui est
certain ; mais la diathèse restera en repos, c'est-à-dire
ne donnera lieu à aucune manifestation, jusqu'à ce que
les causes occasionnelles surviennent pour la faire sortir
du repos, la faire entrer en activité, c'est-à-dire lui faire
produire des maladies spéciales. Alors l'espèce de diathèse qui se manifestera chez lui dépendra de son âge au
moment où il sera exposé à l'action des causes occasionnelles des manifestations diathésiques, de son tempérament et de son idiosyncrasie.

Un homme de 58 ans meurt subitement de rupture du
cœur, par suite d'une hypertrophie excentrique de cet
organe, occasionnée sans doute par quelque influence
diathésique, mais que je n'ai pu déterminer. Il a eu
quatre enfants, un garçon et trois filles. Une des filles

est boiteuse par suite d'affection scrofuleuse ayant siégé dans son bas-âge sur le genou et le tibia gauches ; et le garçon est mort à dix-neuf ans de phthisie pulmonaire. Si nous admettons, avec Baumès et pas mal d'autres médecins, la diathèse anévrysmale, nous dirons : diathèse scrofuleuse chez la fille, diathèse tuberculeuse chez le fils, et diathèse anévrysmale chez le père. Mais il me paraît probable qu'il existait chez le père un état diathésique, qu'il tenait sans doute de ses ancêtres, et qui n'a donné lieu dans sa jeunesse à aucune manifestation scrofuleuse, ou à des manifestations scrofuleuses légères ; tandis que sa fille en a été au contraire très-fortement atteinte. Le fils, comme son père, a été à peu près exempt de manifestations scrofuleuses dans son bas-âge, et est arrivé fort de complexion jusqu'à dix-neuf ans où il est mort, malgré les soins qu'une position de fortune aisée lui a permis de se faire donner. Quant au père, quoique diathésique, il a passé l'âge où se manifeste la tuberculose sans en être atteint ; mais il n'a pu de même passer l'âge où se manifeste la diathèse anévrysmale.

Qu'on n'en doute point, le même état morbide existait au fond chez le père et les enfants ; mais des influences de tempérament, d'idiosyncrasie, ou peut-être simplement les époques différentes de l'action des causes occasionnelles sur eux, sont venues faire entrer en activité leur état diathésique à des âges divers, cause principale de l'existence de trois diathèses dans la même famille.

Un père est atteint fréquemment de rhumatisme articulaire, et a presque constamment quelques douleurs par ci par là, depuis une fièvre typhoïde grave, qui lui a laissé cette diathèse sans aucune trace directe ou indirecte préalable d'état morbide dans l'économie ; il se marie et a une petite fille malheureuse en nourrice, qui est atteinte à quinze mois de paralysie essentielle de l'enfance.

On conçoit, en effet, que le rhumatisme ou la goutte du père ou du grand-père ne saurait être du rhumatisme ou de la goutte chez le tout jeune fils ou petit-fils, mais bien les maladies propres à son âge, puisque le rhumatisme et la goutte n'existent point dans l'enfance, en général. La paralysie essentielle de l'enfance a son maximum de fréquence dans les deux premières années (Grisolle) ; la scrofule commence rarement dans la première année, mais devient plus fréquente ensuite à mesure qu'on avance en âge jusqu'à la puberté (Guersant, Bouchut). Voilà pourquoi, chez l'enfant dont je parle, les mauvais soins de la nourrice ont fait naître son affection à quinze mois ; tandis que les mêmes mauvais soins eussent sans doute donné lieu un peu plus tard, vers quatre ou cinq ans, à de la scrofule, chez cette enfant diathésique par hérédité.

Pour la même raison c'est un rhumatisme qui surviendra chez l'adulte héréditairement diathésique, si les causes occasionnelles des manifestations des diathèses attendent cette époque pour agir fortement sur l'organisme ; de même il surviendra de la goutte à l'âge mûr, pourvu, bien entendu, que la nature des causes occasionnelles, le tempérament et l'idiosyncrasie ne s'y opposent pas ; car autrement il pourrait tout aussi bien survenir de la chlorose ou des tubercules vers la puberté, ou des manifestations cancéreuses, surtout chez les vieillards, comme nous les verrons chapitre VIII.

« Mais, en se déroulant à travers la lignée, souvent « la diathèse se transforme ; non qu'elle change de na-

« ture, mais elle change de manifestation : semblable
« et différente, protéiforme, difficile à saisir, la goutte
« du père ou du grand-père devient migraine, asthme,
« névralgie, névrose, rhumatisme, etc., et c'est ce qui
« trompe »..... *Marchal (de Calvi)*.

Cet illustre médecin ajoute qu'il pourrait citer bien des
cas ; mais il n'en citera qu'un, dit-il, qu'il a sous les yeux
en ce moment. . . . .

Moi-même en ai observé plusieurs dont je citerai les
suivants :

Un vieillard de 75 ans, qui est un type de goutteux,
et qui porte encore des traces évidentes de manifestations scrofuleuses dans son bas-âge, est le père de sept
enfants dont quatre filles et trois garçons ; or, trois filles
sont mortes phthisiques à vingt ans passés, et les trois
enfants mâles âgés de quarante ans et plus ont joui
d'assez bonne santé jusque là. (On sait que les filles
tiennent surtout du père et les garçons de la mère.)

Un homme dont les tibias arqués dénotent de l'influence de la scrofule sur la jeunesse a engendré trois
filles, toutes de forte complexion comme lui ; deux sont
mortes phthisiques à seize et dix-huit ans, malgré leur
excellente santé jusque là et leur forte complexion.

Un cancer utérin qui a fait mourir une femme à 55 ans
ne me parait point étranger, comme influence diathésique, à un état scrofuleux des os du pied, chez son
petit-fils âgé de dix ans, qui a failli en nécessiter l'am-
putation. Aujourd'hui ce jeune homme a vingt ans et est
en bonne santé ; mais il n'y est point arrivé sans que la
diathèse scrofuleuse, son pied guéri, n'ait failli lui faire
perdre un œil, sur lequel elle a été fixée plus de deux
ans.

Ainsi, il y a identité de nature au fond pour toutes les diathèses ; et s'il en a été admis plusieurs espèces, c'est parce que les conditions d'âge, de tempérament, d'idiosyncrasie, et les époques de l'action des causes occasionnelles des manifestations morbides diffèrent chez les individus diathésiques.

On ne saurait nier cependant que l'hérédité n'ait une influence profonde sur l'espèce diathésique et conséquemment sur l'époque où la diathèse héréditaire entrera en scène ; ce qui fait que tandis qu'il faut des causes occasionnelles puissantes pour la faire déroger à la voie de l'hérédité, les moindres causes suffisent pour la faire entrer en scène à l'époque fixée par celle-ci et pour lui faire produire des manifestations de même nature que chez les ascendants, à moins que le tempérament et l'idiosyncrasie ne diffèrent trop.

Nous connaissons maintenant l'influence de l'âge, du tempérament et de l'idiosyncrasie sur les espèces diathésiques et leurs manifestations, j'ajouterai que cette influence se résume en une prépondérance, comme nous le savons déjà (voy. p. 17), sur la détermination de l'espèce d'organe et de tissus qui seront atteints, et sur la manière dont ils le seront.

Ainsi, les maladies du cerveau sont le lot des enfants et des vieillards, surtout des vieillards ; et les choses se passent dans tous les organes comme nous les voyons se passer sous nos yeux chez les individus à idiosyncrasie cutanée, où il se produit des fluxions diverses, des éruptions sèches, humides, des tissus de matière homologue en hétérologue, selon la nature des tissus atteints qui entrent dans la structure de la peau et la manière dont ils le sont ; tout cela sous l'influence visible des différeuces d'âge, de tempérament et d'idiosyncrasie. C'est un sujet sur lequel nous reviendrons du reste avec détail chapitre VIII.

§ 3.

Le savant inspecteur des *Eaux-Bonnes*, M. Pidoux, fait déjà faire un grand pas à la question de l'unité de nature des diathèses, quand il n'admet que trois mala- dies chroniques capitales d'où peuvent sortir toutes les autres par substitution régressive ou dégénération : la scrofule, l'arthritisme, et la syphilis.

Il convient d'écarter immédiatement la syphilis, qui est un empoisonnement organique spécial et non une diathèse véritable ; quoiqu'il soit certain qu'elle est une cause puissante de production diathésique ; car les indi- vidus atteints de syphilis ne peuvent que procréer des enfants dont la qualité des tissus organiques est mau- vaise. Mais elle agit comme altérant profondément la con- stitution tout entière, à la manière de bien d'autres causes, l'ivrognerie par exemple, et mérite je crois de prendre place plutôt parmi les causes occasionnelles pouvant créer des états morbides de toutes pièces directement et sur les descendants, comme l'ivrognerie, que parmi les véritables diathèses.

Restent la scrofule et l'arthritisme. Cette dernière déno- mination s'applique à la goutte et au rhumatisme, qu'on considère ainsi comme une seule unité morbide. Nous nous sommes assez expliqué sur la manière dont la goutte et le rhumatisme dérivent l'un de l'autre, et tous deux de la scrofule sous l'influence des progrès de l'âge ; nous n'y reviendrons pas.

Marchal (de Calvi) fait faire un pas de plus encore à la même question, quand il n'admet que deux états généraux de l'économie d'où dérivent toutes les diathèses, *l'acidisme* et *l'alcalinisme*.

Baumès, que je cite page 28, continue ainsi : pour lui conserver son véritable nom, « il faut avoir recours à un « ensemble de considérations tirées des conditions pas- « sées, présentes de l'individu affecté ; telles sont en « général, ses dispositions héréditaires, les maladies « dont il a été déjà atteint, le régime qu'il suit, le pays « qu'il habite, la profession qu'il exerce, les traits sail- « lants de constitution, de tempérament qu'il présente, « etc. Même malgré cette étude, on ne peut parfois par- « venir qu'à une seule conclusion : c'est que sa diathèse, « dont le théâtre de manifestations est si mobile, qui a « l'air de se faire tour à tour *rhumatismale, dartreuse, ca-* « *torrhale, névrosique,* etc.; de subir ainsi chez le même « individu une transformation complète, ne semblerait « être réellement, dans le fond, *qu'une diathèse simple,* « élémentaire, qu'on pourrait appeler *diathèse fluxion-* « *naire,* effectuant sucessivement, alternativement, ses « manifestations sur des tissus également disposés à les » appeler, à les recevoir.

C'est chez les individus à idiosyncrasie mobile, non accentuée, peut-être même sans idiosyncrasie marquée, que les manifestations diathésiques ont cette mobilité ; sous l'influence souvent des changements de saison, comme j'en rapporte un exemple plus loin, tandis que chez les individus à idiosyncrasie accentuée dans un sens ou dans un autre elles ont une très-grande fixité.

« Ainsi, d'un côté quelque chose de spécial dans le « sang, modifiant vicieusement les solides, les ganglions

« ou les centres nerveux, dans la sphère de la vie vé-
« gétative . . . .
donnant lieu sous l'influence de la fluxion à des altérations de tissus surtout caractérisées par des sécrétions de
matière homologue (hypertrophies osseuses, fibreuses,
musculaires, etc.) ou à des sécrétions de tissus hétérologues (tubercule et cancer) : et d'un autre côté simple
fluxion, sans sécrétion de tissu, tels sont évidemment
les deux états généraux de l'organisme que Baumès a en
vue comme principes initiaux des diathèses.

M. Félix Roubaud admet trois états morbides du sang
d'où dérivent toutes les diathèses (Voy. Ch. VI).

Pour moi, je porte la question plus loin encore, et
jusqu'à ses dernières limites ; car je dis, et je crois avoir
prouvé, qu'il n'existe *qu'un seul état général morbide* de
l'économie, cause de toutes les diathèses, sous l'influence
des différences individuelles d'âge, de tempérament et
d'idiosyncrasie, qui sont causes que les diathèses, comme
la moindre influence morbifique, ont pour champ d'action tantôt un organe et un tissu, tantôt un autre, et l'affectent tantôt d'une façon, tantôt d'une autre. Cet état
général c'est la mauvaise qualité de la matière organique et les troubles fonctionnels qui en résultent, due directement à l'hérédité, ou indirectement à des causes qui
ont commencé par troubler les fonctions de l'économie
et en altérer ensuite les tissus ; auquel cas cet état général est dit *acquis*.

Je propose d'appeler cet état général de l'économie,
source de toutes les diathèses, *holopathie* ou *holopathisme*,
mots créés par le si regrettable Marchal (de Calvi), qu'il
faisait synonymes de diathèse.

Ainsi, l'holopathie ou l'holopathisme, est cet état général de l'organisme, chez un individu naissant, caractérisé par la mauvaise qualité de ses tissus, qui fait qu'il sera pris successivement d'abord de scrofule le plus souvent, puis des autres diathèses que nous connaissons, sous l'influence des progrès de l'âge, de son tempérament et de son idiosyncrasie, et par l'action déterminante des causes occasionnelles, qui, en portant l'action morbide, toujours une et identique au fond, tantôt sur un organe ou un tissu, tantôt sur un autre, ont l'air ainsi de donner lieu à des états morbides multiples sous le rapport de leur nature, ce qui n'est pas.

On voit que les opinions sont bien différentes aujourd'hui de ce qu'elles étaient il y a à peine quelques années, où l'on admettait que les maladies diathésiques étaient des espèces tout aussi bien déterminées et immiscibles que l'espèce cheval et l'espèce chien, par exemple, et qu'un goutteux ne pouvait donner naissance qu'à un goutteux, et non à un rhumatisant ou à un scrofuleux, tout comme un cheval ne pouvait donner naissance qu'à un cheval et non à un chien.

Ces doctrines médicales seraient en vérité bien décourageantes si elles n'étaient fausses; car qui ne comprend la difficulté qu'il y aurait, si non l'impossibilité, à faire disparaître des espèces pathologiques existant tout aussi légitimement que l'espèce cheval et l'espèce chien! Non, mille fois non, les choses ne sont pas ainsi! Il appartient à l'homme médecin, à l'homme législateur, à l'homme chef de gouvernement, à l'homme quel qu'il soit, de travailler à l'extinction des diathèses qui abâtardissent et tendent à détruire l'espèce humaine, en appliquant de bonnes médications, en créant et en propageant au sein des populations de bonnes doctrines d'économie

sociale, en travaillant à acquérir toutes les bonnes conditions hygiéniques et à se soustraire aux mauvaises.

Je n'irai pas bien loin pour trouver des exemples frap-
pants de la puissance humaine sous ce rapport; puisque,
d'après mon observation et celle de vieux médecins qui
me l'ont dit bien des fois, on ne voit plus dans nos villages de victimes de la fièvre des marais comme jadis,
laquelle y était endémique, parce que de belles et saines
maisons y ont remplacé les misérables cabanes froides
et humides d'alors ; parce que de bon pain, de bon vin,
de bonne viande, de bons vêtements de laine au lieu de
mauvais vêtements de toile, en un mot le confortable, y
ont pénétré, et y sont à la disposition et à la portée de
de tout le monde, grâce aux progrès accomplis depuis
quelques années dans l'aisance générale.

S'il fallait mentionner une dernière preuve de l'unité
de nature des diathèses, je citerais l'uniformité de leur
traitement qui varie à peine de l'une à l'autre. Demandez
à M. Bouchut si les arséniates ne sont pas d'aussi bons
anti-scrofuleux, dans bien des cas, que les iodures, l'huile
de foie de morue, les boissons et les bains sulfureux, et
les amers de toute espèce? Demandez aux médecins qui
traitent des rhumatisants et des goutteux, si les arséniates, les iodures, les sulfures, et même l'huile de foie
de morue ne sont pas bien souvent aussi précieux là que
dans la scrofule? Demandez enfin aux médecins qui traitent des névroses, des individus tuberculeux, ou des maladies de peau, des dartres, etc., s'ils ne renonceraient
pas plutôt à leur pratique qu'à l'emploi journalier de ces
héroïques médicaments?

Qu'il y ait cependant des différences dans le traitement des diverses diathèses, je l'avoue ; mais je dis que

c'est plutôt dans les détails que dans le fond de la médication qu'elles existent ; et qu'elles sont réclamées surtout par les différences physiologiques individuelles dues
à l'influence de l'âge, du tempérament, de l'idiosyncrasie,
et des états organiques particuliers.

Nous avons déjà dit que chez les individus diathésiques
la diathèse est en repos lorsqu'elle ne donne lieu à aucune manifestation, à aucune maladie. Dans ce cas les
conditions des organes et des fonctions ne sont point
normales, quoiqu'elles le paraissent souvent. La cause la
plus légère quelquefois suffit pour mettre la diathèse en
activité ; c'est-à-dire pour lui faire produire des maladies.
On conçoit, du reste, que plus l'état diathésique d'un individu est intense, moins puissantes ont besoin d'être
les causes occasionnelles des manifestations diathésiques pour les faire éclore. Mais point de cause occasionnelle, point de manifestations diathésiques le plus
souvent, malgré quelquefois la grande intensité de la
cause prédisposante, c'est-à-dire de la diathèse.

Nous n'avons pu jusqu'ici qu'ébaucher pour ainsi dire
l'étude de l'influence des âges, des tempéraments et des
idiosyncrasies sur la détermination des espèces diathésiques ; mais nous espérons, chapitre VIII, achever de
démontrer que toutes les espèces de diathèses, admises
jusqu'ici, ne sont autre chose qu'autant de champs d'action différents, et de différentes manières d'agir, d'une
seule et unique cause morbifique, déterminés surtout par
l'âge, le tempérament et l'idiosyncrasie.

On a vu par tout ce qui vient d'être dit et par les faits
que j'ai relatés, que, contrairement à ce que pense
M. Pidoux, il n'existe point de diathèse qui joue le rôle
de père envers les autres ; toutes ne sont que des frères

divers et de différents âges du même père. Je suis heureux de me trouver sous ce rapport en conformité de vue
avec le savant inspecteur des eaux de Pougues, M. Félix
Roubaud, qui dit que : « Le cancer et la tuberculose ne
« s'engendrent point mutuellement, mais que l'un et
« l'autre sont des manifestations différentes d'un même
» principe diathésique, [en d'autres termes qu'ils sont
« deux frères de même père et non procréateurs l'un
« de l'autre. » (*France médicale* du 27 juillet 1872.)

Un état morbide unique existe pour toutes les diathèses, encore une fois, que l'âge, le tempérament et
l'idiosyncrasie font agir sur tel ou tel organe et tissu et
de telle ou telle manière, seule cause de l'existence de diverses diathèses en apparence de nature différente. C'est
donc plutôt des âges, des tempéraments et des idiosyncrasies divers qu'il faut admettre dans les états morbides
que plusieurs espèces diathésiques.

Quoi qu'il en soit, on peut dire sans craindre de se
tromper que l'on n'a pas accordé jusqu'ici l'importance
qu'il convient à ces différences physiologiques et à l'état
de l'organisme, en nosologie et en thérapeutique, surtout
dans les maladies chroniques, d'où le peu de précision
et l'incertitude qui règnent si souvent dans le traitement.

CHAPITRE IV.

§ 1.

« Bordeu, Stoll, Zimmermann, croyaient encore à la
« putridité du sang et des humeurs..... à une action hu-
« morale morbide dans les fièvres,..... enfin, malgré les
« efforts de Cullen et de Brown, malgré ceux de Pinel,
« pour déraciner jusqu'aux débris de l'antique humo-
« risme, quelques ouvrages, même les plus modernes,
« en offrent encore de nombreuses traces, tant ce sys-
« tème offre de séductions aux médecins d'un esprit
« *borné*, qui trouvent en lui un facile moyen de se rendre
« raison des phénomènes les plus grossiers des maladies,
« et de capter la faveur du public en caressant ses pré-
« jugés. »

Coutenceau (*Dictionnaire de médecine*).

Voyez-vous cela pourtant, ce cher Coutenceau est-il
généreux envers ses confrères! Hippocrate, Galien,
Duret, Baillou, Fernel, Sydenham, Forestus, Baglivi,
van Swieten, Stoll, etc., etc... étaient des esprits bornés!
En vérité, on est heureux d'avoir l'esprit borné en pareille
compagnie.

« Une opinion médicale qui a traversé tant de siècles,
« et qui arrive jusqu'à nous entourée de noms si respec-
« tables, mérite un examen approfondi. Nous devons

« présumer, jusqu'à preuve du contraire, qu'elle n'est
« pas un pur jeu de l'imagination, et qu'elle a quelque
« fondement dans l'observation de la marche naturelle
« des maladies. » Renouard (*Histoire de la médecine.*)

Eh bien ! N'en déplaise à Coutenceau, cet humorisme qui l'irritait évidemment rien qu'à y penser, est rétabli désormais probablement sur des bases inébranlables. La chimie et le microscope sont venus démontrer une fois de plus la puissance et la fécondité de l'induction médicale, et prouver que l'observation des maladies et l'analyse pathogénique, au lieu d'être tenues en échec par l'expérimentalisme moderne et mises à sa remorque, devraient au contraire toujours le précéder.

Et Malgaigne, qui ne se rappelle ses sarcasmes mordants ou plutôt déchirants, contre les cautères et les vésicatoires ; ses critiques acerbes contre les eaux minérales, etc...? Je vous en prie, Messieurs qui ne savez rien créer, respectez donc au moins ce qu'ont créé les autres. Mais non, c'est la mode du jour, allez donc alors ; car la vérité étant immortelle et éternelle se rit de vos efforts, et saura bien se dégager de vos étreintes mesquines et haineuses.

Les cautères, les vésicatoires, les eaux minérales vivent et se portent bien, malgré tout ce que vous avez pu faire pour les anéantir ; et j'ose dire, et aussi les malades qui se soumettent à ces médications énergiques : témoin cette jeune fille atteinte de mal de Pott, dont je lisais l'observation dernièrement dans un journal de médecine, et qui a été guérie par un habile praticien de Paris d'une paralysie causée par cette affection, par des applications de cautères dans le dos, et renvoyée ensuite à un des plus illustres médecins allemands, qui l'avait dite incurable, avec recommandation de lui dire qu'il avait une erreur à rectifier.

Ainsi l'humorisme existe, et Marchal (de Calvi) attribue à l'acidité des humeurs les diathèses herpétique, rhumatismale, diabétique et goutteuse, qui ne sont que des manifestations de cette *cause-état* qui tient sous sa dépendance toutes ces diathèses, et qui est l'*acidisme*.

Mais pourquoi donc, dira-t-on, l'acidisme a-t-il plusieurs manières de se manifester, de façon à donner lieu aux diathèses rhumatismale, goutteuse, etc...? Pourquoi ! parce que tout le monde atteint de manifestations acidiques n'a pas le même âge, le même tempérament et la même idiosyncrasie, et c'est précisément en cela seul que diffèrent les diathèses les unes des autres, caractères assez importants, quoique secondaires, pour donner lieu à des différences spécifiques dont il faut tenir compte en pratique comme en nosologie; quoique au fond, comme nous l'avons déjà dit, les diathèses soient une, et leur médication la même.

« Il faudra nous occuper de l'alcalinisme quand nous « aurons fait la place à l'acidisme, » disait Marchal (de Calvi), dans son journal, la *Tribune médicale* du 19 janvier 1873; mais hélas ! la mort, l'inexorable mort !...

Marchal faisait souvent analyser les urines de ses malades; ce qui lui permettait de reconnaître que les diverses diathèses en manifestations qu'il avait sous les yeux, donnaient invariablement lieu à des urines contenant soit un excès d'acide, soit un excès d'alcali. J'ai dit quels états diathésiques relevaient de l'acidisme, d'après Marchal (de Calvi); il faut y ajouter la diathèse cancéreuse, et non la cachexie cancéreuse.

Quant à l'alcalinisme, si je ne me trompe, il faut lui attribuer la scrofule, la chlorose, les cachexies de toutes espèces, l'anémie et le scorbut. D'après Marchal (de Calvi), la diathèse tuberculeuse et l'albuminurie relèvent aussi de l'alcalinisme. Cependant, d'après d'autres médecins, l'albuminurie se rattacherait à l'acidisme.

L'acidisme et l'alcalinisme des humeurs, chez les diathésiques, dépendent tout bonnement de leur âge, de leur tempérament et de leur idiosyncrasie, à l'exception peut-être de l'état cachectique, qui est de tous les âges, de tous les tempéraments, de toutes les idiosyncrasies, comme de toutes les maladies, et qui relève de l'alcalinisme.

L'enfance est dominée par l'alcalinisme, ce qui me paraît hors de constestation, à en juger seulement par cette appétence particulière qu'ont tous les enfants pour les crudités acides et les fruits verts ; tandis que la répulsion instinctive que toutes ces choses inspirent à presque tous les adultes s'explique très-bien par l'état acidique qui domine chez eux.

Or, la diathèse tuberculeuse et l'albuminerie survenant ordinairement à cette limite de l'âge où l'on passe de l'alcalinisme dans l'acidisme, si rien ne s'y oppose dans le tempérament ou l'idiosyncrasie, il me paraît croyable que ces diathèses se rattachent tantôt à l'acidisme, tantôt à l'alcalinisme. Il existe, en effet, il est incontestable, une albuminurie de nature rhumastismale, et les urines sont très-fortement acides, assez souvent, chez les adultes tuberculeux, comme je l'ai observé bien des fois. Cependant la diathèse tuberculeuse et l'albuminurie dépendent peut-être plus souvent de l'alcalinisme que de l'acidisme.

Le tempérament sanguin, lymphatique-sanguin, nerveux-lymphatique et le sexe masculin me paraissent principalement sujets à l'acidisme; surtout le tempérament sanguin..

L'inspection des urines suffit, le plus souvent, à faire reconnaître si elles sont acides ou alcalines à l'excès.

L'urine chargée d'acide urique ou d'urates alcalins est très-acide, épaisse, dense, jaune ou rougeâtre, et laisse déposer par le refroidissement sur les parois et au fond des vases des sédiments rouges de brique plus ou moins abondants. On peut provoquer ces dépôts par l'addition de quelques gouttes d'acide nitrique, et l'on a alors une poudre jaune ou rouge, qui se redissout dans un excès d'acide nitrique, ou par l'ébullition ; ce qui n'arrive pas pour l'albumine.

L'urine neutre ou alcaline est à peine colorée, souvent louche et opaline comme dulait, presque toujours avec un léger nuage blanchâtre, ou un dépôt pulvérulent au fond du vase. L'ébullition seule fait souvent paraître ce caractère, et alors l'urine paraît blanchâtre, trouble, floconneuse à un tel degré qu'on pourrait croire à l'existence de l'albumine, si l'addition d'une goutte d'acide nitrique, dans la liqueur bouillante, ne lui rendait, à l'instant même, une limpidité parfaite, après y avoir produit une vive effervescence (Monneret, *Traité de pathologie générale*).

On trouve les urines acides, nous avons dit dans quels états diathésiques, et chez les sujets mangeant et buvant beaucoup ; surtout s'ils mènent une vie sédentaire.

Les maladies aiguës fébriles, surtout si elles sont de nature inflammatoire, comme la pneumonie, l'endocar-

dite, etc.; les fièvres intermittentes, la fièvre typhoïde,
les exanthèmes, etc., donnent également lieu à des urines acides, surtout chez les adultes.

Les urines alcalines se recontrent très-souvent chez
les tout jeunes enfants, dans les maladies fébriles; dans
des cas où elles sont acides chez les adultes. C'est une
remarque que j'ai faite bien souvent, et encore tout
dernièrement, une mère effrayée me montrait les urines
de son enfant, âgé de trois ans, atteint de fièvre typhoïde, et qui ressemblaient, presque à s'y méprendre, à
du lait. Chez les adultes, surtout chez les femmes où les
urines alcalines se rencontrent presque exclusivement,
tant ce caractère des urines est rare chez les hommes, à
l'exception de l'état cachectique, les urines alcalines sont
plutôt aqueuses, crues, comme disaient les anciens.

Nous avons vu dans quels états diathésiques l'alcalinisme domine; nous ajouterons qu'on le rencontre encore dans les hémorrhagies, les affections nerveuses,
l'hystérie, l'hypochondrie, les longues suppurations qui
ont affaibli l'organisme, à la fin des maladies aiguës longues qui ont produit le même résultat, etc.

On sait que l'anémie domine ou tend à dominer dans
presque tous les états morbides de la femme; et lorsqu'il
existe chez elle quelque état diathésique relevant de l'a-
cidisme, ce qui n'est pas très-rare, on se trouve en pré-
senee de la constitution particulière à la femme, qui la
prédispose singulièrement à la chlorose et à l'anémie,
qui relèvent de l'alcalinisme, et en présence de l'âge
adulte et de son état diathésique qui la prédisposent à
l'acidisme. Aussi voit-on des médications appropriées
faire passer ces urines de l'état acide à l'état alcalin, et
de l'état alcalin à l'état acide, avec la plus grande faci-

lité; tant il est difficile, souvent chez elle, que l'équilibre nécessaire à la santé soit maintenu.

Ainsi, comme pour toutes les espèces diathésiques et leurs manifestations, l'acidisme et l'alcalinisme des humeurs sont sous la dépendance de l'âge, du tempérament et de l'idiosyncrasie des malades.

Si telles sont les choses, il est clair qu'il convient de leur attacher moins d'importance pratique que ne le voulait l'illustre fondateur de la *Tribune médicale*. En effet, ce ne sont point des *causes-état* primordiales dont dépendraient toutes les diathèses, comme il le croyait; mais bien simplement des épiphénomènes diathésiques comme tant d'autres. L'expérience démontre qu'en attaquant les diathèses par des remèdes appropriés on les guérit parfaitement sans employer les alcalins ou les acides; et qu'il ne suffit pas de donner les alcalins ou les acides, suivant les cas, pour guérir les malades de leurs états diathésiques; ce qui devrait arriver, il me semble, si l'acidisme et l'alcalinisme jouaient dans les diathèses un rôle tout à fait prépondérant.

Cependant, on ne saurait nier l'importance de l'observation de Marchal (de Calvi); car, quoique ces états du sang ne soient qu'un résultat diathésique, et non une cause diathésique, il importe de tenir grand compte en pratique du moindre épiphénomène des diathèses, à plus forte raison d'un état morbide du sang, vu l'importance physiologique de ce liquide dans l'organisme. Nous savons déjà que c'est sa viciation par un virus ou un poison spécial, dans beaucoup de maladies, dont nous avons parlé de quelques-unes, page 19, qui est le point de départ de toutes les lésions organiques et de tous les troubles fonctionnels qu'on y observe; ce qui nous per-

met de comprendre que, lorsque ce fluide est vicié par un
excès d'acides ou d'alcalis il puisse, il doive même déterminer des accidents particuliers qui peuvent être graves. Donc ce pourrait bien être la cause des manifestations diathésiques, sans être pour cela la cause des diathèses ; ce qui est bien différent.

Un état acide ou alcalin du sang peut très-bien exister
au milieu des apparences de la santé la plus parfaite, et
c'est évidemment ce qui a lieu chez ceux qui sont atteints d'états diathésiques en repos. Mais dès que cet état
acide ou alcalin du sang s'exagère sous l'influence de
l'action des causes occasionnelles, l'état diathésique, qui
était en repos, entre en activité, parce que le sang possède désormais des qualités trop irritantes, et il survient
ce que l'on appelle des manifestations diathésiques,
c'est-à-dire des maladies.

Quoi d'étonnant que les choses se passent ainsi par le
fait de l'adultération du sang dans les maladies chroniques, puisque nous voyons les miasmes et les virus, circulant dans ce liquide et le viciant, donner lieu à des
manifestations pathologiques spéciales si redoutables ?
Ne voyons-nous pas, encore une fois, la morve, le farcin,
la rage, le charbon, la syphilis, dus également à une
adultération du sang ? Et ne sait-on pas que certains médicaments introduits dans la circulation donnent lieu à
des maladies artificielles, ressemblant parfois à s'y méprendre à des maladies naturelles, comme l'iodure de
potassium, par exemple, donnant lieu à une vraie fièvre
catarrhale, et même à un goître aigu, comme je l'ai
observé une fois ? Niera-t-on l'adultération du sang dans
ce cas ? Qu'on analyse ce liquide ou les urines.

Ainsi,

Ceux chez qui le sang ne contient pas d'acides ou d'alcalis en excès ne sont pas diathésiques.

Ceux chez qui le sang contient des acides ou des alcalis en excès sont diathésiques.

La diathèse est en repos, et la santé paraît souvent parfaite, chez les diathésiques, dont le sang ne contient qu'un faible excès d'acides ou d'alcalis.

Enfin la diathèse est en activité ou en manifestation, c'est-à-dire produit des maladies chez les individus diathésiques chez qui les causes occasionnelles sont venues rendre la quantité des acides ou des alcalis en excès dans le sang incompatible avec la santé.

C'est par l'analyse des urines des malades que l'on arrive à la découverte de tous ces faits intéressants. « Faites comme moi, faites analyser les urines de vos clients rhumatisants *dans l'intervalle des crises*, dit Marchal (de Calvi), et vous verrez si cette urine ne contient pas un excès d'acide urique. »

§ 2.

J'ai dit que le jeune âge a de la tendance à être dominé par l'alcalinisme, et l'adulte par l'acidisme même à l'état physiologique. Je crois que l'on trouve l'explication de ce fait dans les différences de condition où se trouvent ces deux âges par rapport à la nutrition.

Le mouvement de nutrition est exagéré dans tous les tissus dans le jeune âge, grâce à la croissance et au développement incessant des individus ; ce qui se traduit par une production d'urée et d'acide carbonique deux fois plus considérable, à poids égal, chez l'enfant que chez l'adulte. Les combustions de nutrition sont donc très-actives dans le jeune âge, et conséquemment les matières nutritives contenues dans le sang y sont oxydées jusqu'aux dernières limites du possible.

Dans l'âge adulte, et surtout dans l'âge mûr, au contraire, la croissance et le développement du corps étant terminés, le mouvement de nutrition est faible, les combustions de nutrition peu actives, et conséquemment les matières nutritives, contenues dans le sang, y sont oxydées incomplètement, c'est-à-dire qu'elles restent à l'état d'acide, et surtout d'acide urique.

On peut comparer l'exagération de nutrition, dans le jeune âge, sous le rapport de la production de l'urée, à l'exagération de la fonction musculaire en activité chez les adultes qui produit le même résultat. La fonction musculaire en activité augmente la quantité d'urée produite dans l'économie ; et les animaux surmenés, soumis à un exercice musculaire exagéré, meurent comme typhiques avec des urines extrêmement alcalines.

On comprend qu'une nourriture insuffisante, chez des enfants qui se développent, ou l'exercice musculaire violent chez les adultes, surtont s'ils ont une nourriture insuffisante ou grossière, produisent l'alcalinisme ; auquel cas ils sont, comme les animaux soumis à l'abstinence d'une manière prolongée, dont les urines sont alcalines ; tandis qu'au contraire, une nourriture surabondante et le manque d'exercice produisent l'acidisme.

On sait que, sans aucune prédisposition diathésique, les adultes qui se nourrissent trop bien deviennent goutteux, ou tout au moins atteints de gravelle urique, c'est-à-dire acidiques. On peut donc dire que la *richesse physiologique*, par opposition à ce que M. Bouchardat a appelé la *misère physiologique*, est constituée par l'acidisme, et par suite la misère physiologique par l'alcalinisme.

Quoique Marchal (de Calvi) se trompe quand il attribue un rôle tout à fait prépondérant à l'acidisme et à l'alcalinisme, *ces deux grands ennemis de l'humanité qui se partagent le monde*, suivant son expression, il est incontestable qu'il a eu du moins le grand mérite d'appeler l'attention des praticiens sur la médication acide, à peu près totalement négligée jusque-là, et qui est certainement appelée à rendre, dans les cas où elle est indiquée, les mêmes services que les alcalins.

On peut dire que l'homme est organisé de façon à devenir facilement *riche*, physiologiquement parlant, par suite de l'énergie de toutes ses fonctions digestives, qui lui permettent si facilement d'abuser des plaisirs de la table.

La femme, au contraire, est organisée de façon à devenir facilement *misérable*, physiologiquement parlant, par suite de la faiblesse et de la délicatesse de toutes ses fonctions, en général, et surtout de ses fonctions digestives, presque toujours languissantes, qui lui interdisent généralement le moindre plaisir de la table. C'est la cause de cet état chloro-anémique qui existe si souvent chez elle à un certain degré, même dans les états diathésiques qui relèvent de l'acidisme, en sorte que l'acidisme et l'alcalinisme marchent probablement de pair dans ces cas ; c'est-à-dire que les urines et le sang doivent, à la fois, contenir plus d'acides et plus d'alcalis qu'à l'état physiologique, fait qu'il serait peut-être facile à l'analyse chimique de vérifier.

CHAPITRE V.

CAUSES OCCASIONNELLES DES MANIFESTATIONS DIATHÉSIQUES
C'EST-A-DIRE DES MALADIES.

§ 1.

Lorsqu'un enfant naît, quelque bien constitué qu'il paraisse, il meurt bien vite, si même il n'est mort en naissant, s'il est atteint d'un état diathésique très-prononcé, auquel cas la qualité de ses tissus organiques est tellement mauvaise, que ses organes sont incapables de fonctionner suffisamment par eux-mêmes pour entretenir et continuer en lui la vie qu'il a reçue dans le sein de sa mère. On dit alors que c'est la force vitale qui fait défaut, s'il n'y a aucune lésion d'organe, ce qui ne saurait dépendre que du manque de qualité organique, puisque toutes les parties paraissent chez lui bien conformées et suffisamment développées.

Heureusement les états diathésiques que nous apportons au monde ne sont que rarement aussi prononcés, et, le plus souvent, la qualité de nos tissus est assez bonne pour que toutes nos fonctions puissent s'exercer de façon à ce qu'il nous soit *possible* de vivre, croître et nous développer de nous-mêmes. Mais où l'on voit bientôt apparaître les différences de degré diathésique de chaque enfant, c'est lorsque plusieurs se trouvent à la fois exposés à de mauvaises conditions hygiéniques. Ceux qui ne sont pas diathésiques, en venant au monde, résistent à tout, le plus souvent, et n'ont même pas la plus légère indisposition ; tandis que les autres meurent bien vite, ou sont plus ou moins malades, selon le degré de leur état diathésique inné.

On entend tous les jours des gens qui disent, en voyant des enfants robustes et frais, mal vêtus, mal nourris, les pieds dans la neige, *la misère fait le tempérament*. Mais ils ne voient pas ceux que la misère a tués, et ce qui prouve bien que leur raisonnement est faux et contraire aux faits, c'est la statistique, qui démontre que sur mille individus nés du sein de l'aisance, 911 atteignent l'âge de 15 ans ; tandis que sur mille individus nés pauvres, 584 seulement parviennent à cet âge. Peut-il y avoir rien de plus éloquent que ces chiffres ?

Ils prouvent encore, ces chiffres, que l'on peut vivre, et en assez bonne santé, quoique atteint héréditairement d'états diathésiques, si l'on vit dans de bonnes conditions hygiéniques. Donc, dès que l'équilibre qui maintenait la santé est rompu, dès qu'il survient en nous des manifestations diathésiques, dès que nous sommes malades, en un mot, c'est que nous avons cessé d'être dans de bonnes conditions hygiéniques, et que volontairement ou non nous avons été exposés plus ou moins longtemps à des conditions défavorables à l'exercice régulier de nos fonctions organiques.

On appelle *causes occasionnelles* des maladies les conditions défavorables à la santé dont je parle, et *causes prédisposantes* les états diathésiques dont nous sommes atteints le plus souvent en naissant. Voyons donc quelles sont les causes occasionnelles des manifestations diathéques, c'est-à-dire des maladies.

§ 2.

Si l'air qui nous environne ne contenait jamais que les éléments indispensables à la vie, sans corps nuisibles, sans miasmes d'aucune espèce ; si nos aliments ne contenaient jamais 'que des principes utiles de bonne qualité et rien de nuisible ; si nous prenions exactement la quantité de nourriture suffisante, sans excès ni privation jamais ; si la température, la lumière et l'électricité qui nous entourent étaient en quantité suffisante seulement, jamais en quantité insuffisante et constante ; si nous ne travaillions point trop peu ou trop, et livrions tous nos appareils et nos organes à un exercice modéré tel que leur nature le comporte, sans laisser à peu près constamment les uns dans l'inaction, pendant que nous surmenons les autres, les maladies n'existeraient point ; car les états diathésiques que des siècles de misère, de privations ou d'excès ont accumulés sur nos têtes, disparaîtraient bientôt. Alors nous vivrions tous à peu près le même temps ; c'est-à-dire que nous atteindrions tous l'âge si avancé où nous voyons arriver quelques rares exceptions.

Mais hélas ! Que nous sommes éloignés de cet âge d'or !

Il est facile à chacun de s'observer attentivement et de remonter jusqu'aux causes occasionnelles des maladies ou des indispositions dont il est atteint. C'est ce que j'ai fait pour ma part bien des fois ; et j'ai ainsi acquis la conviction que les causes occasionnelles des maladies troublent la santé en agissant sur la peau, sur l'appareil digestif et le système nerveux ; le plus souvent sur l'un de ces systèmes seulement, et quelquefois sur tous à la fois.

Ainsi, après m'être mouillé ou avoir été exposé au refroidissement, j'ai souvent observé sur moi du malaise, tout au moins de la sensibilité au froid, du manque d'appétit, de l'abattement au physique et au moral, pendant que mon pouls s'accélérait et que mes urines déposaient en abondances de l'acide urique et des urates alcalins.

Après des excès de table que la compagnie m'a quelquefois obligé à faire, moi comme tout le monde, j'ai souvent éprouvé le lendemain, et même pendant plusieurs jours, absolument la même sensiblité au froid, le même manque d'appétit, le même abattement au physique et au moral, la même accélération du pouls que dans le cas précédent, pendant que mes urines étaient dans le même état anormal.

Après des travaux intellectuels exagérés, j'ai vu survenir bien des fois chez moi les mêmes symptômes ; et si je veux me rendre susceptible au froid, m'arrêter l'appétit, me créer un embarras gastrique, me rendre constipé, je n'ai qu'à travailler uu peu longuement de tête pendant quelques jours. Sans avoir éprouvé de refroidissement, sans avoir fait d'excès de table, mes urines deviennent acides à l'excès dans ce cas, et j'ai même parfois un goût acide très-prononcé à la bouche.

Le mouvement, l'exercice musculaire me font du bien ; et il suffit d'un jour seulement pour voir disparaître l'état de langueur partiel et général où m'a jeté une période de quelques jours d'inactivité musculaire en même temps quelquefois que de travail intellectuel exagéré.

L'air confiné n'a jamais manqué de produire sur moi les mêmes dérangements de santé que les causes que je viens d'énumérer, particulièrement quand je passe la nuit dans une chambre à coucher trop petite. Il m'est arrivé plusieurs fois de soigner des malades dont la langueur de la santé ne tenait pas à d'autres causes qu'à la grandeur insuffisante de la chambre à coucher. Avis donc à ceux qui sont dans ce cas, et aux chefs d'institutions, dont les dortoirs sont souvent si exigus, relativement au membre d'élèves qu'ils contiennent.

On voit que, quel que soit celui des organes ou des appareils dont je viens de parler qui soit primitivement atteint par les causes occasionnelles, il en résulte immédiatement un trouble équivalent pour les autres, et presque toujours une certaine accélération du pouls. Il y a donc une certaine solidarité sous ce rapport entre la peau, les organes digestifs et le système nerveux; et, comme dans tous les cas dont je viens de parler, il y a eu abaissement de leur intensité fonctionnelle, on peut dire que pendant que ces organes ou appareils sont amoindris dans leur fonctionnement le pouls s'accélère, c'est-à-dire que la fonction de circulation devient exagérée ; et nous verrons plus tard que la réciproque est vraie.

Quant au système pulmonaire, il joue un rôle tout passif dans l'introduction par son intermédiaire de miasmes ou d'autres impuretés dans le sang; et son action ne diffère point dans ce cas de celle de l'appareil digestif quand il introduit dans la circulation des matières alimentaires impures ou en excès, ou d'autres corps étrangers nuisibles. Mais, contrairement à ce qui a lieu pour l'organe de la respiration, l'appareil digestif prend une part directe, active, le plus souvent dans cet acte, et en est presque toujours incommodé le premier.

Quel que soit l'organe ou l'appareil sur lequel les

causes occasionnelles fassent d'abord sentir leur action, c'est toujours en diminuant l'intensité fonctionnelle de l'organe ou de l'appareil directement, ou indirectement après l'avoir d'abord surexcitée, qu'elles agissent.

Ainsi, le froid prostre directement les fonctions de la peau, et par suite celles du système nerveux et de l'appareil digestif. Une forte chaleur excite d'abord les fonctions de la peau outre mesure, et quelquefois momentanément le système nerveux et les organes de la digestion; puis tous ces organes et la peau elle-même, tombent bientôt dans la prostration fonctionnelle.

Le système digestif est jeté dans la prostration directe par une nourriture insuffisante ou insuffisamment tonique, et par suite le système cutané et le système nerveux; tandis qu'une nourriture trop copieuse ou trop excitante ne tarde pas à jeter tous ces appareils dans l'accablement, après les avoir d'abord surexcités.

Le chagrin, l'ennui, les passions dépressives prostrent directement le système nerveux, et par suite le système cutané et le système digestif; tandis que les excès de travaux intellectuels, la gaîté, la joie, la jouissance immodérée des plaisirs de toutes sortes, les passions expansives, excitent d'abord outre mesure le système nerveux, troublent la marche naturelle de l'innervation et amènent ainsi la prostration fonctionnelle de la peau, des organes digestifs, et du système nerveux lui-même.

La nonchalance, l'oisiveté au physique et au moral, le repos trop prolongé et l'inaction, en un mot, amènent rapidement l'inactivité fonctionnelle de la peau, des organes digestifs et du système nerveux; et l'exagération d'une fonction organique, qu'elle soit musculaire, ner-

veuse, etc., par le fait de travaux physiques ou intellectuels, par le fait d'excès alcooliques, de café, ou par le
fait d'autres causes, surtout si plusieurs appareils ou organes fonctionnent trop à peu près simultanément, ce qu'il
nous est heureusement rarement possible de faire, ne
tardent pas à jeter les organes les plus importants de
l'économie dans l'affaissement, après les avoir d'abord
surexcités.

Il faut que la dose de repos et d'activité de tous les
organes et de tous les appareils organiques soit régulièrement en rapport avec la nature de leurs fonctions, pour
que la santé soit florissante.

Une expérience que j'ai vu faire souvent à M. Claude-
Bernard, au Collége de France, rend très-bien compte
de l'état d'abattement et d'inactivité où l'on jette promptement un appareil organique si on le fait fonctionner outre
mesure. On excite les muscles d'un animal directement
avec la pile électrique. Le plus léger courant suffit d'abord
pour donner lieu à des contractions musculaires violentes ;
puis il faut augmenter sans cesse l'intensité du courant
électrique pour produire toujours des contractions musculaires, jusqu'à ce qu'à la fin les plus forts courant finissent par être impuissants à faire contracter les muscles
dont les contractions ont faibli de plus en plus. On laisse
alors reposer les muscles, puis ils répondent comme auparavant à l'excitation électrique. Seulement si l'on répé-
tait trop souvent l'expérience on aurait vite désorganisé,
atrophié les muscles ; et l'on sait que les muscles qui sont
dans l'inaction par suite de paralysie nerveuse ou du
repos forcé pour cause de fracture de membre ou autre ne
tardent point également à être pris d'atrophie.

Tout cela nous permet de comprendre l'action des causes occasionnelles sur nous, soit qu'elles prostrent directement nos principales fonctions, soit qu'elles commencent d'abord par les surexciter ; et n'y a-t-il pas là aussi la représentation de ce qui a lieu chez des gens que des excès ont *blasés*, et qui sont obligés d'en augmenter sans cesse la dose pour produire l'effet désiré, jusqu'à ce qu'ils aient désorganisé leurs organes ?

§ 3

Parmi les causes occasionnelles donnant lieu à des manifestations diathésiques, le trouble des fonctions de la peau par le refroidissement est peut-être de toutes la plus fréquente.

On est loin, à mon avis, d'avoir accordé aux fonctions de la peau toute l'attention qu'elles méritent. Il suffit pour se convaincre de leur importance de réfléchir sur ce qui a lieu dans les végétaux, où nous voyons les actes les plus essentiels de la végétation se passer dans l'écorce. C'est là qu'ont lieu les combustions et les oxydations chimiques destinées à élaborer les matériaux de la nutrition végétale ; et c'est également dans la peau des animaux qu'ont lieu les phénomènes d'oxydation et des combustions chimiques destinées à élaborer la plupart des matériaux nécessaires à la nutrition et aux fonctions de tous les organes. Qu'on me permette de dire que la peau est comme un vaste fourneau allumé, destiné à la fois aux préparatifs culinaires de tout l'économie et à son réchauffement ; sans compter que cet organe dont les fonctions sont si multiples est encore un émonctoire important de l'o ganisme.

On peut dire que le degré d'activité fonctionnelle des

organes se mesure sur celui du système cutané ; et la plupart du temps le premier venu, comme nous le savons, peut juger de la santé des autres au simple aperçu de leur teint.

C'est la peau qui, en sentinelle avancée, est l'organe le plus exposé au refroidissement, et par suite celui qui doit être, et qui est, le siége des combustions organiques les plus actives, surtout l'hiver, pour nous réchauffer. L'été c'est encore cet organe qui est chargé de lutter contre la chaleur qui nous accable ; ce dont il s'acquitte peut-être en vertu d'un acte spécial que nous ne connaissons pas et aussi en nous inondant de sueurs.

Or, rien n'est contraire aux fonctions de la peau comme le froid, que son action soit passagère ou prolongée. Je sais bien qu'il est des personnes qui résistent à tout, qui ne craignent ni le chaud ni le froid, et qui passent brusquement d'une température extrême à une autre opposée sans en être incommodées. Ce sont en général ceux qui sont sans états diathésiques, sans quoi il faut avoir recours à des moyens artificiels pour se réchauffer et se rafraîchir, témoin une dame intelligente dont les urines déposaient constamment de l'acide urique, dont la peau crassait si peu le linge de corps qu'elle eût pu, me disait-elle, n'en changer jamais, qui ne transpirait point, et qui, lorsqu'elle avait trop chaud, ne pouvait se rafraîchir qu'en s'arrosant le visage d'eau froide : cette dame portait au sein gauche une tumeur cancéreuse de volume considérable.

Lorsque l'on n'est atteint d'aucun état diathésique, on peut en général résister assez bien aux refroidissements brusques intenses comme aux grandes chaleurs, grâce à l'énergie fonctionnelle dont la peau est douée ; ce qui lui permet de changer rapidement et facilement de fonction et de passer instantanément d'un mode de fonctionnement à un opposé, de façon à tantôt nous rafraîchir, tantôt nous réchauffer, suivant les variations du milieu où nous nous trouvons.

Mais ces choses là n'existent pas pour tout le monde ; et ceux qui sont diathésiques, c'est-à-dire ceux qui auraient le plus grand besoin d'être doués d'un puissant système cutané sont précisément ceux chez qui la peau, comme du reste presque toutes les fonctions, est sans énergie fonctionnelle. Ils craignent par conséquent le chaud et le froid, et sont incapables de la moindre résistance aux refroidissements les moins violents. Ne demandez pas à leur peau de les réchauffer à minuit et de les rafrîchir à midi, comme cela a lieu au printemps et à l'automne chez les gens robustes ; car l'énergie fonctionnelle de cet organe est trop faible chez eux pour qu'ils puisse passer aussi vite d'un fonctionnement à un opposé ; aussi ces époques de l'année sont-elles fréquentes en manifestations diathésiques et en maladies de toutes espèces qui ne tiennent pas à d'autres causes.

Chacun peut se rendre compte expérimentalement de ces faits ; et je suppose que beaucoup de gens ont dû remarquer combien ils craignaient le froid sous l'influence d'une simple indisposition, comme un rhume léger, par exemple ; ce qui leur permettait de supporter des vêtements très-chauds, qui les auraient incommodés par cela même en bonne santé. Pour ma part, il m'est impossible de supporter, même par les plus grands froids, des vêtements très-chauds, ce qui me donne immédiatement des maux de tête et des brûlures d'estomac, surtout si je prends des caleçons ; ce que je ne fais jamais. Or, le plus léger rhume me permet de prendre caleçons, vêtements des plus chauds, etc., alors que ma peau ne fonctionne pas, et que je suis obligé de quitter bien vite dès que du mieux survient, c'est-à-dire dès que ma peau recommence à fonctionner.

Il y a quelques années, une femme avait gagné un rhume violent pendant la chaleur des moissons, à monter, pour se rafraîchir et le corps en sueurs, sur la charrette amenant les gerbes ; elle continua à aller moissonner pendant plus de huit jours, espérant que les grandes chaleurs feraient fondre son rhume, selon son expression. En plein soleil elle brûlait sans transpirer, et était obligée de se couvrir, malgré elle, à cause de cela, ce qui excitait les railleries de ses compagnons de travail ; et dès qu'elle passait à l'ombre, elle était glacée, de telle façon qu'un beau soir un violent frisson, accompagné de *point de côté*, vint l'avertir que son rhume, au lieu de fondre, avait dégénéré en fluxion de poitrine.

La peau, chez elle, avait commencé à fonctionner incomplètement dès le soir où, bouillante de chaleur et couverte de sueurs, elle s'était exposée au refroidissement. Dès lors, toute résistance au froid et au chaud étant impossible, les choses n'avaient fait qu'empirer de plus en plus.

Il est clair que les vêtements insuffisants ou mauvais, comme les vêtements de toile, les habitations froides et humides, les courants d'air, le froid aux pieds, la pluie, les grands vents, surtout s'ils sont humides, le froid trop prolongé, les transitions brusques de température, n'agissent sur nous qu'en refroidissant la peau qui se trouve ainsi dans des conditions défavorables à l'exercice régulier de ses fonctions.

§ 4.

« On peut établir, comme axiome fondamental en étiologie, que l'homme qui n'exerce pas une profession manuelle, mange toujours trop, et que celui qui veut conserver sa santé, doit réduire ses aliments à un minimum constant et conserver de l'appétit en sortant de table. » (Monneret, *Traité de pathologie générale*).

Il est bien entendu qu'il s'agit ici de personnes en bonne santé.

Les individus qui mangent et boivent trop copieusement deviennent acidiques, et s'exposent ainsi continuellement à des manifestations relevant de l'acidisme, pour peu qu'ils soient diathésiques, et s'ils ne le sont pas, ils finissent, le plus souvent, par le devenir, surtout s'ils sont âgés.

Ce n'est pas tout ; l'appareil digestif surmené prend une part directe aux maladies qui résultent d'une alimentation surabondante, et des irritations continuelles du foie, de l'estomac, des intestins, etc., donnent lieu tout au moins à des dyspepsies constantes avec diarrhées ou constipation.

Les individus dont l'alimentation est insuffisante ou grossière, surtout si ce sont des enfants ou des adultes exerçant une profession manuelle, ne tardent pas à être dominés par l'alcalinisme, et atteints des manifestations morbides qui en dépendent ; pendant que l'appareil digestif, fatigué presque sans profit et insuffisamment tonifié, est encore directement affecté, et le siége tout au moins de troubles dyspeptiques avec diarrhée ou constipation.

On peut poser en principe que dès qu'il s'agit d'adultes vivant dans l'aisance et l'inaction, d'adultes n'exerçant pas de profession manuelle les exposant à des fatigues musculaires considérables, ou menant la vie sédentaire des gens de bureau ou de cabinet adonnés aux travaux intellectuels, les dyspepsies, les troubles digestifs, la constipation, tiennent uniquement à des excès de nourriture d'une espèce ou d'une autre.

Que de gens, vivant dans les conditions dont je parle, sont devenus dyspeptiques et même diathésiques, en abusant des boissons alcooliques et en prenant du café! Lisez la description que nous avons faite des tempérament, chapitre 1er; reconnaissez-y le vôtre, ce qui sera facile. Êtes-vous d'un tempérament lymphatique? quelle que soit votre profession, mais surtout si vous êtes manœuvre, usez largement des boissons alcooliques et du café, sans cependant aller jusqu'à l'excès, et tout sera pour le mieux. Mais êtes-vous d'un tempérament sanguin ou nerveux, quelle que soit votre profession, même si vous êtes manœuvre, usez modérément des boissons alcooliques, et prenez peu ou même pas du tout de café; enfin si vous n'exercez point une profession manuelle, abstenez-vous complètent de café si vous ne voulez point finir par vous rendre malade.

Disons ici que l'usage du tabac doit être très-modéré chez tout le monde; sans quoi les plus graves maladies du système nerveux, des yeux, des organes digestifs, etc., peuvent survenir, par suite de l'action sur l'organisme de la nicotine absorbée circulant dans le sang.

Les enfants vifs, pétulants, remuants, chez qui tout indique déjà qu'ils seront nerveux ou sanguins, doiven être absolument privés de café et presque de boissons alcooliques.

Les vieillards dont le tempérament est sanguin ou nerveux doivent s'abstenir de café, et être sobres de boissons alcooliques, si les progrès de l'âge n'ont pas encore amoindri les caractères saillants de leur tempérament pour les rendre lymphatiques, ce qui arrive parfois; du lymphatisme existant toujours aux deux extrémités de la vie, dans l'enfance et chez les vieillards.

Je recommande à ces derniers de bien s'observer, et de ne pas croire au changement de leur tempérament parce qu'une certaine paresse d'un ou de plusieurs appareils organiques, conséquence inévitable des progrès de l'âge, existera chez eux; et surtout de ne pas croire à l'action bienfaisante de quelques copieuses libations de boissons alcooliques et du café, parce que certains appareils auront momentanément acquis quelque énergie par l'action de ces boissons. Qu'ils sachent être vieux, et renoncent à se procurer une verdeur factice qui n'est plus de leur âge, s'ils ne veulent pas se tuer.

Les gens lymphatiques peuvent et doivent même user largement des boissons alcooliques et du café, parce que ce sont des toniques du système nerveux et du système sanguin qui sont dans l'apathie perpétuelle chez eux; tandis que dans le tempérament sanguin et dans le tempérament nerveux ces appareils ne sont au contraire que trop actifs.

La plupart des femmes ont le fond de leur tempérament lymphatique-nerveux, toutefois avec prédominance de l'élément nerveux; aussi doivent-elles être sobres de boissons alcooliques et s'abstenir de café; tandis que les hommes lymphatiques-nerveux peuvent assez généralement en user, parce que chez eux c'est plutôt l'élément lymphatique qui domine.

Nous sommes créés et mis au monde pour l'exercice musculaire, pour le mouvement, *pour gagner notre pain à la sueur de notre front*, suivant l'Écriture; pour l'exercice et l'activité corporelle au grand air, et non pour l'inaction musculaire au milieu d'un air confiné et empesté, où nous surmenons très-souvent nos facultés intellectuelles par des travaux exagérés de l'esprit. C'est là une des plaies de notre société moderne qui abâtardissent et font dégénérer sans cesse notre espèce, surtout quand on cherche à soutenir l'énergie fonctionnelle alors défaillante de presque toutes les fonctions par des libations copieuses de boissons alcooliques et de café, ce qui n'arrive, hélas! que trop souvent, malgré l'organisation de tempérament et d'idiosyncrasie qui s'y opposent fréquemment. Aussi ne cherchez pas ailleurs que dans le manque d'exercice musculaire, dans la vie sédentaire, si souvent accompagnée de fatigues intellectuelles par la lecture trop prolongée, par des travaux de couture ou de broderie incessants, chez les femmes, par des travaux assidus de l'esprit chez les hommes, si souvent accompagnés d'abus alcooliques et de l'usage intempestif du café, quelquefois du thé, qui ne vaut pas mieux, même du tabac, sous prétexte qu'on ne peut pas faire la digestion sans cela, au lieu de chercher à digérer par l'exercice musculaire, la promenade prolongée au grand air; ne cherchez pas ailleurs, dis-je, la cause de ces irritations continuelles de caractère pour rien et à propos de rien chez beaucoup de gens; de ces humeurs fantasques, bizarres, capricieuses; de ces caractères toujours mécontents; de ces caractères irascibles, en un mot, qui deviennent insupportables à ceux qui les entourent et aussi à eux-mêmes; voilà pour le moral.

Au physique, ils ne sont pas mieux partagés. C'est de l'obésité précoce, ce sont des congestions partout, cérébrales, utérines, du foie, du cœur, etc., s'ils sont sanguins; des crises nerverses, des palpitations, des étouffements, des cauchemars, des maux de tête, des névralgies, etc., s'ils sont nerveux, accompagnés de quelques congestions, s'ils sont nerveux-sanguins et de flux séreux, s'ils sont nerveux-lymphatiques. S'ils sont lymphatiques, ce sont des engorgements du foie, de l'utérus, des tissus glandulaires, ayant plutôt un caractère séreux que sanguin, des flux séreux, muqueux, bilieux, intestinaux et autres. Enfin chez tout le monde c'est la dyspepsie, des vents, du manque d'appétit parfois, de la constipation le plus souvent, quelquefois de la diarrhée.

<h2 style="text-align:center">§ 5.</h2>

Nous venons de voir l'influence qu'ont sur la santé les travaux intellectuels exagérés; ce qui est lot de tant d'individualités à l'époque où nous vivons.

Ajoutons-y les passions de toutes espèces, l'ambition, la convoitise, la jalousie, le chagrin, la frayeur, la crainte, les émotions de toutes sortes, la jouissance immodérée des plaisirs, etc., et nous aurons un tableau assez complet des causes occasionnelles qui prennent pour siége de leur action le système nerveux.

Il convient d'ajouter que c'est surtout en agissant sur le système nerveux que les boissons alcooliques et excitantes dont nous avons parlé dans le paragraphe précédent porteront atteinte à la santé.

Nous l'avons déjà dit, l'oisiveté et l'inaction portent le trouble dans tout l'organisme à la fois en jetant toutes les fonctions dans une prostration profonde, surtout si la complexion des individus est forte et robuste. Rien ne fatigue plus un homme bien constitué, de bonne complexion, que le repos ; il l'accable, il l'anéantit, au physique et au moral, et il est loin d'avoir une action favorable même sur ces natures frêles et délicates qui ne semblent nées que pour le repos ; car un exercice modéré leur est toujours beaucoup plus salutaire.

L'exercice musculaire exagéré, il est vrai, conduit au même résultat ; mais en produisant d'abord une excitation générale de toutes les fonctions.

Tout cela prouve que le grand secret pour bien se porter consiste à user de tout ce qui n'est pas contraire à notre tempérament ou à notre idiosyncrasie, à n'abuser de rien, à faire fonctionner tous nos organes modérément, conformément à leur nature spéciale, à dormir ni trop ni trop peu, et à faire en sorte que des organes ne fonctionnent pas trop ni trop longtemps, pendant que d'autres ne fonctionnent pas assez souvent ni assez longtemps.

L'inaction, l'inactivité corporelle et musculaire créent chez nous l'acidisme ; et l'exercice corporel et musculaire exagérés développent l'alcalinisme.

Indépendamment des infections miasmatiques du sang par les poumons, mais dont nous ne parlerons pas parce que c'est plus souvent dans les maladies aiguës que dans les maladies chroniques qu'elles ont lieu, il existe d'autres causes des maladies que celles que nous avons énumérées. Ainsi, il est des causes de manifestations diathésiques qui sont physiologiques générales, comme la puberté, la ménopause; d'autres qui n'agissent primitivement que sur un organe, comme les excès vénériens, l'établissement de la menstruation, etc. Toutefois, il conviendrait peut-être de les ranger toutes parmi les causes occasionnelles agissant sur le système nerveux; car c'est certainement par son intermédiaire que leur action s'exerce sur nous; et c'est certainement aussi la manière la plus puissante d'agir des excès alcooliques, du café, du tabac, etc.

L'affaiblissement de l'organisme, la chlorose, l'anémie, l'état cachectique plus ou moins accentué, sont également des causes occasionnelles puissantes des manifestations diathésiques; j'en rapporte un exemple plus loin. Il convient de ne pas prendre cet état de l'organisme, cause d'activité diathésique, pour celui qui en est souvent le résultat.

Quelle que soit la nature des causes occasionnelles, quel que soit l'appareil organique sur lequel elles exercent d'abord leur action, on peut dire que les fonctions digestives, de la peau et du système nerveux sont constamment troublées. Cependant, il est juste de dire que les fonctions digestives s'exercent encore assez bien, trop bien même souvent, chez les adultes diathésiques, surtout chez les hommes, qui, quoique souvent dyspeptiques, ont rarement l'appétit diminué; tandis qu'il l'est bien souvent chez les enfants et chez les femmes.

D'une manière générale, les fonctions digestives sont plutôt trop actives que pas assez dans l'acidisme, tandis que c'est tout le contraire dans l'alcalinisme.

Les médecins sont logiques quand ils prescrivent les alcalins aux acidiques, et une bonne nourriture, substantielle et abondante, aux alcaliniques. Mais ils cessent de l'être quand ils veulent à toute force priver ces derniers de salade, de fruits verts, d'acides de toutes espèces dont ils sont si friands ; et quand ils prescrivent autre chose qu'une alimentation peu abondante et peu nutritive, dont devrait parfois faire partie le lait, à leurs acidiques.

J'ai déjà dit, page 46, que la diathèse tuberculeuse relevait tantôt de l'acidisme, tantôt de l'alcalinisme. J'ai actuellement à soigner deux phthisiques qui confirment cette assertion. L'un est un homme aisé, de tempérament sanguin, de forte complexion, âgé de 55 ans, et que des abus de liquides alcooliques de toutes sortes durant depuis longtemps ont seuls rendu malade ; et l'autre est une jeune dame de 23 ans que les soins du ménage ont obligée à faire des travaux qu'étant demoiselle elle laissait faire à d'autres, et qui, n'en ayant pas l'habitude, ont fini par altérer sa santé. Il n'existe du reste chez aucun de ces malades d'antécédents de tuberculose dans la famille. La jeune dame, quoique ne se sentant pas bien depuis longtemps, voulait quand même vaquer aux travaux de son ménage ; ce dont une position de fortune respectable eût pu facilement la dispenser. L'homme, quoique ayant d'assez fréquentes indispositions depuis quelque temps, n'en continuait pas moins ses trop copieuses libations. L'un et l'autre ont fini par devenir tuberculeux, mais avec des conditions organiques générales bien différentes ; car les urines de l'homme sont aussi acides que possible, et celles de la jeune dame très-alcalines. L'un est dans la *richesse* physiologique, l'autre dans la *misère* physiologique ; l'un est acidique et l'autre alcalinique.

Les causes occasionnelles de leur maladie étant écartées chez l'un et chez l'autre, l'homme acidique est soumis à un régime aussi peu reconfortant que possible, et prend 2 grammes de bicarbonate de soude par jour dans un litre de tisane d'orge, et se trouve fort bien de ce régime ; car son état s'améliore de jour en jour. La dame alcalinique prend quatre gouttes d'acide chlorhydrique par jour, un milligramme d'arséniate de soude, deux cuillerées d'huile de foie de morue, plusieurs tasses de tisane de houblon, et une nourriture aussi substantielle que possible. L'un et l'autre portent de la flanelle pour faire fonctionner la peau ; et tandis que l'homme a un vésicatoire à demeure sur l'épaule gauche, la dame a des frictions de teinture d'iode faites deux fois par jour sur les régions claviculaires.

Cette dame était traitée par d'autres avant moi, et les ferrugineux formaient la base de son traitement ; or, son état empirait chaque jour, tandis que depuis un mois seulement que je la soigne, sa santé, déjà améliorée, se trouve de mieux en mieux.

Résumons-nous, en répétant que constamment les causes occasionnelles des maladies agissent d'abord en prostrant directement les fonctions d'organes ou d'appareils importants de l'économie, comme le froid, la nourriture insuffisante ou mauvaise, le repos prolongé, les passions dépressives, l'air confiné, etc., ou, au contraire, d'abord en les stimulant, comme la chaleur excessive, la jouissance immodérée des plaisirs, les excès de table ou de liquides alcooliques, les travaux exagérés d'une nature ou d'une autre, etc.; mais que finalement c'est toujours la prostration de ces mêmes organes ou appareils qui s'établit, et qui joue le plus grand rôle dans la détermination des maladies et des manifestations diathésiques.

J'ai observé plusieurs fois des maladies diathésiques chez des hommes robustes de 40 à 60 ans adonnés aux excès alcooliques, qui seuls les avaient produites. Il est clair qu'il y avait eu d'abord chez eux stimulation directe de plusieurs organes de l'économie ; mais qu'ensuite il était survenu un affaissement fonctionnel du plus grand nombre, ce qui me paraît démontré par l'état titubant de leur démarche, à l'état vide comme à l'état repu de leur estomac, leur perte de mémoire, etc.

CHAPITRE VI.

Ce que nous avons dit, chapitre IV, concernant le sang
comme les autres humeurs de l'organisme, nous savons
déjà que ce liquide est acide ou alcalin à l'excès dans les
diathèses.

Le sang a pour fonction de porter dans tout l'organisme les matériaux particuliers destinés à la nutrition
de tous les tissus, et de recueillir en même temps les
résidus de cette nutrition pour les porter vers les organes chargés de les éliminer. Lorsque tout s'accomplit
d'une façon normale, il circule dans le sang une certaine quantité de matière nutritive et une certaine quantité de résidus, qu'on peut regarder comme physiologique, et en deçà comme au delà de laquelle la santé
n'existe plus, du moins l'état normal de l'organisme.

Il est clair que l'état du sang dépend de l'état des
fonctions organiques; et que si toutes les fonctions sont
ce qu'elles doivent être l'état de ce liquide est normal.
Les diathèses ayant une influence spéciale sur toutes les
fonctions de l'économie qu'elles troublent, et le système
cutané, le système digestif et le système nerveux, entre
autres, ayant leur intensité fonctionnelle amoindrie dans
cet état de l'organisme, il était peu probable que leur
influence ne s'étendît point jusque sur le fluide sanguin.

En effet, du moment où les fonctions capitales de l'organisme ne s'exécutent plus régulièrement et ne sont pas dans un état normal, il doit en être de même du sang; et les matériaux contenus dans ce liquide ne peuvent qu'être ou en défaut ou en excès, et même contenir des matières nouvelles, selon celle de ces fonctions qui est troublée, et selon la manière dont elle l'est.

Nous avons dit, chapitre IV, que l'état général de l'organisme dans les diathèses pouvait se traduire par deux expressions, celle de *richesse physiologique* et de *misère physiologique*.

Mais, c'est pour l'état du sang surtout que ces expressions sont pleines de sens; car, ou bien il est alcalin à l'excès, ce qui veut dire que ses dépenses l'emportent sur ses recettes, ou bien il est acide à l'excès, ce qui veut dire, au contraire, que ses recettes l'emportent sur ses dépenses.

Nous avons dit dans le chapitre précédent que dans l'alcalinisme les fonctions digestives surtout sont en langueur, et par suite incapables de satisfaire la nutrition générale, soit par insuffisance alimentaire quantitative ou de qualité, soit que la faute en soit aux organes digestifs seuls, soit enfin par suite de l'exagération de la dépense, occasionnée par exemple par des exercices musculaires trop considérables. Nous avons vu aussi comment l'alcalinisme se produisait dans ces cas, par suroxydation des matériaux de nutrition contenus dans le sang.

Nous avons également vu que dans l'acidisme les fonctions digestives n'étaient qu'en trop bon état fonctionnel le plus souvent; ce qui est certainement la cause la plus ordinaire de la goutte, avec la diminu-

tion d'activité fonctionnelle de la peau, surtout par refroidissement, mais qui joue un rôle prépondérant spécialement dans le rhumatisme. Les combustions chimiques organiques qui s'accomplissent en elle étant
ralenties, et les matières nutritives qui se trouvent dans
le sang étant déjà trop considérables dans ces maladies,
elles sont oxydées incomplètement, et restent à l'état
d'urates alcalins et d'acide urique.

Dans le diabète c'est le système nerveux surtout, de
l'avis unanime, qui a ses fonctions troublées, perverties,
diminuées en intensité; ce qui occasionne un défaut
d'assimilation des matières sucrées dans l'organisme
dans beaucoup de cas, et certainement une exagération
de la fonction glycogénique dans d'autres, en sorte que
le sucre circule en excès dans le sang où il s'accumule,
et où il se rencontre en même temps des urates alcalins
et de l'acide urique.

L'albuminurie survient surtout dans un organisme
prédisposé à la misère physiologique, à l'alcalinisme, si
même cet état de l'économie ne la précède pas.

Cet état morbide me paraît dû, non plus à l'état de
langueur de quelques fonctions en particulier, mais bien
à la torpeur de toutes en général, de la nutrition comme
des autres. C'est ce qui explique comment il se fait que
l'organisme ne puisse s'assimiler même un produit qui
fait certainement partie fondamentale de ses tissus, l'albumine. Insuffisamment nourris, les capillaires sanguins
tombent eux-mêmes bientôt en torpeur; et la partie la
plus fluide du sang stagnant avec le reste de ce liquide
dans ces vaisseaux, ne tarde pas à s'extravaser dans
l'épaisseur des tissus et dans les cavités de l'organisme.

Le sang, en même temps qu'il est trop pauvre, c'est-à-dire contient trop d'alcalis, ou trop riche, c'est-à-dire contient trop d'acides, charrie donc du sucre, de l'albumine, etc. Il est bien certain que ce n'est pas dans un état morbide seulement, que chacune de ces matières circule dans le sang, mais bien dans tous; car les troubles fonctionnels qui leur donnent naissance à chacune agissent sur toutes à la fois. Seulement l'âge, la nature des causes occasionnelles, le tempérament, l'idiosyncrasie, viennent déterminer sur lequel de ces éléments de nutrition portera surtout l'arrêt fonctionnel qui le rejette pour ainsi dire de l'organisme. Cela est si vrai que, si j'ai bonne mémoire, j'ai entendu M. Pajot enseigner dans ses si intéressants cours d'accouchement de se méfier, pour l'albuminurie des femmes enceintes, de celles qui sont grasses, replètes, fortement musclées, c'est-à-dire de celles chez qui le système vasculaire est très-développé.

On se rappelle aussi que je parle, chapitre V, d'une dame atteinte d'un cancer du sein, qui me faisait remarquer qu'elle crassait si peu son linge de corps qu'elle eût pu n'en changer jamais. C'est surtout sur la matière grasse qui s'élimine par la peau que l'arrêt fonctionnel portait ici; ce qui fait que de toute nécessité une certaine quantité de graisse circulait dans le sang chez cette dame.

Ainsi, le sang est adultéré dans les diathèses par des substances qui lui sont étrangères à l'état physiologique, par le fait d'un abaissement fonctionnel des principaux organes et appareils de l'organisme.

Il peut aussi l'être, comme nous le savons, par des virus, des miasmes, des substances ayant pénétré dans le sang par les voies digestives ou autrement, de l'alcool en excès, du café, de la nicotine, etc.

Ce sont les fonctions qui commencent à être troublées dans le premier cas , et le sang qui est adultéré ensuite, tandis que dans le second c'est le sang qui est vicié le premier, et qui va ensuite porter dans tout l'organisme, dans toutes les fonctions le trouble, la diminution et l'arrêt fonctionnel sur certains points, l'exagération sur d'autres, et même la désorganisation partout, ce qui fera que la qualité organique, de bonne qu'elle était jusque-là, sera devenue mauvaise.

Tous les médecins ont certainement observé des individus diathésiques après la variole, après la fièvre typhoïde, à la suite d'excès alcooliques ou autres, etc., sans aucune trace préalable, soit chez eux, soit chez leurs ascendants, d'aucune diathèse; et, pour ma part, je connais plusieurs adultes atteints d'un état rhumatismal intense à la suite de fièvres typhoïdes graves, sans qu'il soit possible de saisir dans tout leur passé le moindre signe direct ou indirect de manifestations diathésiques.

Dans le premier cas, comme nous l'avons dit au chapitre des causes occasionnelles, pendant que l'intensité fonctionnelle de la peau, du système nerveux et du système digestif diminue, la circulation s'accélère consécutivement, tandis que, dans le second, c'est la circulation qui commence par s'accélérer, et l'intensité fonctionnelle de la peau, du système nerveux, et du système digestif qui diminue ensuite.

Voici quel est l'état du sang dans les diathèses, d'après M. Félix Roubaud (*France médicale*, du 27 juillet 1872) : «..... Les altérations du sang constituant les diathèses se partagent donc en deux grandes divisions :

« 1° Celles qui tiennent à la prédominance anormale « d'une des parties constituantes du sang;

« 2° Celles qui tiennent à la présence dans le fluide
« sanguin d'un élément étranger à sa composition.

Chacune de ces deux grandes divisions comprend deux
classes.

« Dans la première rentrent :

« 1° Les diathèses caractérisées par la prédominance
« des leucocytes ;

« 2° Les diathèses caractérisées par la prédominance
« des globules rouges.

« Dans le second cas viennent se ranger :

« 1° Les diathèses caractérisées par la prédominance
« d'un élément étranger fourni par l'organisme ;

« 2° Les diathèses caractérisées par la présence d'un
« élément étranger venu du dehors.

« Dans le groupe diathésique caractérisé par la pré-
« dominance des leucocytes se trouvent : l'herpétisme,
« la scrofule, la tuberculisation et le cancer.

« Dans le groupe diathésique caractérisé par la pré-
« dominance des globules rouges se rangent : les diathèses, comme on dit, inflammatoire, hémorrhagique,
« anévrysmale, variqueuse, scorbutique, gangréneuse,
« congestive, et ce que les Allemands appellent la plé-
« thore abdominale.

« Dans le groupe diathésique caractérisé par la pré-
« sence d'un élément étranger fourni par l'organisme
« on trouve la gravelle, la goutte, le rhumatisme, la dia-
« bète et certaines albuminuries..... »

Mais, encore une fois, les lésions du sang, comme les
lésions des solides, ne sont que des manifestations des
états diathésiques de l'économie. L'état du sang joue
certainement un rôle, comme nous allons le voir dans le
chapitre suivant, dans les manifestations diathésiques

des solides; mais un rôle secondaire, le premier rôle étant joué par les forces déviées de l'organisme.

Dans le groupe diathésique de M. Roubaud caractérisé par la prédominance des globules rouges, il s'agit tout simplement de diathésiques doués de tempérament sanguin, chez qui les vaisseaux des organes et le sang sont par cela même le siége ordinaire des maladies; et dans le groupe diathésique caractérisé par la prédominance des leucocytes, il s'agit selon toute probabilité de malades doués de tempérament lymphatique ou de cas morbides relevant de l'alcalinisme.

Le sang est altéré dans les diathèses, voilà ce que tout cela nous montre de clair, et, en fait de classification diathésique reposant sur cette altération je préfère celle de Marchal (de Calvi), qui a une importance et une application pratique immédiate considérable.

CHAPITRE VII.

§ 1.

Il importe pour rendre plus intelligible ce qui va suivre de parler ici des forces de l'organisme, dont nous dirons, avec Monneret, qu'il ne saurait y avoir inconvénient à grossir trop le nombre.

On appelle force, en physiologie, toute propriété qu'a la matière d'agir et de s'organiser de telle ou telle façon; de sorte qu'il faut admettre autant de forces organiques distinctes que la matière a de manières d'agir et de se présenter à notre observation.

Il y a donc la force qui préside à l'action du tissu musculaire et celle qui préside à sa formation, à son développement et à son entretien; de même pour le tissu nerveux, de même pour le tissu vasculaire, etc., etc.

Au-dessus de ces forces élémentaires, simples ou de tissus, il y a des forces composées, qui sont celles en vertu desquelles les organes agissent et celles en vertu desquelles ils existent; de sorte que chaque organe à sa force d'action et sa force d'existence spéciales, et qu'il en existe autant qu'il a d'espèces d'organes.

On appelle fonction la propriété d'agir simple ou multiple, mais le plus souvent multiple, des organes par rapport à l'organisme.

Exemple :

Il y a dans la peau du tissu fibreux, du tissu vasculaire, du tissu musculaire, du tissu nerveux, etc., et chacun a sa force d'action et sa force de formation spéciales. Il y a en outre dans la peau la force en vertu de laquelle tous ces tissus se sont associés d'une certaine façon pour la constituer, et la force qui compose ses fonctions, qui sont de nous réchauffer, de nous rafraîchir selon les cas, d'éliminer certaines matières excrémentielles du sang, etc.

Au-dessous de la force spéciale de génération de chaque tissu il y a la nutrition, qui est une force qui préside, sous la direction de la force de genèse, à la croissance et à l'entretien de toutes les parties de l'organisme, jusqu'aux plus infimes.

La force de nutrition est double, car elle comprend l'assimilation c'est-à-dire la propriété qu'a tout tissu organique de rendre partie de lui-même la matière nutritive, et la désassimilation, c'est-à-dire la propriété qu'a tout tissu de se défaire des matériaux que l'usage a rendus plus ou moins impropres à faire partie de sa constitution.

Dans tous les organes il y a une matière spéciale plus ou moins fluide, dans laquelle sont comme enfouies toutes les parties qui entrent dans la structure des organes et de leurs tissus, fibres, fibrilles, cellules, etc., c'est le blastème, c'est-à-dire la matière nutritive suffisamment élaborée qui imbibe toutes les parties des organes et des tissus, et qui est destinée à leur nutrition.

Le blastème est une partie tout aussi importante des organes que n'importe quel tissu organique, et a lui aussi sa force de formation spéciale.

On pourrait citer encore bien des forces organiques

particulières, mais celles dont nous avons parlé suffisant à notre sujet, nous nous en tiendrons là.

Il me paraît évident que toutes ces forces particulières ne sont que des départements d'une force organique unique, qui est celle qui préside à l'existence des êtres eux-mêmes, à leur développement et à leur entretien, et qui est cause qu'il existe à l'état physiologique, dans l'ensemble comme dans les détails de l'organisme, cette belle harmonie que nous admirons.

§ 2.

Lorsqu'il y a maladie, il y a rupture de cette harmonie ; je veux dire que l'équilibre qui faisait agir chaque force organique à sa place, et avec l'intensité nécessaire à la santé dans tous les organes n'existe plus, est rompu.

« Une somme déterminée de force a été départie, en « général, à cette vie. Or, cette somme doit rester la « même, soit que sa distribution ait lieu également, soit « qu'elle se fasse avec inégalité ; par conséquent, l'acti- « vité d'un organe suppose nécessairement l'inaction des « autres » (Bichat).

Et réciproquement, l'inaction d'un organe suppose nécessairement l'activité des autres.

Les manifestations diathésiques, et même la plupart des maladies aiguës, me paraissent parfaitement indiquées là quant à leur mode de production. On conçoit dès lors l'importance qu'il y a à rechercher quels organes cessent de fonctionner dans les maladies, quelles causes sont venues diminuer ou suspendre tout à fait leurs fonctions, enfin quelles conditions sont favorables à

l'exercice régulier et parfait de toutes les fonctions orga-
iniques.

Nous avons dit dans le chapitre précédent, que tantôt
l'adultération du sang était consécutive à l'abaissement
de l'intensité fonctionnelle de la peau, du système nerveux et du système digestif, et que se produisaient ainsi
l'acidisme et l'alcalinisme du sang; que tantôt cette
adultération était primitive, comme dans l'affection du
sang par les miasmes, les virus, les boissons alcooliques,
le café, la nicotine, etc.

Dans le premier cas, la maladie commence par la
diminution d'intensité fonctionnelle d'organes importants; dans le second elle commence directement par
l'exagération fonctionnelle d'un appareil important, celui
de la circulation. Dans le premier cas d'autres organes
doivent immédiatement voir leur intensité fonctionnelle
augmentée, d'après Bichat; et dans le second, d'autres
organes doivent immédiatement voir leurs fonctions
diminuées.

On peut dire que, pour peu que la maladie soit intense,
le système sanguin répond immédiatement à la diminution fonctionnelle de la peau, du système nerveux et des
fonctions digestives, par le redoublement de son activité
circulatoire, sans doute en raison directe de la diminution des autres fonctions; tout comme à l'exagération de
fonction circulatoire, dans les empoisonnements directs
du sang, répondent immédiatement une diminution et un
arrêt dans le fonctionnement de la peau, du système
nerveux et des organes digestifs.

Il y a en même temps des organes qui répondent également par leur exagération fonctionnelle à la diminution d'intensité de fonctions des autres; et ils sont déter-

minés par l'âge des malades, par leur tempérament,
par leur idiosyncrasie, etc., comme nous l'avons déjà
dit plusieurs fois, et aussi par la nature spéciale des
matériaux à éliminer du sang. C'est ainsi que le virus
variolique est rejeté vers la peau, le miasme de la fièvre
typhoïde vers l'intestin, le mercure vers les glandes salivaires, les matières grasses et muqueuses que la peau
cesse d'éliminer, et les liquides alcooliques en excès
dans le sang, vers le foie, les poumons, les intestins,
qui en font de la bile, du mucus intestinal, du mucus
pulmonaire, etc., sans compter que les reins en éliminent aussi en quantité.

Un organe en supplée donc un autre jusqu'à un certain point dans ses fonctions, en exagérant la sienne
propre; et l'on peut dire que dans ces cas il y a encore
un certain ordre au milieu du désordre, de sorte que
chez les diathésiques la santé se maintient souvent pas-
sablement bonne, grâce à des urines fréquemment sédimenteuses, à des crachats plus ou moins abondants et
plus ou moins fréquents, à des évacuations intestinales
périodiques, à des flueurs blanches, à des sueurs partielles des pieds, à de la couperose ou à d'autres éruptions cutanées, etc.; toutes infirmités qui finissent par
prendre droit de domicile dans l'organisme, et qu'il ne
faut chercher à faire disparaître qu'avec la plus grande
circonspection.

Il y a, comme le dit Beaumès, besoin morbide dont
la satisfaction est indispensable à l'organisme; car les
fonctions amoindries ou anéanties doivent être supléées,
et on doit s'estimer trop heureux quand cela se fait par
l'intermédiaire d'organes offrant avec les premiers une
certaine similitude fonctionnelle, ou dont les fonctions

sont impunément exagérées, contrairement à ce qui n'a lieu que trop souvent.

Donc chercher à empêcher ce besoin d'être satisfait serait risquer de voir la nature le porter sur des organes dont le moindre trouble fonctionnel pourrait être immédiatement cause de mort, ce qui n'arrive que trop fréquemment.

En général, la médecine des maladies locales, sans s'occuper de l'état général préalablement ou concurremment, est pleine de dangers; en voici un exemple que je viens d'observer :

Un homme de 50 ans, de forte complexion et de tempérament nerveux-sanguin est goutteux. Il y avait déjà quelque temps qu'il n'avait eu d'accès de goutte, lorsqu'il vint me consulter pour une douleur sous-sternale que je n'examinai point et pour laquelle j'ordonnai un vésicatoire volant. Cette médication enleva la douleur; mais aussitôt un état fluxionnaire intense de la conjonctive et de l'iris de l'œil gauche survint, et le malade lui-même, fort intelligent, me dit qu'il croyait qu'il n'y avait eu là qu'un simple déplacement de sa douleur sous l'influence de l'action du vésicatoire. Diurétiques, purgatifs énergiques, bicarbonate de soude dans de la tisane d'orge, révulsifs sur les extrémités inférieures, telle fut la médication qui, avec des lotions à l'eau de guimauve souvent répétées, suffit, sans sangsues ni collyres belladonés, à dissiper comme par enchantement ce mal; mais qui est remplacé actuellement par une éruption de furoncles que j'ai engagé le malade à respecter. Et si cet état fluxionnaire, au lieu de se porter sur un œil, se fût porté sur le cerveau, ce qui fût peut-être arrivé si ce malade avait été un peu plus âgé?

Dans l'infection du sang par les virus et les miasmes, si la quantité absorbée n'est pas trop considérable dans un temps donné, les organes émonctoires de l'organisme, surtout la peau et les reins, peuvent très-bien empêcher ces matières de s'accumuler dans le sang de façon à troubler la santé. On conçoit donc que quelqu'un dont les fonctions cutanées et autres sont douées de grande énergie puisse être réfractaire à l'action des miasmes et des virus, au milieu des foyers d'infection les plus puissants. C'est ce que nous voyons dans toutes les épidémies chez certains individus; et les médecins, dont le sang a été plus d'une fois infecté dans ces cas, résistent généralement mieux à l'action malfaisante des épidémies que ceux qui en approchent pour la première fois, grâce sans doute à l'habitude qui finit par émousser toutes les sensations par l'action prolongée et réitérée de substances irritantes en contact avec les organes.

On conçoit aussi l'importance qu'il y a à suivre une bonne hygiène en temps d'épidémie, et à fuir l'action des causes occasionnelles telles que nous les avons énumérées.

Cependant, d'une manière ou d'une autre et quoi qu'on fasse, les causes occasionnelles des maladies peuvent avoir agi assez fort pour accumuler dans le sang des matières étrangères en quantité telle que le foie, les poumons, les reins, les intestins, tous les organes suppléants de l'économie, en un mot, soient impuissants à en débarrasser assez promptement l'organisme. Alors, lorsque ces matières sont accumulées dans le sang en suffisante quantité, celui-ci est devenu tellement irritant

que tous les vaisseaux de l'organisme en sont fortement
excités.

Il se passe là ce qui a lieu sous nos yeux dans le
fait d'une épine irritant les vaisseaux du doigt où elle
est enfoncée; et toutes ces impuretés qui circulent avec
le sang ne sont par le fait qu'une multitude d'épines
pour l'organisme. Une violente fièvre survient, pendant
laquelle tous les émonctoires de l'économie cessent leurs
fonctions; le pouls est accéléré, et la peau sèche et
brûlante. C'est la nature qui regimbe, qui repousse violemment vers la périphérie du corps toutes ces immondices, conformément à cette même loi physiologique
qui la fait repousser vers sa périphérie des épingles
avalées et qui ont traversé l'intestin et les tissus peu à
peu jusque sous la peau, qu'elles finissent par ulcérer
pour s'échapper au dehors; et ainsi en arrive-t-il de
grains de plomb, de balles, etc., qui, très-profonds
d'abord, finissent par arriver sous la peau et s'échapper
au dehors par le même mécanisme.

C'est pour cela que les urines sont si souvent sans
dépôt au début d'une affection aiguë, fait que j'ai bien
souvent observé chez des goutteux. Hippocrate appelait
cette période : la période de coction, parce qu'il sup-
posait que ces matières subissent alors certaines préparations préalablement nécessaires pour les rendre propres
à être éliminées par les reins ou d'autres organes. Je
le répète, ce fait est dû simplement à la propriété qu'a
l'organisme de repousser de son sein vers sa périphérie
les matières étrangères qui se trouvent dans ses tissus;
ce qui fait que dans des maladies où il y a manifestement altération du sang, comme dans la syphilis, c'est
à la périphérie de l'organisme qu'il existe principale-

ment des lésions organiques, surtout chez les sujets à idiosyncrasie cutanée.

Surpris subitement comme par une avalanche de matières excrémentitielles, miasmatiques ou autres, il fallait que l'organisme impuissant s'affaissât sur lui-même, ce qui arrive quelquefois dans ces cas, ou qu'il regimbât violemment en cherchant à repousser brusquement de son sein ces impuretés, ce qu'il fait le plus souvent.

Si l'empoisonnement est trop fort, il arrive parfois que ce mouvement centrifuge organique, fébrile, est si intense que l'organisme s'affaisse bientôt à bout de forces, épuisé, et la vie s'éteint, quoi qu'on fasse souvent pour la ranimer (ataxie, adynamie). Mais heureusement que le plus souvent cette viciation du fluide sanguin n'est pas aussi considérable; de sorte que le mouvement fébrile quoique intense n'est pas au-dessus des forces de l'organisme. Cependant, l'organisme se lasse bientôt, ne pouvant ainsi être aussi fortement surexcité dans n'importe quel organe ou appareil sans que ceux-ci ne cessent promptement de répondre à cette excitation, comme nous l'avons dit chapitre V, en parlant de l'excitation des muscles par l'électricité. Alors le pouls devient moins fréquent, la chaleur cutanée moins brûlante, une détente générale dans tout l'organisme a lieu, et les matières étrangères du sang, cessant d'être refoulées vers la périphérie du corps, obéissent à leurs affinités propres, et se portent vers les organes émonctoires, vers les reins, les poumons, le foie, les intestins et même les glandes sudorales de la peau, pour y être éliminées.

C'est l'époque des crises dans les maladies, comme disait Hippocrate; et l'on sait que des évacuations abondantes de matière peccante par des selles, des urines ou des sueurs copieuses terminent parfois les maladies, ce qui arrive trop peu souvent. Dans toutes les maladies fébriles il existe des crises; mais malheureusement presque toujours trop peu accentuées pour avoir une influence bien grande sur la marche des maladies, quoique leur arrivée soit certainement de bon augure, on peut dire toujours, quand elles se font vers des organes émonctoires, et que le médecin doive en général les favoriser et même chercher à les produire.

Quant à supposer, comme le croyait le Père de la médecine, que les crises se font dans les maladies à période et à jour fixes et déterminés d'avance, c'est évidemment exagérer les choses, car il faut compter avec l'intensité de la maladie, avec l'âge des malades, avec le tempérament, l'idiosyncrasie, la constitution, etc., toutes choses qui font que deux maladies de même nom offrent souvent tant de différences à l'observateur.

Dans les maladies chroniques, c'est-à-dire dans les maladies diathésiques, si ce n'est au moment des accès, les mouvements fébriles sont rares, et en général peu intenses.

§ 3.

Jusqu'ici nous avons vu que l'intensité fonctionnelle amoindrie de la peau, du système nerveux et du système digestif, comme cela a lieu dans les diathèses, était en quelque sorte suppléée par le foie, les poumons, les reins, etc., augmentant leur intensité fonctionnelle proportionnellement.

Mais si les choses se passaient toujours ainsi, il n'y

aurait guère que suppléance fonctionnelle, pour ainsi dire, plutôt que véritable maladie. Il arrive fréquemment, trop fréquemment, que les matières à éliminer, accompagnées des forces déviées, vont se jeter sur des organes où elles n'ont que faire, sur l'un ou l'autre de leur tissu. Au lieu d'être une force de sécrétion qui est alors augmentée, c'est la force vasculaire, nerveuse, fibreuse, osseuse, musculaire, etc., de l'organe, soit dans leur propriété fonctionnelle, soit dans la force créative et nutritive du tissu ; et il y a ainsi dans le premier cas dans les organes des congestions, des inflammations, des hémorrhagies, des gangrènes, des douleurs, des convulsions, etc.; et dans le second des productions de tissus osseux (exostoses), de tissu fibreux (corps fibreux), d'anévrysmes, etc., et même de tubercules et de cancer, quand c'est la force productive et nutritive du blastème qui s'exagère.

En général, c'est l'âge et l'idiosyncrasie qui déterminent lequel de nos organes aura la préférence de la manifestation diathésique, et c'est encore l'âge, le tempérament, et sans doute aussi encore quelque influence idiosyncrasique, qui déterminent lequel des tissus de l'organe et laquelle de ses forces seront atteints.

Ainsi, dans tous les organes, suivant celui de ses tissus qui sera atteint et la manière dont il le sera, il pourra y avoir ou de simples exagérations fonctionnelles de tissus, ou des hypertrophies de ces mêmes tissus, de façon à donner lieu à des tumeurs diverses, et même tuberculeuses et cancéreuses. La partie vasculaire d'un organe étant malade, il surviendra des congestions, des inflammations, des suppurations, des gangrènes, des hémorrhagies, des anévrysmes, des varices ; si c'est sa partie nerveuse, ce seront des douleurs, des convulsions, des paralysies, des tumeurs nerveuses (névrômes); et si c'est sa partie lymphatique ou glandulaire, il surviendra des hypersécrétions séreuses, muqueuses, des hypertrophies glandulaires, des polypes, etc.; tout cela suivant que le tempérament est sanguin, nerveux, lymphatique, suivant l'âge des malades, etc.

Tous les organes, sans exception, sont le siége de manifestations diathésiques; quoique quelques uns le soient plus fréquemment que d'autres, sans doute en vertu de conditions spéciales de structure et de fonction. Ceux dont l'intensité fonctionnelle est amoindrie dans les diathèses sont eux-mêmes le siége de manifestations diathésiques; mais c'est partiellement, dans l'un ou l'autre de leurs tissus seulement et dans l'une ou l'autre de leurs propriétés; tandis que c'est dans la totalité de leur fonctionnement qu'ils sont amoindris. Il y a donc des maladies de la peau, du système nerveux, du système digestif, tout comme des autres organes, sous l'influence des diathèses.

En résumé :

Déviation, et non suppression des forces organiques dans les manifestations diathésiques; en sorte que le sang, adultéré par les matériaux que cette déviation de force a cessé d'utiliser là où elles le faisaient à l'état physiologique, comme il l'est dans d'autres maladies par des miasmes, des virus, ou simplement par des excès de boissons alcooliques, du café, etc., tend à se débarrasser de ces matériaux en les portant tantôt vers des organes émonctoires de l'organisme, tantôt vers des organes où les matériaux n'ont que faire, sous l'influence des forces déviées, où elles agissent en s'additionnant tout simplement aux forces de fonction ou de création et de nutrition de tel ou tel tissu organique, qu'elles augmentent d'autant en intensité, de façon à donner lieu à toutes les maladies possibles, fonctionnelles ou autres de ces tissus et de ce blastème, en cherchant à y éliminer ces matières ou à les y utiliser d'une façon ou d'une autre; tout cela sous l'influence de l'âge, du tempérament et de l'idiosyncrasie, qui sont cause que telle maladie a lieu plutôt que telle autre, et aussi de l'affinité spéciale de la matière adultérant le sang, comme nous l'avons déjà dit.

C'est ainsi que le poumon et le foie éliminent les liquides alcooliques en excès dans le sang chez les ivrognes, et que l'un ou l'autre de ces organes, suivant l'idiosyncrasie, devient souvent malade chez eux. Le mercure s'élimine aussi d'ordinaire vers les glandes salivaires.

Cependant, des influences de tempérament, d'âge ou d'idiosyncrasie, peuvent très-bien détourner ces matières des organes par lesquels elles s'éliminent d'ordinaire, et les pousser vers d'autres, de façon à donner lieu à des maladies nerveuses, des maladies du cœur, etc.

On voit le rôle que jouent les altérations du sang dans les manifestations diathésiques. Certes, rien ne s'oppose à ce que nous considérions ce fluide comme un organe ou un appareil spécial de l'organisme; et dès lors nous dirons que le sang est le premier organe altéré dans les diathèses et dans les maladies, et que c'est à son altération que sont dues toutes les autres manifestations diathésiques des solides.

Cette manière de voir se trouve pleinement justifiée par ce qui se passe dans des maladies spéciales, que nous voyons manifestement causées par les lésions pré-existantes de certains organes, comme l'infection orga-nique par les sécrétions de l'angine couenneuse, par les produits de la phlébite, comme les maladies occasionnées par le retentissement sympathique des lésions de l'uté-rus, celles occasionnées par les troubles de la circula-tion dans les maladies de cœur, etc.

Les maladies ne sont pas toujours constituées par des exagérations de fonctions ou de forces; car il en existe quelques-unes, assez rares à la vérité, qui sont dues à la diminution de leur intensité.

Cependant, comme ces cas sont le plus souvent le résultat de congestions sanguines, comme dans le plus grand nombre des paralysies, ou d'anciennes maladies qui ont commencé par exagérer les fonctions ou les forces, comme dans l'atrophie des muscles suite de vieux rhumatismes musculaires, je ne m'y arrêterai pas davantage.

CHAPITRE VIII.

On a admis les diathèses scrofuleuse, tuberculeuse, syphilitique, cancéreuse, mélanique, rhumatismale, goutteuse, névrosique, catarrhale, inflammatoire, hémorrhoïdaire, purulente, gangréneuse, dartreuse, séreuse, venteuse, vermineuse, calculeuse ou lithiasique, anévrysmale, osseuse, etc.

Nous avons vu dans les chapitres précédents :

1° Que ce que nous appelons maladie n'est autre chose dans la presque totalité des cas, qu'une exagération d'un ou de plusieurs actes physiologiques des propriétés ou forces d'un ou de plusieurs tissus organiques ;

2° Que, pendant qu'il y a maladie, c'est-à-dire exagération fonctionnelle sur un point de l'organisme, il y a nécessairement amoindrissement fonctionnel sur d'autres, d'après Bichat.

3° Que les diathèses dépendent toutes d'un seul état général morbide de l'organisme caractérisé par un vice de la matière organique, dont la qualité est en défaut, et par suite par un trouble, un désordre fonctionnel, où il y a, sans doute dans les diathèses comme dans leurs manifestations, diminution d'intensité fonctionnelle des principaux systèmes de l'économie, surtout du système cutané, du système nerveux et du système digestif ; pendant que, encore, d'après Bichat, il faut qu'il y ait nécessairement augmentation d'activité fonctionnelle plus ou moins marquée dans d'autres appareils ;

4° Que le sang se trouve vicié quand éclate une maladie quelconque, et que cette viciation du sang joue un rôle dans la production des symptômes de cette maladie.

Maintenant, que le sang soit vicié par un excès d'alcali provenant de travaux musculaires exagérés, d'une alimention insuffisante en quantité ou en qualité ou par le fait de la langueur des fonctions digestives, comme cela a lieu si souvent chez les enfants et les femmes ;

Que le sang soit vicié par un excès d'acide urique et d'urates, par suite de l'abaissement fonctionnel du système cutané par refroidissement, par suite d'une alimentation trop succulente, ou par suite d'une profession sédentaire et de travaux intellectuels exagérés, comme cela a si souvent lieu chez les adultes et les vieillards ;

Que le sang soit vicié par un excès de sucre et d'acides, sous l'influence des troubles de l'innervation, un abaissement fonctionnel du système nerveux, suite de causes qui ont agi directement sur ce système ;

Que le sang soit vicié par de l'albumine et de l'urée en excès dans le sang, parce que les principaux systèmes organiques ont leur nutrition languissante ;

Que le sang soit vicié enfin par des liquides alcooliques, du café, du thé, de la nicotine, des miasmes, des virus, peu importe jusqu'à un certain point.

Du moment où il y a maladie, diathésique ou autre, nous savons qu'il y a nécessairement anormalité dans l'état du sang, par surabondance de matières nutritives ou excrémentitielles, ou par la présence dans ce liquide de matières étrangères, et l'exagération fontionnelle sur

un point ou un autre de l'organisme de quelque propriété
ou force de tissus, pendant que des fonctions importantes sont amoindries ou même suspendues sur d'autres.

Le rôle de la nature est d'agir, d'éliminer ou de produire quelque chose ; et si vous l'entravez dans un de
ses actes sur un point, elle se rejette sur un autre, où
elle utilise les forces que l'amoindrissement fonctionnel
d'autres systèmes organiques ont laissées disponibles,
qu'elle emploie soit à tâcher d'éliminer les matières qui
adultèrent le sang, soit à tâcher de les utiliser, soit à ne
rien produire que des désordres plus ou moins graves,
suivant la nature des organes où elle va anormalement
agir.

Maintenant qu'elle se porte sur un organe ou sur un
autre, sur un tissu d'organe ou sur un autre, et sur l'une
ou l'autre des propriétés de ce tissu, aveuglément, obéis-
sant en cela à des conditions spéciales d'âge, de tempérament, d'idiosyncrasie, de saison, de façon à exagérer
les fonctions d'un organe tout entières, ou simplement
les fonctions de ses vaisseaux, de façon à y donner lieu
à des congestions, des inflammations, etc ; ou simplement les fonctions de ses nerfs, de façon à y donner lieu
à des troubles nerveux, des douleurs, des convulsions, etc ;
ou simplement les fonctions de ses glandes et de ses lymphatiques, de façon à y donner lieu à des sécrétions séreuses, muqueuses, etc ; ou encore de façon à exagérer la
force de production et de nutrition de son tissu fibreux,
pour donner lieu à des tumeurs fibreuses (corps fibreux) ;
celle de son tissu osseux, pour donner lieu à des tumeurs
osseuses (exostose) ; celle de son tissu glandulaire, pour
donner lieu à des hypertrophies de glandes (polypes,
glandes lymphatiques) ; celle de son blastème, pour don-

ner lieu à du tubercule ou du cancer, etc. ; est-ce une raison, parce que les choses se passent ainsi, pour admettre une diathèse bilieuse, inflammatoire, névrosique, muqueuse, séreuse, fibreuse, osseuse, polypeuse, tuberculeuse, cancéreuse, etc. ? Non, certes.

Qui dit diathèse dit cause-état primordial, et tout ce que l'on a appelé diathèses jusqu'ici ne sont autre chose que des manifestations diathésiques différant les unes des autres par le champ d'action, c'est-à-dire par la différence de tissu atteint et de celle de ses propriétés suractivées, voilà tout.

Nous avons fait l'énumération de quelques forces organiques dans le chapitre précédent. Or, toutes ces forces peuvent être le champ d'action de l'organisme malade, qui vient ainsi leur demander de décupler leur activité pour suppléer ou remplacer les fonctions amoindries ou suspendues.

Ce n'est point au hasard, encore une fois, que telle force plutôt que telle autre, et que tel ou tel organe et tissu organique entre en scène dans les maladies ou les manifestations diathésiques ; mais bien sous l'influence de causes déterminantes spéciales, qui sont surtout l'âge, le tempérament et l'idiosyncrasie pour les véritables diathèses ; et quelquefois la nature de la cause occasionnelle, la saison, mais surtout l'affinité de la matière épanchée dans le sang, particulièrement dans les maladies miasmatiques et virulentes, qui, étant des maladies non diathésiques, doivent peu nous occuper ici.

§ II.

J'ai assez parlé de l'influence des tempéraments et des

idiosyncrasies sur les manifestations diathésiques pour n'y plus revenir. Mais je dois m'arrêter ici un instant encore sur celle de l'âge.

Jusqu'à 25 ans la force organisatrice qui forme et développe les tissus a une intensité considérable, surtout dans la première enfance et vers l'âge de la puberté. La nature tend sans cesse à élargir l'individu dans tous les sens, pour ainsi dire, et à rejeter l'activité de toutes ses forces surtout vers la phériphérie du corps et des organes. Dès lors c'est vers la périphérie surtout que, dans l'enfance, s'il y a holopathie, c'est-à-dire état diathésique, la nature tendra à exagérer l'activité fonctionnelle chargée de remplacer ou de suppléer les fonctions dont l'intensité est amoindrie, et à rejeter les matières qui adultéreront le sang; et que ces exagérations de fonctions ont pour but d'éliminer ou d'utiliser. De là des gourmes de la peau, des ulcérations de la peau, des indurations de la peau, des hypertrophies des ganglions lymphatiques de la périphérie, tout à la fois dans leur substance propre et dans leur blastème, de façon à y donner lieu à des dépôts de tubercules, etc.; de là en un mot le plus grand nombre des symptômes de la maladie appelée diathèse scrofuleuse.

A la puberté, chez la jeune fille, c'est l'utérus qui vient souvent faire languir des fonctions importantes, par prédominance organique ou sans cela, en s'emparant pour son fonctionnement de plus de force organique que ne peut lui en donner la nature; et si l'état diathésique de la jeune fille est nul ou léger, c'est sur le sang surtout que se produit l'amoindrissement fonctionnel qui en est la conséquence, la sanguification languit, et le sang s'appauvrit. C'est la chlorose franche, c'est-à-dire exempte d'état diathésique, qui se produit alors ; et l'on sait que le fer est souverain contre elle, parce qu'il excite la sanguification, qui seule est languissante dans cette maladie.

Mais si la jeune fille est diathésique à un certain degré, l'établissement de la menstruation joue le rôle de cause occasionnelle des manifestations diathésiques, et la sanguification languit à l'égal des autres fonctions capitales de l'économie, mais pas plus. Il y a chlorose dans ces cas, c'est évident ; mais il y a en même temps état diathésique en activité, et il est bien rare que la chlorose ne soit point primée par l'état diathésique, c'est-à-dire que la chlorose ne soit point fausse ; ou autrement dit que la maladie ne soit point une diathèse et non de la chlorose. Le fer ici loin de convenir serait nuisible et même pernicieux, ce remède ne convenant point, tant s'en fant, aux états diathésiques autres que la chlorose franche, c'est-à-dire existant seule dans l'économie.

La vie entière de la femme est dominée par la tyrannie de l'utérus ; aussi sa vie entière, pour peu qu'elle soit diathésique surtout, est-elle un état chlorotique permanent. Baumès dit positivement, en effet, que l'on rencontre toujours l'influence d'un état morbide diathésique chez les personnes atteintes de chlorose. La difficulté est de savoir quand la chlorose est franche, c'est-à-dire quand elle tient sous sa dépendance les souffrances de la femme ; et quand elle est fausse, c'est-à-dire qu'elle n'y est pour rien, et qu'elle leur est au contraire elle-même subordonnée. Rien n'est peut-être plus important dans la médecine de la femme que cette distinction ; le fer, encore une fois, étant précieux dans le premier cas et pernicieux dans le second. C'est au médecin à bien poser son diagnostic et à ne pas prendre des symptômes qui sont évidemment des manifestations diathésiques pour des symptômes de chlorose ; tout est là.

La puberté a à peu près la même influence dans les deux sexes sous le rapport diathésique, à part la chlorose qui est presque spéciale à la jeune fille, comme chacun sait. A cette époque de la vie on voit à peu près constamment, chez les garçons, comme chez les filles, les manifestations diathésiques s'aggraver, de nouvelles se produire, et même tout cela apparaître chez eux pour la première fois. C'est que, une certaine quantité de force organique étant nécessaire pour la nouvelle fonction qui s'établit, pour peu que d'autres causes viennent encore détourner de leur champ d'action ordinaire quelques forces de l'organisme, et même sans cela, on est sûr de voir survenir la suspension d'actes organiques de premier ordre, indispensables à la santé.

L'intensité de la force organisatrice et de développement des tissus commence à diminuer, une fois la puberté passée ; et la nature est plutôt occupée alors à parfaire son œuvre, à arrondir et à fortifier les organes qu'à les agrandir. L'individu, dont les formes s'arrondissent par conséquent de plus en plus, tend à prendre sans cesse ce cachet spécial de maturité qui caractérise l'adulte, et par suite le courant qui dirigeait la force créatrice des tissus vers la périphérie du corps et des organes se ralentit de plus en plus. Il s'ensuit que c'est aussi souvent au centre de l'organisme qu'à sa périphérie et même plus souvent, que les manifestations diathésiques ont lieu alors ; et comme la force génératrice des tissus a encore une certaine intensité, on voit se former des tumeurs osseuses, des tumeurs glandulaires (polypes nasopharyngiens et autres), des hypertrophies de blastèmes, (tubercules des poumons et autres organes), toutes maladies qui n'ont guère lieu que vers la vingtième année, comme le dit si bien Nélaton pour les exostoses et les polypes naso-pharyngiens, pour le diagnostic desquelles affections il fait entrer en ligne de compte l'âge des malades presque toujours jeunes.

Pendant toute la durée de l'âge adulte, depuis 25 ans jusqu'à 46 ou 50, la force créatrice des tissus n'a plus rien à produire, et se borne à entretenir les choses dans l'état où elle les trouve. Aussi, pendant toute cette période, de la vie, où il n'y a nulle force créatrice en jeu à suppléer ou à remplacer, n'observe-t-on que des troubles fonctionnels : des vaisseaux des organes (congestions, inflammations, etc.) ; de leurs nerfs, (névralgies, convulsions etc.); de leurs lymphatiques et glandes (pertes blanches, diarrhées, engorgements); sous l'influence de l'idiosyncrasie pour l'organe atteint, et du tempérament pour le tissu.

Pendant toute la durée de l'âge mûr, qui commence à 45 ou 50 ans, la force formatrice des tissus va sans cesse diminuant de la périphérie au centre. Si rien ne venait troubler la nature dans son évolution rétrograde, il est clair que l'on ne s'apercevrait de cet état de choses qu'à la diminution en intensité des forces organiques ; ce qui se traduirait chez les individus par un manque de vigueur partiel et général. Mais là encore l'influence diathésique, ou holopathique, vient souvent se faire sentir, en amoindrissant encore davantage des fonctions déjà atteintes par l'âge; aussi ce sont des exagérations de sécrétions bronchiques continuelles (catarrhes pulmonaires); des dépôts d'acide urique et d'urates dans d'autres organes (goutte, calculs vésicaux et hépatiques);

et même des hypertrophies de blastème donnant lieu à du cancer.

On constate encore que de vraies hypertrophies de tissus organiques, et des tumeurs osseuses, fibreuses, musculaires, etc., se forment; de sorte que la force formatrice des tissus s'exerce pathologiquement surtout aux deux périodes extrêmes de la vie, la jeunesse et la vieillesse.

Il se passe souvent dans les végétaux quelque chose qui va peut-être nous aider à comprendre ces phénomènes. On voit des hypertrophies avoir lieu sur les jeunes arbres et sur les vieux, et même du tissu nouveau se former; toutefois souvent dans des conditions végétatives différentes.

Dans les jeunes arbres, l'écorce est rabougrie, l'épiderme épais, le feuillage jaunâtre, et tout annonce que la force créatrice et de développement du végétal languit partout ; et leur tronc est le siége de nombreuses excroissances, imparfaites le plus souvent, qui ne sont que des gommes.

Dans les vieux arbres, le plus souvent la cime est morte en partie ou en totalité, où très-languissante ; tandis que la vie est encore assez active dans le tronc ; aussi est-ce là qu'on voit des excroissances presque toujours de tissu complet.

Les conditions défavorables à la végétation qui ont agi sur les uns et les autres sont probablement les mêmes au fond ; seulement elles n'ont fait que ralentir la force de production de tissu chez les jeunes arbres, qui n'ont pu par suite presque toujours qu'organiser un tissu végétal incomplet, la gomme; tandis que chez les vieux elles ont presque constamment éteint complètement cette même forcé en un point, ce qui fait qu'elle a pu s'exercer complètement ailleurs, et donner lieu à des excroissances de tissu végétal presque toujours parfait.

Est-ce là la différence qui caractérise le tubercule et le cancer chez l'homme, le tubercule étant incontestablement un produit moins développé en organisation que le cancer? Peut-être; dans tous les cas il est certain que le tubercule est une maladie du jeune âge, et le cancer de l'âge mûr.

Quoi qu'il en soit, cancer et tubercules sont des produits destinés à mourir presque aussitôt formés; ce qui fait que les organes qu'ils ont envahis ne tardent pas eux-mêmes à entrer en décomposition.

Telle est l'influence considérable de l'âge, comme on voit, sur la production des diathèses et des phénomènes diathésiques.

Maintenant veut-on admettre plusieurs espèces de diathèses? Je le veux bien; et alors nous aurons :

La diathèse scrofuleuse, qui est surtout celle du bas âge;

La diathèse tuberculeuse et la chlorose, qui sont celles de la jeunesse surtout, jusqu'à 25 ans;

La diathèse goutteuse et la diathèse caméreuse, qui sont les diathèses de l'âge mûr surtout.

La diathèse des hypertrophies, qui s'exerce surtout dans la jeunesse, dans l'âge mûr et dans la vieillesse.

Mais alors il nous faut admettre les diathèses osseuses, fibreuse, musculaire, anévrysmale, etc., sans aucune raison suffisante nosologique ou thérapeutique.

Il vaudrait donc beaucoup mieux ne voir dans les diathèses qu'autant de manifestations diverses d'un seul état général morbide de l'économie, l'*holopathisme* ; avec d'autant plus de raison que, à part les différences de siége des manifestations diathésiques et des forces qu'elles font agir, différences sous la dépendance de l'âge, du tempérament et de l'idiosynocrasie, comme je crois l'avoir prouvé, ce sont toujours les mêmes troubles fonctionnels qui leur donnent naissance à toutes.

Nous ne devons pas nous étonner de voir des différences physico-pathologiques survenir sous l'influence de la progression de l'âge; car nons savons que les tempéraments et les idiosyncrasies sont également modifiés par la même cause, qui influe profondément jusque sur le moral.

On sait en effet que les idées et les goûts changent avec l'âge; et que telle chose qui plaît et amuse à tel âge ne ferait plus qu'ennuyer et fatiguer à tel autre.

Les jeunes gens se ressentent au moral de l'impulsion centrifuge des forces organiques chez eux; car ils sont expansifs, communicatifs, généreux, confiants, libéraux, et plutôt disposés à penser aux autres qu'à eux-mêmes.

Dans l'âge adulte, et surtout dans l'âge mûr, où les forces organiques sont non plus centrifuges, mais plutôt centripètes, on est réservé, égoïste, moins libéral, méfiant, plutôt disposé à penser à soi qu'aux autres.

Toutefois disons que le tempérament ne renonce point à son influence sur le moral, par suite de la progression de l'âge; et que le tempérament sanguin, chez qui les forces organiques sont toute la vie plus centrifuges que dans les autres, et se rapproche le plus sous ce rapport de la jeunesse, sait pour ainsi dire rester jeune entre tous quant au caractère, et est toujours le plus expansif, le plus libéral, le plus reconnaissant, le moins-vindi-

catif, le plus confiant, et le plus disposé à faire abnéga-
tion de soi dans l'intérêt des autres.

§ 3.

On remarquera que jusqu'ici je n'ai guère parlé de la
diathèse dartreuse, ou herpétique, qui joue un si grand
rôle dans l'état actuel de la science pour beaucoup de
médecins. C'est parce que, moins que toute autre affection, l'herpétisme mérite d'être élevé au rang des diathèses ; car il n'est autre chose que des manifestations
sur la peau de la scrofule, du rhumatisme ou de la
goutte, chez des personnes à idiosyncrasie cutanée. La
preuve : cet homme atteint d'un eczéma de la jambe gauche, chez qui un lombago violent survenait dès que je
faisais disparaître son eczéma par des médicaments externes ; cette dame que j'ai soignée pendant six mois
d'un rhumatisme articulaire, et qui n'en a été entièrement débarrassée que lorsque les eaux de Néris ont eu
provoqué chez elle des éruptions cutanées pityriasiques ;
cette dame de Lyon dont parle Baumès, qui avait eu un
rhumatisme articulaire dans sa jeunesse, qui était alors
affectée de névralgie intermittente du nerf sous-orbitaire
contre laquelle tous les moyens de l'art avaient échoué,
qui n'en fut débarrassée que lorsqu'il survint un eczéma
étendu sur le dos de la main et de l'avant-bras gauche,
et qui vit reparaître son rhumatisme dans les deux genoux à la disparition de son eczéma. La preuve, ce que
l'on appelle éruptions goutteuses ou arthritides chez les
goutteux à idiosyncrasie cutanée ; ce que l'on appelle
scrofulides chez les scrofuleux ; ce que l'on appelle manifestations rhumatismales et catarrhales à la peau chez

les rhumatisants et les catarrheux à idiosynocrasie cutanée. La preuve, la syphilis, qui donne lieu à tous les âges à des éruptions qu'il est souvent bien difficile, et même impossible sans le traitement employé comme pierre de touche, de distinguer de ce que l'on appelle des manifestations herpétiques, et surtout rebelles chez les individus à idiosynocrasie cutanée. Pourquoi les choses ne se passeraient-elles pas sous l'influence des autres diathèses comme sous l'influence de la syphilis ?

On sait que les eaux minérales, et surtout les eaux sulfureuses, déterminent chez les individus atteints de syphilis des éruptions cutanées dont le traitement seul vient souvent faire connaître la nature ; dit-on pour cela que les individus sont herpétiques ? Non certes; on les dit bel et bien syphilitiques. Pourquoi donc dirais-je que l'homme et les deux dames dont je viens de parler, et celle que je traitais au printemps de l'an dernier d'une endocardite rhumatismale grave, qui a disparu en même temps que ses douleurs lorsqu'il est survenu une éruption cutanée lichéno-eczémateuse presque générale, sous l'influence de la poussée à la peau déterminée par l'arséniate de soude et les eaux sulfureuses prises à l'intérieur, qui a toujours persisté à un certain degré depuis, pourquoi dirais-je que ces personnes sont atteintes de la diathèse herpétique, surtout la dernière qui de sa vie n'avait eu d'éruption cutanée, tandis qu'elle était depuis longtemps sujette à des douleurs rhumatismales, au lieu de les dire atteintes de rhumatismes ?

Je sais bien que M. Gigot-Suard, et peut-être aussi M. Pidoux, diraient c'est de l'herpétisme ; tandis que Baumés dirait c'est du rhumatisme. Je crois en effet qu'il vaut mieux dire que ce sont des manifestations de la diathèse rhumatismo-catarrhale ; car, en substituant ici cette diathèse à la diathèse herpétique, et en faisant de cette dernière une simple manifestation cutanée de toutes les autres diathèses, on n'est plus dans l'embarras d'avoir à distinguer des scrofulides, des éruptions goutteuses, rhumatismales, etc., de l'herpétisme; cas où les dermatologistes les plus distingués ne sont presque jamais d'accord.

Les manifestations catarrhales, si communes dans l'âge adulte, et concordant toujours avec des manifestations rhumatismales, et souvent avec des manifestations herpétiques, deviennent des manifestations de la diathèse herpétique avec M. Gigot-Suard ; tandis que pour Marchal (de Calvi), et j'adopte sa manière de voir, la diathèse rhumatismale et la diathèse catarrhale, si souvent coexistantes, n'en font qu'une qu'il appelle diathèse *rhumo-catarrhale*.

Est-ce parce qu'il est facile de provoquer des éruptions de la peau chez les individus atteints de la diathèse rhumatismo-catarrhale en activité, même chez ceux qui n'en ont jamais eu, que des observateurs distingués font dépendre cet état pathologique de l'herpétisme? Mais toutes les diathèses sont dans ce cas, et même les états diathésiques passagers, sans racines dans l'économie. Donc, il faut dire que toutes les maladies sont de l'herpétisme, ou le supprimer, entendu comme diathèse, et ne voir en lui qu'un genre de manifestations possibles de toutes les diathèses sur la peau, sous l'influence de l'idiosyncrasie ou de moyens appropriés, au lieu d'une diathèse pouvant donner lieu elle-même à des manifestations spéciales.

Il est des diathésiques dont l'idiosyncrasie cutanée est nulle, et qui n'ont, par conséquent, jamais d'éruptions cutanées spontanées. Il en est d'autres chez qui elle est très-accentuée, et qui ont presque constamment de ces éruptions ; il en est d'autres enfin chez qui elle est peu accentuée, et qui ont des éruptions alternant avec d'autres affections dues à d'autres idiosyncrasies également peu accentuées.

Dans le premier cas, on a toutes les peines du monde à produire une éruption à la peau, et il est impossible de l'y fixer d'une façon durable ; dans le second, elle y est tenace ; dans le troisième, on peut l'y maintenir assez facilement, et dans ces deux derniers cas, un rien, la saison seule ou des écarts de régime, surtout dans le premier, suffisent pour la provoquer.

Qu'on fasse des dartreux des diathésiques dont l'idiosyncrasie cutanée accentuée donne à leurs éruptions à la peau une grande ténacité ; soit, je l'admets ; mais qu'on en fasse également des autres, et que toutes leurs affections soient de l'herpétisme, parce qu'il pourra survenir sur leur tissu cutané des éruptions plus ou moins passagères ; c'est évidemment exagérer les choses, et je ne puis accepter cette manière de voir.

CHAPITRE IX.

DIATHÈSES ACQUISES ET DIATHÈSES PASSAGÈRES.

Il n'est pas que l'hérédité qui donne lieu à des diathèses; car une maladie grave, comme la fièvre typhoïde,
une longue suppuration, la variole, la rougeole, etc.,
comme nous avons déjà eu plusieurs fois l'occasion de le
dire dans cet ouvrage, et l'action prolongée des mauvaises conditions hygiéniques altèrent assez souvent la
santé pour donner lieu aux diathèses les plus prononcées.
Dans ces cas, on dit que ces diathèses sont acquises, et
elles se transmettent aux descendants à la manière des
diathèses héréditaires, dont elles font désormais partie.

J'ai déjà dit (*avant-propos*) que beaucoup de maladies
aiguës ne diffèrent des maladies chroniques que par l'action brusque, intense et passagère de la cause. Comme
ce sont à peu près constamment les causes occasionnelles des manifestations diathésiques acides qui agissent ainsi, il en résulte que l'état du sang est exactement
le même dans ces maladies que dans les maladies chroniques acidiques, du moins chez les adultes, et souvent
aussi chez les enfants. Voilà pourquoi tant de manifestations diathésiques, relevant de l'alcalinisme, se rencontrent avec des urines acides dans les accès fébriles de
ces manifestations, surtout au début.

On dit que les états morbides de l'économie, dont nous
venons de parler, sont des diathèses passagères, et l'acidisme existe presque exclusivement dans ces cas.

Les diathèses héréditaires et acquises, ou permanentes, ont des racines profondes dans notre organisme, comme nous le savons, et les causes occasionnelles qui les mettent en activité ne font que faire déborder un vase aux trois quarts plein.

Les diathèses passagères sont tout entières dans les causes occasionnelles des maladies, et ne tiennent à rien de notre organisme; ce qui fait que les maladies qu'elles occasionnent sont de courte durée, ou aiguës, comme l'action de leur cause, et ne deviennent chroniques, c'est-à-dire ne passent à l'état de diathèses acquises, que si, malgré la disparition de la cause, l'individu malade est dans de mauvaises conditions hygiéniques ou mal soigné, ou encore si, par profession ou par passion, il est trop souvent atteint de diathèses passagères.

On sait que la bronchite épidémique (grippe, fièvre, catarrhe), règne surtout au printemps; et le choléra, la diarrhée, la dysentérie, la fièvre typhoïde, surtout en automne.

Pour Marchal (de Calvi), la grippe est une manifestation de la diathèse rhumo-catarrhale passagère, et je crois, quant à moi, que beaucoup de cas de choléra, de diarrhée, de dysentérie et de fièvre typhoïde, sont dans le même cas. Ce qui le prouve, c'est qu'il n'est pas rare de voir ces maladies, comme la grippe, précédées, accompagnées ou suivies de rhumatismes articulaires, dans deux ou plusieurs articulations, comme je l'ai observé si souvent, surtout pour la dysentérie.

La différence si accentuée de température de midi et de minuit au printemps et à l'automne, voilà la cause de toutes ces affections, je dis comment, chapitre VIII, et la différence d'action sur l'organisme du printemps et de l'automne, le premier poussant les forces vitales vers la périphérie du corps, et le dernier, au contraire, les refoulant vers le centre, voilà la raison pourquoi la diathèse attaque la périphérie du corps au printemps, et l'intérieur à l'automne.

On partage souvent la vie en quatre époques que l'on compare aux saisons de l'année. Il est certain que l'on peut trouver jusqu'en pathologie de bonnes raisons pour agir ainsi, puisque la jeunesse, qui est le printemps de la vie, pousse comme le printemps de l'année les forces de l'organisme vers sa périphérie, tandis que les autres âges, comme les autres saisons, les poussent plutôt vers son centre.

Mais, et la contagion et l'infection, me dira-t-on, vous les niez donc, car vous ne prétendez pas les faire dépendre du mauvais fonctionnement de la peau. Certes non, jusqu'à un certain point. Mais le croup, qui est contagieux, n'est-il pas souvent déterminé par le refroidissement, comme je l'ai observé plusieurs fois, entr'autres chez une petite fille qui était tombée à l'eau au printemps sans qu'il y eût d'épidémie de croup à cette époque?

Je connais une dame âgée de 27 ans à l'heure qu'il est, que je soigne depuis dix ans, toujours à la fin de l'été, d'une fièvre typhoïde si légère qu'elle est à peine marquée, ce qui fait que la malade non-seulement ne garde pas le lit, mais même la chambre, pendant les trois ou quatre semaines que cela dure. Cela n'empêcha point qu'elle ne communiquât une fièvre typhoïde terrible à son frère âgé de 15 ans, une année, peu de jours après son arrivée chez lui, en vacances.

Un été, la fièvre typhoïde manqua chez elle, et fut remplacée à la même époque par une ophthalmie catarrhale des deux yeux, qui dura environ trois semaines.

Qu'on ne vienne point m'objecter l'influence de l'habitation sur cette dame, puisque dans ces dix ans elle a changé trois fois de commune et de maison, et que les choses ont toujours été les mêmes. Il y a donc là une influence de saison évidente.

Un homme fort et robuste de 29 ans, ayant de la compagnie à recevoir pendant les fêtes de Noël de 1874, qui furent très-froides, comme chacun peut se le rappeler encore, fut obligé de monter un lit dans une grange très-mal close et d'y coucher, pour pouvoir loger sa compagnie convenablement. Or, il y eut très-froid, et environ huit jours après il était pris de variole assez grave, quoique ayant été vacciné, sans qu'il m'ait été possible de savoir d'où elle pouvait venir, sans contagion d'aucune espèce, sans qu'il existât de variole dans les environs, que je n'y ai pas vue depuis 1871. Le froid seul avait évidemment donné lieu à cette maladie ici.

J'ai vu bien des fois la fièvre intermittente due manifestement au refroidissement, et quand je vois qu'il suffit d'en avoir été infecté une seule fois pour qu'elle puisse revenir ensuite dans le cours ou au déclin de n'importe quelle autre maladie, et même à la moindre occasion, à n'importe quelle saison, dans n'importe quel pays où l'on se trouve, marécageux ou non, et à n'importe quelle époque de la vie, en vérité je me dis que voilà un miasme bien tenace, et je me demande si le miasme de la fièvre intermittente n'est pas un mythe, et si cette maladie ne serait pas plutôt une variété de la fièvre catarrhale, du moins le plus souvent, avec d'autant plus de raison que cette dernière affection prend souvent des allures et des caractères de la fièvre intermittente, relevant comme elle

de la quinine, et que, comme on sait, la fièvre intermittente. souvent rebelle au quinquina est parfaitement
guérie par les bains de vapeur (Rapou), par des infusions
chaudes de camomille ou la camomille donnée en poudre (Trousseau), par des infusions de thé, par 15 à 20
grammes d'acétate d'ammoniaque en potion, soit que
l'on use de l'une ou l'autre de ces médications seule ou de
plusieurs en même temps, qui toutes ont pour effet
d'exciter le système nerveux et le système cutané ?

En vérité cela serait, cette maladie ne serait qu'une
variété de la diathèse rhumatismo-catarrhale passagère
et fixe, que cela ne m'étonnerait pas, car elle ne se conduit point autrement ici que nos diathèses, qui, elles
aussi, quand elles se sont une fois manifestées reparaissent ensuite à la moindre occasion.

Quand je vois la variole due parfois manifestement au
froid, quand je vois le croup, la fièvre intermittente, la
fièvre typhoïde, le choléra, la diarrhée, la dysentérie,
dues aussi souvent à la même cause, sous l'influence des
variations atmosphériques ou autrement, quand je vois
qu'en ce moment (printemps de 1875), règne la grippe,
que j'affirme être contagieuse, contrairement à ce qu'en
pense Grisolle, qui dit que rien ne prouve qu'elle le soit,
et qu'en même temps règne la rougeole, maladie contagieuse aussi, et sorte de grippe composée, je me demande
si toutes ces maladies ne sont pas dues à une seule et
même cause, les dérangements et les troubles fonctionnels des organes par l'action du froid et des variations
atmosphériques sur nous, si toutes ces maladies, en un
mot, ne sont pas autant de manifestations diverses de la
diathèse rhumatismo-catarrhale passagère ?

Une fois nées de cette manière, ces maladies se propageraient ensuite pour la plupart par contagion et par infection par l'intermédiaire des miasmes et des virus qui leur sont propres, et qui se développent en nous pendant leur durée.

Je serais tenté de croire que les choses se passent ainsi, quand je vois la rage, la morve, la pustule maligne, le charbon, etc., se développer spontanément sous l'influence de mauvaises conditions hygiéniques chez les animaux, et se transmettre ensuite par contagion et par infection même jusqu'à l'homme.

Puisque nous parlons des maladies aiguës, disons que les diathèses ne sont point sans exercer sur elles une influence considérable, qu'il ne faut pas confondre avec celle des tempéraments et des idiosyncrasies, ce que l'on fait si l'on admet des diathèses inflammatoires, névrosiques, etc., qui ne sont autre chose que des particularités spéciales des tempéraments sanguins et nerveux, dans les maladies aiguës comme dans les maladies chroniques.

On reconnaîtra l'influence de la diathèse sur la maladie aiguë à ce que les symptômes de celle-ci finissent par prendre une allure chronique comme de simples manifestations diathésiques, en supposant qu'il ne survienne pas en même temps dans son cours ou à son déclin quelque symptôme manifestement diathésique, auquel cas la maladie aiguë a servi de cause occasionnelle aux manifestations de la diahèse préexistante, et s'efface ensuite entièrement de la scène morbide à son profit.

Mais sans que la maladie aiguë aille jusqu'à faire entrer en scène une diathèse de l'économie, celle-ci, comme je le dis, donne une allure chronique, fort souvent, à la maladie aiguë, qui ne revêt cependant point pour cela de symptômes de la diathèse.

Il faut, dans ces cas, penser à quelque état diathésique que le passé des malades fera presque toujours
reconnaître et attaquer en conséquence la maladie aiguë,
à chaque fois qu'elle prend une allure de maladie chronique qui n'est pas dans son caractère, l'influence
d'une diathèse préexistant dans l'économie ayant pour
effet de contrarier, de retarder l'évolution symptomatique
ordinaire de la maladie aiguë.

Le tempérament lymphatique accentué, sans diathèse
marquée, produit le même effet; ce qui prouve que le
lymphatisme n'est pas très-loin de l'état diathésique,
qu'il favorise du reste singulièrement.

Il y a certainement des points de contact souvent entre la diathèse permanente ou héréditaire et la diathèse
passagère, car les malades qui, sans être diathésiques,
ont tous les ans la grippe, la diarrhée, la fièvre intermittente, la fièvre typhoïde (moi-même en ai été trois fois
gravement atteint), doivent pour le sûr avoir en eux
quelque prédisposition, quelque teinte diathésique, que
n'ont pas ceux qui résistent à tout.

Quelle différence y a-t-il entre les cas sporadiques de
maladies déterminés par les variations de température
dont j'ai parlé, et les mêmes affections régnant épidémiquement? Je ne sais, mais je serais tenté de croire
que les conditions atmosphériques qui tous les ans se font
sentir sur des êtres plus ou moins faibles, deviennent
tout à coup tellement accentuées que peu de personnes
sont capables de leur résister, en temps d'épidémie.

Est-ce une différence de degré, aussi, dans ces per-
turbations atmosphériques, qui donnent naissance à des
différences spécifiques morbides, ou y a-t-il quelque
chose dans l'air qui leur est spécial à toutes? Je ne sais

encore ; mais ce qu'il y a de certain c'est que la contagion, l'infection et les variations atmosphériques, les variations de température surtout, sont les causes occasionnelles manifestes de ces maladies, qu'il convient
de fuir pour les éviter.

CHAPITRE X

§ 1er.

On dit dans les sphères gouvernementales : « Faites-
« moi de bonne politique et je vous ferai de bonnes
« finances. » Et nous disons en médecine : « Faites-moi
« de bons diagnostics et je vous ferai de bonne théra-
« peutique. »

On reconnaît le véritable praticien au diagnostic.

C'est déjà beaucoup, assurément, que de savoir quel
est l'organe souffrant, et quelle est la maladie dont il est
atteint, par la constatation des troubles fonctionnels ou
des lésions que les moyens dont nous disposons nous
permettent de reconnaître, et cependant cela ne suffit
point. Le médecin, en effet, doit encore acquérir la connaissance de l'état général de son malade et de sa *constitution*, savoir immédiatement mesurer la résistance
qu'il opposera au mal dont il est atteint, et prévoir, par
le cachet spécial et l'allure particulière des symptômes
qu'il observe, quelle sera l'issue probable de la maladie.
Le praticien dont la science est suffisante et le jugement
droit, mesure tout cela d'un seul coup d'œil, pour ainsi
dire, une fois son malade examiné, et il est bien rare
que les événements viennent donner tort à ses prévisions.

Il importe que le médecin ne se laisse pas tromper
par la sympathie, et qu'il sache qu'il est des maladies

qui sont sous la dépendance de d'autres, absolument comme les manifestations diathésiques sont sous la dépendance des diathèses.

Ainsi, chez les femmes atteintes de maladies de matrice, il arrive souvent que nulle souffrance ne se fait sentir du côté de cet organe, dont l'inspection seule permet dans ces cas de reconnaître les lésions, et cependent il y a des névralgies de la face, des dyspepsies, des gastralgies, même du délire quelquefois, sans autre lésion dans tout l'organisme que celle de la matrice, qu'il suffit de guérir pour voir disparaître toutes ces affections.

Un homme robuste, atteint d'embarras gastrique, donnait quelque signe de folie. On eut le tort de lui administrer du laudanum et sur le champ il devint fou furieux. Heureusement qu'en courant toute la nuit, dehors, par une pluie battante, il devenait assez calme le lendemain matin pour que j'aie pu reconnaître son état morbide et lui faire administrer aussitôt des purgatifs énergiques, qui donnèrent lieu à d'abondantes évacuations de bile, à la suite desquelles il était guéri.

Un homme fortement constitué, de 65 ans, que j'ai vu deux fois dans le même cas, fut pris tout à coup une nuit de violentes convulsions avec délire, comme s'il se fût agi d'une congestion cérébrale. Ayant reconnu qu'un état bilieux des voies digestives existait chez lui et tenait probablement tout cela sous sa dépendance, j'administrai immédiatement un purgatif, et dès les premières évacuations tout rentrait dans l'ordre.

Parfois c'est le sang qui est malade, ou le système nerveux, et c'est là qu'il faut aller chercher la cause des douleurs ou des convulsions qui siégent dans d'autres organes, comme les névralgies, les gastralgies, les battements de cœur des chlorotiques, les vomissements, les grincements de dents, les convulsions et les mâchonnements des enfants atteints de méningite tuberculeuse, etc.

Les troubles fonctionnels, on le voit, ne suffisent pas, la plupart du temps, à faire dire que tel ou tel organe est malade ; et je puis bien parler encore ici des maladies du foie, qui donnent si fréquemment lieu à des dyspepsies, des gastralgies, ou des vomissements qu'on a toutes les peines du monde à ne pas attribuer à une maladie de l'estomac, qui n'existe pas, et à rattacher à leur véritable cause un état morbide du foie.

Le médecin doit commencer par penser au sang, au système nerveux central, aux organes reconnus pour exercer une influence sympathique sur ceux qui souffrent, et s'il n'y trouve rien, il examine attentivement l'organe souffrant, où il doit découvrir les signes ordinaires qui permettent de dire que non-seulement cet organe est le siége véritable de ses souffrances, mais encore qu'il est atteint de telle ou telle maladie, c'est-à-dire que c'est tel ou tel tissu qui s'y trouve affecté, et de telle ou telle manière.

Il importe encore là de ne point commettre d'erreur, de préciser exactement l'espèce de lésion qui existe, et de se rendre un compte parfait de son état, si l'on veut instituer un traitement efficace, comme le prouvent surabondamment les faits suivants :

Un homme atteint d'une maladie d'intestin, disait-on, et que l'on avait déclaré perdu, était traité depuis trois semaines per des applications de sangsues, des bains à l'eau de son, des pilules et des potions aux extraits calmants, ce qui n'empêchait pas que les douleurs d'entrailles ne fussent atroces, et que l'amaigrissement ne progressât rapidement. Appelé auprès de cet homme, je découvris qu'il existait tout bonnement un embarras gastrique, je le purgeai séance tenante, en lui disant que le lendemain il serait sur pied, et les choses arrivèrent comme je l'avais prédit.

Une petite fille de douze ans était atteinte depuis plusieurs semaines d'hémiplégie convulsive à gauche, que l'on attribuait à une lésion des centres nerveux et que l'on traitait en conséquence. Appelé auprès de cette enfant, je fus convaincu qu'il n'y avait là que des troubles fonctionnels, sans lésion, suite probable de rougeole, et le bromure de potassium donné immédiatement guérit cette malade instantanément sous nos yeux.

La première personne qu'il m'ait été donné de soigner dans ma pratique était une femme de 48 ans, mourante d'une hémorrhagie utérine, qui durait depuis six mois, et que plusieurs personnes qui s'étaient succédé à la soigner n'avaient pu que pallier. Ayant découvert que la cause en était un corps fibreux utérin qu'on pouvait tenter d'opérer avec quelques chances de succès, je proposai l'opération qui fut acceptée, je me munis d'un écraseur, et, assisté d'un des médecins qui avaient déjà soigné cette femme avant moi, je détachai de la matrice un corps fibreux du volume d'une orange moyenne, sans perte de sang, chose importante dans l'état exsangue où se trouvait cette malade. Il y a douze ans de cela, et depuis, la santé de cette femme a toujours été parfaite.

Je cite ces faits pour démontrer toute l'importance, en thérapeutique, d'un diagnostic précis, bien établi, que le moindre doute dans l'esprit du praticien doit faire chan-

ger ou modifier, suivant les cas. « Messieurs, disait
« Nélaton, dans ses savantes leçons si pratiques, posez
« toujours un diagnostic quand vous êtes en face d'un
« malade, et dans les cas difficiles agissez par élimina-
« tion, en écartant toutes les maladies qui s'éloignent le
« plus par leurs symptômes de ce que vous observez, et
« en vous tenant à un petit nombre d'affections, deux
« ou trois, dont les symptômes se rapprochent le plus
« de ceux que vous avez sous les yeux. Alors vous aurez
« encore là à éliminer, toujours en procédant de la
« même manière, jusqu'à ce que définitivement vous
« vous arrêtiez à l'une d'elles. Ne vous attachez point
« ensuite plus qu'il ne convient au diagnostic que vous
« aurez porté, et n'hésitez pas à le modifier dès le len-
« demain, si les circonstances l'exigent, et s'il y a le
« moindre doute dans votre esprit. En procédant de la
« sorte il vous arrivera bien rarement de ne point avoir
« établi au bout de peu de jours le véritable diagnostic,
« que les phénomènes qui se succéderont ensuite ne
« feront que confirmer de plus en plus. »

Une fois le diagnostic local bien établi, il reste à déterminer quel est l'état général morbide de l'économie,
ou la diathèse, dont la maladie qu'on a sous les yeux est
une manifestation.

Le diagnostic ayant déterminé avec précision l'organe
souffrant, le tissu atteint, la lésion ou le trouble fonctionnel qui existe, et l'état général diathésique de l'économie, on a toutes les données nécessaires pour instituer
une bonne thérapeutique.

Il est de toute nécessité, pour cela faire, de ne pas
perdre de vue que l'on traite des malades et non des
maladies. Il faut savoir que lorsque la température du

corps est plus élevée qu'il ne convient, que la peau est sèche, chaude ou brûlante, que le malade se plaint de chaleur à la peau, et que le système sanguin est plus ou moins excité, dans les maladies aiguës et dans les maladies chroniques, on doit se garder de prescrire des remèdes qui excitent la chaleur cutanée et les vaisseaux, et que c'est aux purgatifs et aux diurétiques, qui abaissent la chaleur de ce tissu et l'excitation vasculaire, qu'il convient d'avoir recours, tandis que, lorsque la température générale est plutôt trop basse que trop élevée, que la peau est plutôt froide que chaude, et l'excitation des vaisseaux nulle ou légère, il faut plutôt donner des médicaments réchauffants et excitant la peau et les vaisseaux, comme les sudorifiques, les stimulants vasculaires et nerveux, etc.

Les tempéraments sont encore autant d'indications spéciales qu'il faut bien saisir, car les tempéraments sanguin et nerveux se rapprochent du premier état de l'organisme dont nous venons de parler, et le tempérament lymphatique du second, ce qui fait que ce que nous venons de dire sous le rapport de l'indication des médications que nous avons citées leur est applicable dans une certaine mesure.

Il est donc nécessaire d'analyser exactement les phénomènes qu'on a sous les yeux, de les décomposer en leurs éléments propres, de saisir la liaison de cause à effet qui existe souvent entre eux, et la relation qu'il y a entre les remèdes à employer et les états locaux et généraux physiologiques et morbides de l'organisme.

Il ne suffit pas de dire voilà un homme qui délire, donnons lui du laudanum pour calmer son cerveau ; car vous en faites un fou furieux s'il délire par le fait d'un

embarras gastrique, contre lequel l'opium n'a aucune
action, comme je viens d'en rapporter un exemple ; surtout s'il est nerveux ou sanguin. L'opium est un excitant
des systèmes sanguin et nerveux, tout en étant un calmant du cerveau ; et l'on peut être sûr que son action
excitante l'emportera sur l'autre, et que les plus terribles
effets en seront la conséquence si on le donne à des individus de tempérament sanguin ou nerveux qui n'ont
point été préalablement affaiblis par la maladie ou des
moyens appropriés, ou encore à d'autres individus doués
d'autres tempéraments, mais dont le système sanguin est
fortement surexcité par une fièvre intense.

Le quinquina et le sulfate de quinine sont de bien
précieux toniques, mais qui demandent que l'indication
de leur emploi soit parfaitement saisie.

Dans la chlorose franche, l'anémie, l'albuminurie,
dans la convalescence des maladies aiguës, dans les débilités nerveuses dues à des excès de travail, à de longues
suppurations, à la misère physiologique, en un mot, le
sirop de quinquina, le vin de quinquina, tous médicaments excitants et de chaleur sont de bien précieux
toniques.

Mais qu'espère-t-on en tirer quand on donne ces médicaments dans le cours de maladies aiguës ou chroniques avec chaleur à la peau, dans l'espoir de ramener
les malades à la santé, et dans des cas où la débilité tient
à des affections contre lesquelles le quinquina n'a aucune
prise ? Espère-t-on relever les forces des malades quand
même, malgré la persistance de la cause de leur débilité ?

J'ai vu des dartreux, des rhumatisants, des goutteux,
des pleurétiques, des individus atteints d'endocardite,

de tubercules pulmonaires, de maladies de matrice, de maladies du foie, etc., mis au vin de quinquina pour tout traitement; et dernièrement encore un homme très-dyspeptique, pâle, nerveux, lymphatique, chez qui j'ai constaté une maladie de foie, prenait uniquement du vin de quinquina, qu'il avait été obligé lui-même d'abandonner avant de venir me consulter, reconnaissant qu'il ne lui faisait que du mal.

Dans le cours de la fièvre typhoïde et autres maladies aiguës, alors que les symptômes sont dans toute leur acuité et la peau brûlante, qu'espère-t-on tirer de l'administration de la quinine et des préparations du quinquina ? Pourquoi ne pas réserver l'emploi de ces héroïques médicaments dans ces cas pour la convalescence, ou pour la période où, la fièvre tombée, l'organisme s'affaisse, où il y a adynamie plus ou moins accentuée, telle qu'on la trouve si bien décrite dans l'immortel traité de thérapeutique de MM. Trousseau et Pidoux ? L'abattement des forces qui existe dans le cours de ces maladies n'est point de l'adynamie le plus souvent ; c'est le résultat indispensable de l'existence même de l'état morbide; et vouloir lutter contre cette prostration des forces, surtout quand la peau est brûlante et le pouls accéléré, par des toniques au lieu de le faire en s'attaquant à la maladie, est faire tout à fait fausse route.

Les préparations du quinquina comme les ferrugineux sont des toniques précieux, toutes les fois qu'exciter et fortifier les systèmes nerveux et sanguin sont l'indication capitale et à peu près unique, ou la plus pressante qui existe dans l'économie ; mais non lorsqu'il y a en même temps que la débilité de ces systèmes des maladies qui la tiennent sous leur dépendance. Les véritables toniques sont les médications qui s'adressent à ces maladies dans ces cas ; et le quinquina et le fer sont bien inutiles et même le plus souvent nuisibles.

On trouve encore dans le savant ouvrage dont nous venons de parler, article *musc*, l'indication précise de l'emploi de cet héroïque médicament dans le délire des maladies aiguës fébriles. Il ne faut point que ce délire soit dû à l'intensité de la fièvre, ni à des congestions ou à des inflammations des centres nerveux, ni à une affion putride ou autre du sang, ni à un embarras gastrique, ni au retentissement sur les centres nerveux d'une autre maladie, inflammatoire ou autre, pour que ce médicament soit indiqué ; il faut qu'il y ait ataxie, c'est-à-dire délire ou convulsions qui sont certainement survenus à l'occasion de ces états morbides, mais qui ne sont pas causés par une excitation nerveuse directe occasionnée par eux. Si c'était là le cas, je pourrais citer de belles observations où l'emploi du musc a été merveilleux d'efficacité presque toujours à petites doses, dans des délires et des convulsions extrêmement graves où il a arraché les malades comme par enchantement à une mort imminente, proche, inévitable.

Le musc est très-excitant du système sanguin, comme l'opium, tout en étant calmant du système nerveux. Pourquoi donc l'administrer toutes les fois que le système vasculaire est surexcité ou qu'il y a quelque part des congestions aiguës ? Qu'espère-t-on en tirer dans le délire qui accompagne la congestion cérébrale, la méningite, le ramollissement cérébral ?

Un de mes amis avait son fils, jeune homme de quatorze ans, atteint de fièvre typhoïde : comme du délire était survenu, il me manda en toute hâte de lui faire le plaisir d'aller voir son enfant, qu'il trouvait fort mal. Lorsque j'arrivai, ce jeune homme était tout à fait délirant et dans une prostration profonde, avec un état fébrile très intense. L'indispensable potion au musc était là, administrée scrupuleusement par la pauvre mère, qui s'attendait à voir le calme apparaître d'un moment à l'autre ; tandis que tout le contraire se produisait de plus en plus. Le front et la tête de ce pauvre enfant étaient brûlants ; et comme les selles étaient encore régulières, j'éloignai immédiatement de mon esprit l'idée d'une méningite ou d'un ramollissement pour m'en tenir à celle d'une congestion cérébrale, cause du délire ; et où le musc n'ayant rien à voir, son emploi ne pouvait être que préjudiciable. De la glace fut mise sur la tête, des boissons glacées furent données fréquemment, des révulsifs promenés sur les extrémités inférieures, et la potion au musc jetée à la rue. Le soir cet enfant était dans un état si satisfaisant que je pus certifier à sa famille enchantée que sa guérison me paraissait presque certaine.

Tous ces faits prouvent l'importance d'un bon diagnostic et la nécessité qu'il y a à posséder une connaissance exacte et précise de l'action des remèdes qu'on administre, et des états de l'organisme qui peuvent en réclamer ou en contr'indiquer l'emploi.

§ 2.

Il faut avant tout traitement commencer par éloigner les causes occasionnelles des maladies s'il est possible ; je n'ai pas besoin de dire comment ; il suffit de les connaître pour le savoir. Alors rien ne s'y opposant plus, les forces organiques déviées, déplacées, et les fonctions qu'elles exécutent reviendront à leur place rapidement, si elles n'ont été déplacées que faiblement, partiellement, c'est-à-dire si la maladie est légère et existe depuis peu, sous l'influence des seuls efforts de la nature, ayant toujours tendance à remettre tout en ordre.

Il arrive souvent qu'il est nécessaire de débarasser en même temps le sang des matières excrémentielles et autres qui le rendent impur, en agissant sur les émonctoirs de l'organisme, en excitant la transpiration, en purgeant ou en excitant la sécrétion urinaire ; car que la contagion ou l'infection ait donné lieu à la maladie sans altération préalable de la santé, ou qu'elle soit le résultat du trouble des fonctions par les variations atmosphérique ou autrement, le sang est dans tous les cas vicié par des impuretés qu'il importe d'éliminer au plus vite.

Mais lorsque la maladie est intense, il existe presque toujours une surexcitation dans les organes malades, dans le système sanguin et souvent dans le système nerveux, qu'il est indispensable de calmer avant de rien faire autre chose, autrement la surexcitation fonctionnelle pathologique serait un obstacle insurmontable au retour de la force organique déviée vers son siége naturel, en même temps qu'elle en est un à l'emploi des médications propres à obtenir ce résultat.

Il faut savoir que la surexcitation nerveuse, quand elle existe, n'a pas d'autres causes très-souvent que la surexcitation du système circulatoire, qu'il faut calmer par des saignées générales et locales, des émollients, etc., dans les congestions et les inflammations, et même dans les autres maladies des sujets robustes et sanguins.

J'use rarement des saignées générales ; mais j'ordonne fréquemment des applications de sangsues, directement sur la région de l'organe congestionné ou enflammé, ou à une certaine distance du mal, comme médication révulsive. J'affirme que rien n'est précieux comme cette médication au début de beaucoup de maladies aiguës ou fébriles, et chez presque tous les sujets. Rien ne saurait remplacer une application de sangsues sur les extrémités inférieures dans une infinité de congestions cérébrales dues à la fièvre typhoïde, à la variole, etc., et je puis affirmer qu'il est à ma connaissance qu'on n'use pas assez aujourd'hui des émissions sanguines, surtout des applications de sangsues, après en avoir abusé d'une façon étrange il y a quelques années.

Mais malheureusement on ne fait que pallier le mal le plus souvent, quand on tire du sang ; et la surexcitation vasculaire n'est point calmée que l'état des forces du malade s'oppose à ce que l'on continue cette médication, surtout dans les maladies chroniques. C'est là que devient véritablement précieux l'emploi de la *médecine dosimétrique* du professeur Burggraeve. En donnant l'aconitine, la vératrine, ou la digitaline par granules de un 1/2 milligramme de quart d'heure en quart d'heure, ou de demi-heure en demi-heure, jusqu'à la sédation du pouls, sans toutefois dépasser 12 à 20 milligrammes en vingt-quatre heures, on abat rapidement l'éréthisme vasculaire dans ce qu'il a de trop surexcité. La digitaline (par granules de 0,001 millig.) convient dans les cas où le pouls est dur, vibrant, et la peau brûlante ; et les autres drogues (par granules de 1/2 milligr.), quand il est plutôt mou et dépressible et la peau fraîche.

Il arrive bien souvent que la surexcitation nerveuse

cesse en même temps que la surexcitation vasculaire qui l'occasionnait, et au cas où elle persiste on peut donner avec assurance de succès le bromure de potassium ou le bromure de camphre contre la céphalalgie et les agitations convulsives ou autres ; ou encore le chloral et la morphine contre la céphalalgie et l'atropine, ou l'hyosciamine contre les spasmes musculaires, d'après Burggraeve, par granules de 1[2 milligramme de quart d'heure en quart d'heure, ou de demi-heure en demi-heure jusqu'au calme, sans toutefois aller au-delà de 12 à 20 par jour.

Pendant tout le temps que la surexcitation vasculaire existe et que la peau est brûlante, qu'on ne pense pas à l'emploi de calmants autres que les émissions sanguines locales ou générales, les applications d'eau froide, les boissons glacées ; ou encore à l'usage de la digitaline, de l'aconitine, et de la vératrine, quand ces substances sont tolérées, ce qui n'arrive pas toujours ; car l'opium, le quinquina, le musc, l'éther et le bromure de potassium même, ne sont souvent que des irritants dangereux dans ces cas.

La même chose se produirait même dans beaucoup de maladies chroniques, où l'existence d'impatiences, d'agacements, de chaleurs brûlantes à la peau, surtout dans la paume des mains, en même temps que l'existence d'urines foncées et souvent sédimenteuses, chez des sujets irritables, annoncent un état surexcité du sang et des vaisseaux par des substances étrangères, surtout acides, qui sont cause que l'introduction de n'importe quelle autre substance dans le sang, même de la digitaline, de la vératrine ou de l'aconitine, même des alcalis et des diurétiques les moins irritants, est parfois immédiatement suivie d'un redoublement d'acuité dans l'état nerveux.

Les seules médications possibles alors sont celles de l'eau froide, des bains tempérés tièdes prolongés, des purgatifs doux, des eaux minérales calmantes, telles que celles de Néris, de Bagnères-de-Bigorre, et les eaux sulfureuses légères.

On peut encore faire usage pour les cas chroniques de la macération de café vert à l'intérieur, du vin de colchique, du silicate de soude, préparations recommandées par M. Gigot-Suard, des sels de lithine, du sirop de fumeterre, de pensées sauvages, etc., comme dépuratifs.

Lorsque le pouls, quoique toujours fréquent, dans les cas aigus, n'est pas accompagné d'éréthisme vasculaire et nerveux, et que l'état nerveux spécial dont je viens de parler accompagné de chaleurs à la peau dans les cas chroniques n'existe pas, il est nécessaire de penser à attaquer l'état diathésique de l'économie qui tient tout ce que l'on observe sous sa dépendance. Les sudorifiques, les purgatifs et les diurétiques plus ou moins énergiques, selon les cas, s'emploient presque toujours avec les émissions sanguines et les autres calmants vasculaires journellement, dans le plus grand nombre de maladies.

Il existe des cas où l'organisme crée à son centre même un foyer d'infection du sang autre que l'état général diathésique de l'économie. Dans le croup, dans la fièvre typhoïde, dans les inflammations et irritations de la vessie, il importe d'attaquer énergiquement et rapidement la maladie locale, si l'on ne veut point voir l'organisme véritablement empoisonné par la résorption des produits de la maladie, ou des matières excrémentitielles contenues dans les intestins ou la vessie, lorsque ce sont ces organes qui sont malades.

Il faut détruire les fausses-membranes par des caustiques dans l'angine couenneuse et le croup ; et dans la fièvre typhoïde et les maladies de vessie guérir l'état inflammatoire de l'intestin et de cet organe, ainsi que l'état de dénudation épithéliale où se trouvent consécutivement leurs muqueuses, par l'emploi fréquemment renouvelé du calomel à doses purgatives pour l'intestin, et d'injections phéniquées et autres remèdes pour la vessie ; autrement pendant tout le temps que ces foyers de résorptions putrides et d'excréments existent, et dans beaucoup de fièvres éruptives, ce sont des chaleurs brûlantes à la peau, des soubresauts du pouls et des tendons, etc., contre lesquels tous les calmants vasculaires et nerveux sont impuissants et même nuisibles.

Soustraire immédiatement du calorique par l'hydrothérapie, par l'immersion prolongée dans l'eau froide ou les lotions rafraîchissantes faites avec une éponge imbibée d'eau froide promenée sur la peau, pendant qu'en même temps on emploie comme antiputrides les lavements et les injections à l'eau aiguisée d'acide phénique et des remèdes propres à améliorer l'état morbide local, cause de la résorption putride et excrémentitielle, et qu'on use de vomitifs et de purgatifs fréquents, surtout dans les fièvres éruptives, telles sont les médications qui donnent dans ces cas les meilleurs résultats.

Lorsque ces foyers secondaires d'infection du sang n'existent pas, comme dans la plupart des maladies inflammatoires, dans les tubercules des méninges et des poumons etc,, quand les cas sont chroniques surtout, il faut donner promptement les alcalins ou les acides, sui-vant que l'état diathésique existant est l'acidisme ou l'al-calinisme, et administrer en même temps les substances reconnues pour avoir une action antidiathésique spé-ciale, comme les arséniates, les iodures, les mercuriaux et les sulfures.

On ne pense pas assez généralement que la plupart des maladies dites aiguës ne sont souvent que des exacerba-tions de maladies chroniques, existant depuis longtemps dans l'organisme sous une forme ou sous une autre. Ainsi, dans la méningite tuberculeuse, par exemple, on croit n'avoir affaire qu'à une maladie aiguë, qu'on traite par les émissions sanguines et le calomel, en un mot par les antiphlogistiques seuls ; tandis qu'il faudrait avoir recours aux antidiathésiques les plus énergiques. Je possède deux cas de guérison remarquables de ménin-gite tuberculeuse diagnostiqués par d'autres médecins avec moi, obtenue en employant le bromure de potas-sium comme calmant et concurremment l'arséniate de soude et l'iodure de potassium comme antidiathésiques à l'intérieur ; pendant que des applications d'huile de croton sur le cuir chevelu, dont les cheveux avaient été préalablement coupés avec des ciseaux, donnaient lieu à une forte éruption ressemblant à un large impétigo, et même à des furoncles.

L'emploi des révulusifs, des vésicatoires, des cautères, etc., méritent la plus grande attention dans le traitement des maladies. Ils sont indiqués, comme les autres médi-cations diathésiques, quand l'éréthisme vasculaire et nerveux est apaisé ; car sans cela ils viendraient ajouter l'excitation organique qui leur est propre à celle de la maladie, qui est déjà trop considérable. Leur mode d'agir est multiple ; car ils rappellent vers la peau les forces organiques qui l'avaient abandonnée, en même temps qu'en exagérant localement les actes de plusieurs de ses tissus ils diminuent d'autant l'intensité de la maladie locale, et qu'en donnant lieu à l'évacuation d'une certaine quantité de matière morbide de l'organisme ils purifient encore le sang.

Nous avons assez fait remarquer dans le cours de cet ouvrage que les maladies ne sont autre chose le plus souvent que des déviations fonctionnelles ; donc les médicaments ne devraient pas agir autrement qu'en ramenant vers leur siége naturel les forces déviées.

Cela est très-vrai ; et il est bien certain que les choses seraient ainsi, si ces déviations fonctionnelles n'avaient point pour résultat immédiat d'infecter le sang, qu'il faut purifier par des sudorifiques, ou des purgatifs et des diurétiques, suivant le cas ; d'irriter fortement le système sanguin et le système nerveux, qu'il faut commencer par apaiser avant de rien faire ; de donner lieu plus tard, fort souvent, à une prostration de ces mêmes systèmes sanguin et nerveux, qu'il faut exciter ; et de faire naître des maladies locales dangereuses par l'infection du sang qu'elles produisent elles-mêmes, comme l'entérite de la fièvre-typhoïde, la fausse membrane de l'angine couenneuse, etc., qu'il faut traiter spécialement.

Nous avons vu comment l'excitation vasculaire et nerveuse se traite ; le collapsus de leurs forces (adynamie, ataxie), demande l'emploi du quinquina à haute dose, du vin, de l'alcool, du musc ; ou des granules d'acide phosphorique ou de strychnine, renfermant 1 milligr. de substance active pour la première substance, et 1[2 seulement pour la dernière, qu'on donne tous les quarts d'heure ou toutes les demi-heures jusqu'à ce que l'on ait obtenu l'effet désiré, d'après Burggraeve, surtout lorsque le pouls faiblit et se précipite.

Voilà pourquoi il faut d'autres médications que celles qui sont véritablement anti-diathésiques, surtout dans les maladies aiguës et les accès aigus des maladies chroniques.

Cependant, comme je l'ai déjà dit pour la méningite tuberculeuse, on oublie trop dans les maladies aiguës que la plupart ne diffèrent pas au fond des maladies chroniques, et qu'elles sont, elles aussi, le résultat de forces déviées. On devrait donc à chaque fois que l'organisme n'est pas trop surexcité, surtout chez les personnes peu nerveuses, comme les lymphatiques, associer les substances anti-diathésiques aux médications plus spécialement en usage dans les maladies aiguës, dans ces cas ; c'est la voie que suit avec grand succès encore le professeur Burggraeve, et mon expérience me prouve que cette pratique est excellente.

Le sulfate de quinine ne saurait être trop recommandé dans les maladies aiguës, et j'en dirai autant des arséniates, des iodures et des sulfures, qu'il faut, bien entendu, n'employer qu'à très-faibles doses. Cependant le sulfate de quinine et les arséniates méritent d'attirer particulièrement notre attention.

Rien n'est efficace comme le sulfate de quinine employé tous les jours ou tous les deux jours à la dose de 0,15 à 0,20 cent. par vingt-quatre heures, lorsque l'éréthisme vasculaire nerveux des maladies aiguës est sensiblement tombé, surtout chez les individus qui ne sont ni sanguins ni nerveux, pour ramener les fonctions déviées à leur place, particulièrement celles de la peau, dans toutes les affections que nous avons dit dépendre de la diathèse rhumo-catarrhale passagère, et dans la plupart des accès aigus des maladies chroniques. Rien n'est efficace, encore, comme les arséniates pour dissiper les états inflammatoires et suppurants des organes parenchymateux, des poumons ou d'autres organes, une fois que les émissions sanguines ont donné ce qu'elles pouvaient. J'ai employé aussi quelquefois avec succès l'iodure de potassium à petite dose, 0,01 à 0,05 cent. par vingt-quatre heures, dans des cas où les arséniates avaient échoué; et peut-être faut-il tenir compte des conditions individuelles que nous allons faire connaître pour l'administration de ces substances, dans les cas aigus comme dans les cas chroniques.

§ III.

Beaucoup de médications sont communes aux affections aiguës et aux maladies chroniques.

Tous les grands maîtres, dans l'art de guérir, ont fait grand cas de l'usage des purgatifs, des diurétiques et des sudorifiques, dans le traitement de toutes les maladies.

On peut dire que dans toutes les fièvres éruptives leur emploi fréquent est très-avantageux. Dans la terrible épidémie de variole de 1870 et 1871 j'ai purgé et fait vomir énergiquement quand j'ai été appelé dès le début du mal; et je puis affirmer que dans les trois quarts au moins des cas l'éruption devenait ensuite bénigne et la maladie peu grave. La nature se charge, du reste, elle-même, souvent dans ces cas, d'éliminer la matière morbifique par des vomissements et des selles copieuses venant spontanément, et surtout par des sueurs abondantes. J'ai vu je ne sais combien de malades avoir une sudation pendant quelques jours à traverser matelas, lit, etc., dont la maladie se terminait là. J'ai cru d'abord à l'existence de la suette en même temps que de la variole; mais c'était simplement des cas de variole où toute la matière morbifique avait été ainsi éliminée.

Dans la fièvre typhoïde, appelé dès le début, je purge et fais vomir tout le temps qu'il y a embarras gastrique, surtout avec le calomel, qui en même temps qu'il purge modifie avantageusement l'inflammation intestinale qui existe dans cette maladie. Puis, quand le mouvement fébrile a diminué et que la peau est devenue moite sous l'influence de cette médication, ce qui arrive souvent, je donne le sulfate de quinine à petites doses tous les jours ou tous les deux jours. Je puis affirmer que beaucoup de cas de fièvre typhoïde attaqués ainsi dès le début disparaissent promptement.

On sait que les purgatifs, les diurétiques et les sudorifiques jouent aussi un grand rôle dans la thérapeutique des maladies chroniques ; on conçoit pourquoi.

On agit contre les manifestations de diathèses par des émollients, des astringents, des caustiques, par des médications propres à les modifier avantageusement, et par des opérations spéciales. Mais qu'on ne perde pas de vue que l'état général diathésique doit être traité concurremment, sinon préalablement, et consécutivement à l'opération, dans bien des cas, si l'on ne veut pas de récidives.

On sait quelle est la manière classique de traiter le cancer, et l'on sait aussi que dans tous les cas où l'on opère de véritables cancers il y a des récidives terribles quelques mois après l'opération. Qu'y a-t-il là d'étonnant? S'occupe-t-on avant ou après l'opération de l'état général de l'économie, qui donne naissance au cancer et qui préexiste à son développement comme il survit à son opération? Nullement. Pour moi, j'ai la conviction d'avoir guéri deux femmes de cancers commençants du sein par l'arséniate de soude et l'iodure de potassium pris à l'intérieur; et je suis persuadé que, si l'on s'occupait du traitement général des malades avant de pratiquer l'opération, et que l'on continuât ensuite ce traitement longtemps après celle-ci, on obtiendrait de nombreuses cures dans cette affection.

Il existe dans la matière médicale plusieurs substances sans lesquelles il faudrait à peu près renoncer à traiter les maladies chroniques; ce sont les mercuriaux, les arséniates, les iodures, les sulfures, l'huile de foie de morue, etc., sans compter les eaux minérales de toutes espèces, qui renferment la plupart de ces substances, et qui donnent encore les cures les plus solides de toutes.

On peut appeler ces médicaments des anti-diathésiques radicaux; car ils attaquent le fond même de tout état diathésique, la mauvaise qualité de matière organique, en même temps qu'ils rétablissent les fonctions abaissées ou suspendues. Ils stimulent toutes les fonctions, la peau, les digestions, le système nerveux, la diurèse, etc., de sorte que, tout en améliorant la qualité de la matière organique et en relevant les fonctions languissantes. ils sont encore dépurateurs du sang.

Mais tous conviennent-ils à tous les états diathésiques? Oui, dans la scrofule, le rhumatisme, la phthisie, la goutte, le cancer, etc.; mais non dans tous les tempéraments et dans tous les autres états qui accompagnent souvent les diathèses.

Les mercuriaux conviennent aux sujets sanguins, robustes, non débilités et sans trace de lymphatisme ;

Les sulfures, aux gens lymphatiques et aux lymphatiques sanguins ou nerveux non irritables ;

Les arséniates, aux nerveux et aux lymphatiques nerveux ;

Les iodures, aux lymphatiques et aux lymphatiques sanguins peu nerveux ;

L'huile de foie de morue, aux jeunes sujets, surtout de forte complexion, aux lymphatiques débilités, et à tous les états cachectiques diathésiques.

Pour les doses, il faut observer que les plus faibles et aux températures les plus basses, conviennent aux gens nerveux ou sanguins, et les plus fortes, et aux températures les plus élevées, à ceux qui sont lymphatiques.

Il faut encore remarquer que les diurétiques et les purgatifs, ou les médicaments anti-diathésiques qui jouissent de ces propriétés d'une manière tranchée, sont indiqués aux températures les plus basses, chez les malades dont la peau est toujours brûlante et le siége de fréquentes chaleurs incommodes ; de préférence aux sudorifiques et aux remèdes anti-diathésiques qui jouissent de cette propriété, qui conviennent plutôt aux températures les plus élevées, chez ceux qui ont au contraire la peau toujours plus ou moins froide.

J'ai remarqué également pour l'usage des arséniates et des iodures qu'il faut tenir compte de la complexion; les arséniates convenant chez les individus dont la complexion est en général peu charnue, c'est-à-dire qui sont presque toujours maigres ; et les iodures, l'iodure de potassium en particulier, chez ceux dont la complexion est charnue, et qui sont presque toujours gras ou replets.

Chose bizarre ; les arséniates conviennent aussi peu aux personnes charnues, grasses, que les iodures à celles qui sont maigres. J'ai vu souvent les arséniates ne faire qu'aggraver l'état des malades à complexion forte, pendant que les iodures donnés dans le même cas produisaient les meilleurs effets, entre autres chez une femme charnue et grasse à qui je faisais prendre des arséniates pour une congestion pulmonaire intense qui ne faisait que s'aggraver par cette médication, tandis que l'iodure de potassium à petites doses en eut rapidement raison. J'ai vu de même l'iodure de potassium donné à des personnes maigres ne faire que déterminer des accidents d'iodisme, sans avantage pour les malades ; tandis qu'en remplaçant l'iodure de potassium par l'arséniate de soude on obtenait les plus grands avantages.

Ce sont là des faits parfaitement acquis pour moi ; aussi bien que le bon effet de l'association des arséniates et des iodures chez les personnes de complexion moyenne et qui ne sont ni grasses ni maigres.

Une jeune fille de complexion moyenne, scrofuleuse, n'avait pu tolérer ni les arséniates, ni l'iodure de potassium ; j'associai ces deux substances (0,05 par jour d'iodure et 0,01 milligr. d'arséniate), et immédiatement les meilleurs effets se produisirent.

Je m'explique tout cela de la manière suivante : les arséniates et les iodures stimulent toutes les fonctions, la nutrition générale des tissus, ou interstitielle comme

les autres ; c'est très-vrai. Mais tandis que les arséniates
retardent la désassimilation, c'est-à-dire engraissent les
individus, les iodures, au contraire, l'activent et font mai-
grir. Or, on conçoit qu'il ne peut être que nuisible de
stimuler par les iodures la désassimilation chez des gens
où elle est déjà trop active, de même qu'il ne peut
qu'être nuisible également de la ralentir par les arséniates chez les individus où elle est déjà trop languissante.

On s'explique très-bien l'utilité de ne rien déranger
sous ce rapport chez ceux qui ne sont ni gras ni maigres,
c'est-à-dire chez qui la désassimilation est ce qu'elle devrait être chez tout le monde ; de là la nécessité d'associer pour eux les arséniates et les iodures, dont les effets
sur la désassimilation se neutralisent.

Il existe donc deux ordres de médicaments bien tranchés : ceux qui sont destinés à attaquer les maladies dans
leurs formes, c'est-à-dire dans les troubles fonctionnels
qui les caractérisent, et ceux qui sont destinés à les attaquer dans leur fond, c'est-à-dire dans l'état général morbide de l'organisme qui en a été le point de départ pri-
mitif.

Les premiers sont à peu près les seuls nécessaires dans
les maladies aiguës, qui ne sont dues ordinairement
qu'à des diathèses passagères ; car ces états diathésiques
ne survivent pas dans l'économie aux troubles fonctionnels aigus sanguins, nerveux, etc., qui constituent ces
maladies.

Les seconds sont indispensables dans les diathèses héréditaires ou acquises, une fois que les premiers ont fait
disparaître les éléments aigus surajoutés à la maladie
chronique, quand ces maladies revêtent primitivement

la forme aiguë, pour dissiper complètement les troubles fonctionnels qui constituent les maladies chroniques, dont l'existence même et la persistance tiennent à ce que l'état diathésique, qui est leur cause première, est permanent dans l'organisme.

Je ne parlerai pas ici de l'action des eaux minérales dans le traitement des maladies chroniques, parce que je leur consacre une partie spéciale.

Quant aux règles hygiéniques à suivre, elles ressortent en grande partie de tout ce que nous avons dit dans cet ouvrage jusqu'ici.

Ceux qui le pourront feront bien de fuir les grands froids en allant à Nice, à Pau, à Arcachon, à Dax, etc.; l'hiver et les grandes chaleurs en allant séjourner pendant l'été dans les montagnes, comme les Pyrénées. C'est pendant les grands froids et les grandes chaleurs que les manifestations diathésiques sont surtout fréquentes; ce qui s'explique par ce que nous avons dit de l'état languissant de la peau chez les diathésiques.

Il n'est point indifférent d'aller séjourner l'hiver soit à Nice ou à Monaco, soit à Pau, à Dax ou à Arcachon; car l'observation démontre que, tandis que le climat de Nice, de Monaco et du sud-est de la France est excitant et convient par conséquent aux malades peu excitables et peu nerveux; celui de Pau, de Dax, d'Arcachon et du sud-ouest est sédatif et calmant, et convient comme tel aux maladies nerveuses et aux malades nerveux et impressionnables.

DEUXIÈME PARTIE

DES MANIFESTATIONS HOLOPATHIQUES EN PARTICULIER.

CHAPITRE PREMIER.

HOLOPATHIE SCROFULEUSE, OU SCROFULE, HUMEURS FROIDES,
ÉCROUELLES.

Les parties molles, surtout la peau, les muqueuses, les glandes, surtout les ganglions lymphatiques, et les os, telles sont les parties malades dans la scrofule.

Nous savons déjà que c'est une maladie de la périphérie du corps surtout, et des jeunes enfants, car on la rencontre bien rarement chez les adultes et les vieillards. (Voy. chapitre VIII.)

Symptômes. — Le début de cette affection a généralement lieu par les ganglions lymphatiques qui siégent autour du cou et de la mâchoire inférieure ; mais il n'est pas rare de voir ceux des seins, surtout à la puberté, des aisselles et des aines devenir également malades. Ces glandes augmentent de volume et forment de petites tumeurs ovalaires, mobiles sous les doigts, généralement peu douloureuses au début de l'affection, et susceptibles par la suite de grossir beaucoup et d'acquérir parfois un volume véritablement énorme. Elles s'enflamment alors le plus souvent et suppurent, ce qui donne lieu à des abcès où la peau détruite presque toujours tombe, et est ensuite remplacée par des traînées de cicatrices indélébiles qui sont loin d'être gracieuses.

Scrofulides. — Chez les sujets à idiosyncrasie cutanée, qui sont généralement ceux chez qui la peau est douée de beaucoup d'activité vitale, cet organe est par cela même le siége principal de la maladie scrofuleuse.

Ce sont des érythèmes qu'on appelle généralement *engelures*, de gros boutons appelés *ecthyma*; de larges plaques de nombreuses pustules épaisses et serrées donnant lieu à des croûtes brunes ou jaunâtres et à un jetage purulent particulier, dont le siége peut être par tout le corps, mais qu'on rencontre surtout à la face et au cuir chevelu : c'est l'*impétigo*.

Ce sont encore des ulcérations hideuses rongeant bien souvent la face, surtout le nez, appelées *lupus*; ce sont des verrues, des tubercules de la peau, de petites pustules siégeant surtout à la face et sur les épaules, appelées *acné*, etc.

Tout cela porte le nom générique de scrofulides.

Chez certains sujets, généralement pâles, chez qui le système cutané est doué de moins d'activité vitale que chez les individus précédents, on rencontre surtout une infinité d'abcès et de collections purulentes siégeant par tout le corps, tantôt sur un point, tantôt sur un autre.

Les muqueuses des yeux sont aussi bien souvent malades dans la scrofule, et il en résulte l'*ophthalmie scrofuleuse*, caractérisée par du larmoiement et de la photo-

phobie, causés par de petites élevures pustuleuses siégeant jusque sur la cornée transparente.

Le *coryza* existe presque à l'état permanent chez les
scrofuleux, où l'on rencontre parfois l'*ozène* ou punaisie,
qui est une variété de coryza dans lequel il existe des
altérations profondes de la muqueuse nasale et des os du
nez, surtout des ulcérations, ce qui occasionne une infection puante de l'air qui traverse les fosses nasales, et
ce qui a valu son nom spécial à la maladie.

Rachitisme. — Il est des sujets scrofuleux chez qui la
pâleur permanente du tissu cutané indique que le siége
des manifestations scrofuleuses ne peut point être la
peau ; cet organe étant doué chez eux de trop peu d'activité vitale pour pouvoir appeler à lui l'activité morbide de
l'organisme.

Chez ces sujets ce sont les articulations (enfants
noués, tumeurs blanches) et les os qui deviennent malades.

C'est bien à tort qu'on a quelquefois voulu faire une
maladie particulière de la scrofule des os, sous le nom de
rachitisme, ce qui ne saurait qu'être préjudiciable à la
thérapeutique de cette affection. On y observe des inflammations osseuses, des caries, des nécroses qui donnent
lieu à des fistules particulières, à des abcès ossifluents, à
des déformations des jambes, qui deviennent plus ou
moins courbées en arc, à des déformations de la colonne
vertébrale et des côtes, qui donnent lieu à des gibbosités
ou bosses, rendant ainsi les sujet ou boiteux ou bossus.

Les exostoses, les polypes naso-pharyngiens, les tumeurs charnues, fongueuses, fibreuses, qui se développent si souvent dans les os de la mâchoire inférieure ou

supérieure, sont encore des produits de la scrofule, et on les observe généralement entre dix et vingt ans, rarement au-dessous et rarement au-dessus de cet âge. Cependant il n'est pas rare de trouver des polypes muqueux siégeant dans le rectum de tout jeunes enfants, où ils donnent bien souvent à des hémorrhagies graves.

La scrofule n'offre pas de symptômes toujours aussi accentués que ceux que nous venons de faire connaître; mais la moindre affection de la peau, la moindre affection des muqueuses prenant une allure chronique, le moindre engorgement ganglionnaire sont de la scrofule dans le jeune âge, tout aussi bien que les lésions profondes caractéristiques dont nous venons de parler.

J'en dirai autant des lésions chroniques existant souvent chez les enfants et chez les jeunes gens dans plusieurs organes, comme des engorgements du foie, des maladies du cœur, etc., dont il m'a été donné d'observer plusieurs cas et de guérir quelques-uns, surtout des hypertrophies du cœur, en les considérant comme de la scrofule et en les traitant en conséquence.

Causes. — Les causes de cette maladie, qui sont presque toujours des causes occasionnelles des manifestations diathésiques, parce que la diathèse scrofuleuse est plus souvent héréditaire qu'acquise, sont le tempérament lymphatique, la mauvaise nourriture, les habitations froides et humides, les habitations dans des gorges de montagnes, dans des rues et des ruelles sombres, froides, et où le soleil ne paraît presque jamais, etc.

Terminaison. — La scrofule se termine par la guérison la plupart du temps, après avoir duré plusieurs années pendant lesquelles c'est surtout l'hiver que ses symptômes acquièrent toute leur acuité. Cependant, il n'est pas rare de voir des scrofuleux s'affaiblir de plus en plus, par suite d'engorgements strumeux existant dans des organes plus ou moins importants, où ils donnent lieu souvent à des suppurations interminables, finissant par amener une diarrhée colliquative, la fièvre hectique, le marasme et la mort.

Lorsque la guérison des manifestations scrofuleuses a lieu, la diathèse n'a point disparu pour cela ; car le plus souvent les évolutions de l'âge aidées de l'action des causes occasionnelles la font reparaître sous d'autres formes diathésiques à plusieurs époques de la vie, surtout si son traitement est négligé.

Prodromes de la maladie. — La scrofule vient généralement de longue main chez les enfants. Ils sont en langueur, pâlissent, sont sujets à la diarrhée, n'ont pas d'appétit, recherchent les crudités acides, les fruits verts, quelquefois avec avidité, et ont les urines très-alcalines pendant plus ou moins de temps avant que la maladie éclate ; tandis que pendant l'acuité de ses manifestations fébriles elles sont fort souvent acides.

Traitement. — On conçoit l'importance qu'il y a à débarrasser l'enfant de la scrofule dès qu'on la voit apparaître, quels que soient la légèreté et le peu d'importance en apparence des manifestations scrofuleuses qu'on observe chez eux.

Il ne faut pas perdre de vue, en effet, que de même qu'en prenant de l'âge la constitution peut se fortifier, avec quelques soins, et toute trace de scrofule et de maladie appelée à lui succéder ordinairement s'éteindre ainsi ; de même tout le contraire peut arriver, la constitution peut s'affaiblir, et des maladies scrofuleuses des plus légères non soignées dans le jeune âge peuvent occasionner à la puberté de la chlorose grave, de la phthisie ou plus tard des états rhumatismo-catarrhaux presque permanents, ou plus tard encore de la goutte sous une forme ou sous une autre, et même du cancer : toutes manifestations holopathiques qu'on préviendrait le plus souvent si l'on portait un peu plus d'attention qu'on ne fait à la santé des enfants, dont on ne s'occupe guère pendant tout le temps qu'ils se portent assez bien.

Quant à ceux que des symptômes scrofuleux plus ou moins graves ont obligé de soigner, on a le grand tort de cesser le traitement dès qu'ils sont mieux. On fait bien disparaître ainsi les manifestations de la scrofule, qui n'en restent pas moins toujours menaçantes; on ne détruit pas la mauvaise qualité organique qui leur a donné naissance. J'ai l'habitude d'insister sur la nécessité de continuer longtemps le traitement après la guérison, quand on me consulte pour de la scrofule, et j'ai la satisfaction d'avoir obtenu de cette façon de très-belles cures et d'avoir rendu forts et robustes des enfants qui paraissaient devoir être languissants toute leur vie.

Je n'exige point qu'on se traite continuellement, ce qui serait fatiguer l'organisme et peut-être s'éloigner du but que l'on se propose d'atteindre; mais je veux qu'on se traite tous les ans plusieurs mois de l'année, surtout dans la mauvaise saison, par période successive de trois ou quatre semaines de durée et d'intermission, jusqu'à ce qu'il soit évident aux yeux de tous qu'il est inutile de continuer plus longtemps le traitement.

Il faut aux scrofuleux un air pur, sec, une habitation vaste, sèche et chaude, exposée en plein soleil, des vêtements chauds, de la flanelle sur tout le corps ; une nourriture aussi substantielle que possible, tout en étant cependant variée, sans exclure tout à fait du régime certaines substances alimentaires sous prétexte qu'elles sont lourdes et indigestes, et surtout le vinaigre et la salade, dont il convient de faire une large consommation, la scrofule relevant de l'alcalinisme.

Il est bien entendu qu'il ne faut pas cependant abuser du vinaigre, et qu'il ne doit point faire seul partie du traitement, pas plus que les autres acides. Des exercices de corps, gymnastiques et autres, de fréquentes promenades au grand air, et même l'occupation aux travaux des champs, pendant la belle saison, seront également du plus grand avantage.

L'huile de foie de morue est le premier des remèdes antiscrofuleux ; puis arrivent les iodures et l'iodure de potassium en particulier chez les sujets charnus, comme l'huile de foie de morue ; les arséniates, chez les sujets maigres, le sirop antiscorbutique du Codex, le sirop de raifort iodé, le phosphate de chaux, l'hypophosphite de soude, les acides, qui remédient à l'état alcalin du sang, les bains de mer, les eaux sulfureuses de Pyrénées, Cauterets, Luchon, Baréges, les eaux chlorurées de Bourbonne, de Bourbon l'Archambault, d'Uriages, les eaux bromo-iodurées de Salins.

Dans certain cas, où les sujets sont peu ou pas nerveux et impressionnables, surtout s'ils sont très-lymphatiques, le café, l'alcool, et les boissons alcooliques produisent de bons effets, mais il faut en être très-sobre chez les enfants nerveux ou sanguins. Les amers, la tisane de houblon, la bière, etc., sont aussi très-avantageux.

Chaque manifestation locale de la malade demande

presque son traitement spécial, en même temps que le traitement général. Cependant, il est certaines règles générales qui les concernent toutes.

Il faut, en général, ouvrir les collections purulentes de bonne heure; pour prévenir la destruction de la peau par le travail de la suppuration. Pendant que la période inflammatoire dure, qu'il y a de la rougeur et de la chaleur dans la lésion qu'on a sous les yeux, il faut des cataplasmes de fécule, de farine de lin, des bains et des lotions émollients à l'eau de mauve, de son, d'amidon ou de riz, et même quelquefois des applications de sangsues.

Lorsque la période aiguë est passée, aussitôt que les tissus malades ont cessé d'être rouges, chauds et irrités pour devenir pâles ou pleins de suppuration, il faut cesser l'usage des remèdes précédents qu'on remplace par des lotions à l'eau salée, à l'infusion de feuilles de noyer, au vin aromatique, à la teinture d'aloès plus ou moins étendue d'eau, pour les gourmes et les suppurations de la peau, ou encore par des lotions faites avec de l'eau dans laquelle on a mis le quart, les deux tiers, ou la moitié de liqueur de Van-Swieten, surtout pour l'impétigo.

Les *engelures* réclament avant tout de la chaleur, et qu'on s'abstienne d'exposer les parties qui en sont le siége tantôt au froid, tantôt au chaud; on recouvre les mains de gants ou de mitaines, on use de cataplasmes de fécules et de lotions émollientes lorsqu'elles sont rouges, irritées, gonflées, chaudes, enflammées, en un mot; et lorsque cette période d'acuité est passée, on y fait des onctions de glycérine pure ou additionnée de quelques gouttes de teinture d'iode, on les lotionne avec du vin aromatique, etc,

Le Moniteur thérapeutique donne les formules suivantes contre les engelures :

1° Engelures non ulcérées.
    Borate de soude pulvérisé. . } āā 10 grammes.
    Glycérine. . . . . }
    Extrait d'opium.. . . . . 0,20 c.
           f. s. a.

En application plusieurs fois par jour sur les doigts
rougis et gonflés par les engelures.

2° Engelures ulcérées.
    Iode métallique . . . . 1 gramme.
    Collodion élastique. . . . . 15 »

Faites dissoudre et appliquez au moyen d'un pinceau.

Pour *l'ophthalmie scrofuleuse*, il faut se garder de collyres
irritants ; on doit généralement s'en abstenir tout à fait,
et avoir plutôt recour à des applications de sangsues
sur les tempes ou derrière les oreilles, et à des lotions
et à des instillations fréquentes dans les yeux d'eau de
mauve ou de guimauve, pendant tout le temps que l'irritation est forte, en même temps qu'on use de révulsifs
sur les extrémités inférieures et sur l'intestin. Lorsque
l'irritation est tombée, que la photophobie a disparu en
grande partie, de simples instillations dans les yeux
d'eau de plantain pour tout collyre sont indiquées; et,
quand cette maladie est tout à fait à l'état chronique,
qu'elle siége surtout sur la muqueuse des paupières et
dans les culs-de-sac oculo-palpébraux, la pommade au
précipité rouge à très-faible dose employée prudemment
est très-avantageuse.

Dans l'*ozène*, des injections à grande eau ou avec des
liquides faiblement astringents, tels que ceux que l'on
obtient en faisant dissoudre 1 à 4 grammes d'alun dans

un litre d'eau, ou 0,15 à 0,30 centigrammes de permanganate de potasse, ou en versant une à plusieurs cuillerées de coaltar saponifié dans la même quantité d'eau, ou encore en versant dans de l'eau de faibles quantité de liqueur de Van-Swieten, produisent les meilleurs effets.

L'injection est faite par le malade à l'aide d'un irrigateur dont la canule doit obstruer complètement une narine, pendant qu'il baisse fortement la tête sur une cuvette et ouvre la bouche. Le liquide revient par la narine laissée libre, dans laquelle on doit également faire une injection avant de terminer. Ce traitement devra être continué quatre mois au moins, de concert avec le traitement de la scrofule. (*Journal de médecine et de chirurgie pratiques.*)

Les eaux sulfureuses naturelles, prises en injections de la même manière, produisent également des effets très-avantageux dans cette affection.

La teigne, suivant le Dr Luton, guérirait par l'application d'une pommade au sulfate de cuivre au 1/10e.

Les vers, si communs chez les enfants scrofuleux, sont détruits par les pastilles de calomel ou de santonine.

Pour les oxyures, ou ascarides vermiculaires, qui sont de tout petits vers existant par myriades dans le rectum, il suffit de prendre des lavements à l'eau de suie ou au coaltar saponifié très-étendu d'eau pour s'en débarrasser.

M. Bouchut donne de préférence aux autres remèdes, tels que la racine de grenadier ou le cousso, contre le ver solitaire, les semences de citrouilles, de courges ou de potirons bien mondées, à la dose de 50 à 80 grammes par jour qu'on peut manger comme des amandes ou mieux en émulsion aromatisée avec de l'eau de menthe poivrée, que l'on prend en deux fois à demi-heure d'intervalle. Au bout de un, deux, trois ou quatre jours de ce traitement, qui n'a rien de désagréable, et qu'on peut continuer tant qu'on veut sans nul danger, on se purge à l'huile de ricin.

Les *poux* de tête et de corps, les puces, les punaises, sont détruits par des lotions et des aspersions à l'eau phéniquée faites sur les couvertures ou les boiseries qui renferment ces insectes. Généralement la dose est de 1 gramme d'acide phénique pour un litre d'eau, qu'on peut aromatiser avec les essences à son goût, pour les lotions et les aspersions ; mais, si l'on veut porter le remède directement sur les points infestés par les insectes, il faut en augmenter de beaucoup la dose.

Pour les polypes, les tumeurs osseuses, fibreuses et autres, la médication demande des *modus faciendi* spéciaux qu'il ne m'appartient pas de faire connaître. Cependant on pourrait peut-être dans beaucoup de cas user avec avantage à l'intérieur du chlorhydrate d'ammoniaque, à la dose de 0,50 cent. par jour pour commencer, qu'on pourrait porter jusqu'à 3 ou 4 grammes pour les grandes personnes, chez les sujets lymphatiques, chez les scrofuleux peu sanguins et peu irritables, et chez les vieillards dans le même cas, comme résolutif des tumeurs ; puisqu'il agit quelquefois utilement contre les tumeurs prostatiques gênant la miction, chez les vieillards, et contre les engorgements passifs d'autres organes, comme ceux des poumons, du foie, etc. En tous cas, un puissant résolutif des engorgements indolents, ce sont des compresses imbibées d'une solution de 20 à 50 gr. de ce sel par litre d'eau, et appliquées localement. Chez les sujets sanguins ou nerveux sanguins, le bromure de potassium employé à l'intérieur dans le même cas est d'une efficacité remarquable.

Il existe parfois des *engorgements chroniques* des ganglions lymphatiques contre lesquels toutes les pommades résolutives, telles que celles à l'iodure de plomb, à l'iodure de potassium, les frictions à la teinture d'iode, etc., sont impuissantes. Les douches locales salées ou sulfureuses les dissipent fort souvent; et lorsque cette dernière médication elle-même échoue, si on ne peut les enlever au bistouri, ce qui est le moyen encore préférable à tous quand les médications précédentes ont été inefficaces, on en provoque la fonte par des injections interstitielles de liquides astringents ou caustiques, qui sont ou une solution alcaline ou d'eau salée, ou de l'alcool, ou de la teinture d'iode, ou du nitrate d'argent dissous dans de l'eau distillée au trentième et à bien plus forte dose, ou le chlorure de zinc en solution concentrée, substances auxquelles le Dr Luton, professeur à l'école de médecine de Reims, donne la préférence; et dont le choix est déterminé par l'effet résolutif, ou suppurant, ou caustique, et destructeur de la tumeur que l'on se propose d'obtenir, suivant les cas.

Le Dr Luton traite même l'adénite aiguë de cette manière, en injectant une solution de nitrate d'argent au trentième dans les tissus (*France médicale*).

Les *tumeurs variqueuses* et *les hémorrhoïdes* doivent être rapprochées des engorgements des ganglions lymphatiques, sous le rapport de la difficulté d'en obtenir la cure radicale.

Le Dr Linon, de Verviers, emploie avec avantage contre les varices des compresses trempées dans de l'eau aiguisée d'une solution de perchlorure de fer, 8 à

10 grammes sur 250 grammes d'eau, qu'il applique sur les varices et qu'il maintient avec une bande roulée médiocrement serrée. Toutes les vingt-quatre heures il renouvelle le pansement pendant sept à huit jours, après quoi il laisse le tout à demeure jusqu'à ce que la bande se relâche, et il recommence encore à appliquer le bandage mouillé jusqu'à la disparition des varices, ce qui s'obtient en huit à quinze jours (*Tribune médicale*).

S'il est dangereux de guérir le flux hémorrhoïdal, cela ne veut pas dire qu'il faille souffrir continuellement des tumeurs variqueuses appelées hémorrhoïdes, surtout lorsqu'elles sont volumineuses et toujours gonflées.

L'onguent populeum, les lotions d'eau fraîche, les émollients, conviennent parfaitement à l'état aigu, lorsqu'elles sont irritées ou enflammées ; mais à l'état chronique il faut employer les astringents, tels que le glycérolé de tannin (1 gramme de tannin par 10 à 20 grammes de glycérine, très-bon aussi dans la fissure à l'anus), le coaltar saponifié plus ou moins étendu d'eau, et peut-être mieux l'eau aiguisée de perchlorure de fer, d'après la méthode du Dr Linon pour les varices, dont on imbibe des tentes de charpie qu'on introduit dans l'anus.

Le Dr Voillemier, d'après le *Moniteur thérapeutique*, emploie pour la cure radiale des hémorrhoïdes la cautérisation linéaire faite en avant, en arrière, à droite et à gauche, à l'aide d'un fer cutellaire de 0,02 centimètres de longueur sur 1 de large, à dos épais et à tranchant et extrémité mousses, qu'il introduit à une profondeur de 1 centimètre dans l'anus, en appuyant le talon de l'instrument un peu plus sur l'orifice cutané que sur la muqueuse.

L'opération ne dure pas plus de quatre à cinq secondes; et l'on a préservé l'anus et les parties voisines, une fois que l'on a fait mettre le malade endormi s'il le désire, et dont le rectum a été vidé, dans une position convenable sur le bord de son lit, par de larges badigeons de collodion dont on hâte la vaporisation de l'éther avec un soufflet, pour qu'il ne s'enflamme pas au contact du fer rouge.

Après l'opération, on applique des compresses imbibées d'eau fraîche; et s'il survient de la douleur et de l'irritation, des cataplasmes ou des onctions narcotiques.

M. Voillemier a traité ainsi 43 malades, tous avec succès.

Les *cors aux pieds* sont souvent des excroissances de nature scrofuleuse. Ceux qui en souffrent peuvent arriver à les extirper parfois en revêtant les parties du pied où ils siégent de taffetas gommé, ou de toute autre enveloppe imperméable, et en forme de doigt de gant pour les orteils. Il s'établit sur les parties ainsi recouvertes de la moiteur sous l'influence de laquelle les cors les plus durs se ramollissent, ce qui permet de les couper facilement et même de les extirper. Le Dr Barbier indique comme excellent encore de toucher les cors matin et soir avec un bout de paille trempé dans le perchlorure de fer liquide.

Dans beaucoup de cas il est nécessaire de mettre aux enfants un cautère à demeure au bras; on dérive ainsi sur un organe où les lésions sont en général peu graves, le bras, et sur la peau, des états morbides qui seraient de la plus grande gravité partout ailleurs; sans compter que la stimulation produite sur le tissu et l'organe cutané par ce moyen a certainement un effet salutaire sur l'état général.

Il est bien entendu que le traitement général de la

scrofule doit marcher de pair avec celui de ses manifestations locales, toutes les fois que la surexcitation fébrile n'est pas assez considérable pour s'y opposer.

Je ne sais pourquoi l'iodure de fer est rangé parmi les remèdes anti-scrofuleux dans tous les traités de pathologie et dans tous les formulaires. Ce remède convient dans la chlorose chez les scrofuleux, ou dans la chlorose chez les lymphatiques, voilà tout. Mais toutes les fois que je l'ai donné ou vu donner pour de vraies manifestations scrofuleuses il a échoué misérablement. En voici un exemple que je tiens à rapporter.

Une jeune fille de 14 ans avait un magnifique chapelet d'énormes tumeurs ganglionnaires scrofuleuses au cou. Un vieux docteur, qui était le médecin de la famille depuis plus de cinquante ans, et à qui l'on tenait beaucoup, la soignait par l'iodure de fer et autres remèdes. Pendant tout le temps que ces glandes ne s'abcédèrent point, on fut docile aux ordonnances du vieux docteur, malgré l'aggravation journalière visible du mal. Mais un beau jour que l'une de ces tumeurs ayant percé jetait du pus en abondance, et que plusieurs autres allaient évidemment en faire autant à bref délai, on vint me consulter en cachette. Le seul et unique remède que j'ordonnai fut l'huile de foie de morue, qui fit disparaître tout cela comme par enchantement en quelques jours.

Cette jeune fille devient forte et pleine de vigueur par l'usage longtemps continué de ce remède, qu'elle prenait encore de temps en temps quoique sans besoin à l'âge de 16 ans, époque à laquelle étant sur le point de se marier des voisins complaisants allèrent souffler aux oreilles de la famille de son futur qu'elle était remplie d'humeurs froides.

Cette jeune fille et sa famille tinrent à confondre les imposteurs, et j'attestai qu'il n'existait chez elle absolument aucune trace de scrofules ni présentes ni passées, ce qui était vrai. Mais que fût-il advenu si l'iodure de fer n'eût été remplacé à temps par l'huile de foie de morue !

CHAPITRE II.

Il est bien certain que la chlorose et l'anémie ne sont
au fond qu'un seul et même état morbide ; car les deux
affections ont absolument les mêmes lésions physiques et
les mêmes symptômes pour caractères distinctifs.

Cependant il existe entre elles une différence étiolo-
gique dont il est indispensable de tenir compte, car, si
l'anémie peut être causée par tout ce qui est capable
d'appauvrir le sang, comme une hémorrhagie abondante
surprenant quelqu'un au milieu de la santé la plus parfaite, une alimentation insuffisante, le séjour prolongé
dans des lieux sombres et dépourvus d'air et de lumière
solaire, une maladie longue qui a nécessité une diète
prolongée, un travail musculaire exagéré, des excès vénériens, etc., sans qu'aucune influence de diathèse ou
particulière aux individus puisse être invoquée, il n'en
est pas de même de la chlorose, qui a constamment une
origine diathésique, d'après Baumès, et qui tient spécialement à l'influence tyrannique des organes génitaux, et
particulièrement de l'utérus sur l'organisme.

Tout le monde peut donc devenir anémique ; tandis
que tout le monde ne peut pas devenir chlorotique. Quoi
qu'il en soit, les individus chlorotiques ou anémiques
sont pâles, jaune verdâtre, en langueur générale et

d'un air triste, abattu et souffrant. Leurs gencives, leurs lèvres, leurs conjonctives oculaires sont pâles et décolorées, et au moindre mouvement, surtout pour monter un escalier, ils sont oppressés et essoufflés comme s'ils étaient à la dernière période d'une maladie de cœur.

Ils sont sujets aux palpitations, à l'anorexie, aux douleurs gastralgiques, aux névralgies intercostales et faciales, aux vertiges, aux bourdonnements d'oreilles, à des pulsations artérielles incommodes dans la tête et autres régions, et aux congestions passives de certains organes, particulièrement de l'utérus, du foie et de la tête.

On trouve encore chez ces malades un embarras gastrique permanent; ils sont dyspeptiques et friands de crudités acides, telles que fruits verts, salade, vinaigre, etc.; ils sont sensibles au froid et au chaud, sujets à des fourmillements dans les membres, à des absences ou à des exaltations de sensibilité dans les membres et autres parties du corps, et quelquefois à des convulsions ou à des paralysies diverses, et même à des hydropisies.

Lorsque l'on ausculte le cœur ou les gros vaisseaux, on y découvre des bruits de souffle particuliers qui sont pathognomoniques de ces affections; et lorsque l'on touche le pouls on le trouve généralement petit, faible et fréquent. Cependant ce n'est pas toujours régulier; et parfois il devient large, gros et vibrant, ce qui répond à un état du cœur où les bruits sont forts, éclatants, et quelquefois comme métalliques.

La chlorose est à peu près spéciale à la femme et à la jeune fille, comme nous l'avons déjà dit; tandis que l'anémie se rencontre souvent dans les deux sexes, quoi-qu'elle existe incontestablement plus fréquemment, comme la chlorose, chez la femme que chez l'homme.

Fausse chlorose et fausse anémie. — La chlorose et l'a-némie dont nous venons de parler sont franches; ce qui veut dire qu'elles ne .sont sous la dépendance directe d'aucune autre maladie. Mais lorsqu'il y a anémie parce que des lésions de l'estomac ou du foie empêchent les digestions de se faire; ou encore parce qu'il existe dans l'économie une influence diathésique rhumatismale, ou goutteuse, ou herpétique, ou diabétique, ou tuberculeuse, ou scrofuleuse, qui retentit jusque sur les digestions, qu'elle trouble, et sur le sang qu'elle appauvrit, ou encore parce qu'il existe une maladie de matrice, etc.; cet état pathologique n'occupe plus que le second rang sur la scène morbide, et on lui donne alors le nom de fausse chlorose ou fausse anémie.

Les symptômes sont à peu près les mêmes que ceux de la chlorose et de l'anémie franches; si ce n'est qu'il existe en même temps dans l'organisme la maladie ou quelques symptômes propres à l'affection diathésique dont la chlorose ou l'anémie ne sont alors qu'un symp-tôme. Ce sont des douleurs, des palpitations, des co-ryzas et des rhumes fréquents, des pertes blanches abon-dantes pour la diathèse rhumatismale; des démangeai-sons fréquentes de la peau, surtout aux changements de saison et aux moindres écarts de régime, pour la dia-thèse dartreuse; des symptômes diabétiques particuliers, tels que l'exagération de la soif et de l'émission des urines pour le diabète, de la toux très-souvent et des craque-ments particuliers entendus à l'auscultation des sommets

des poumons pour la phthisie pulmonaire ; des engorgements ganglionnaires, sensibles, sinon douloureux au
toucher et même parfois spontanément, autour du cou,
sous la mâchoire inférieure, et même autour des seins,
comme je l'ai observé plusieurs fois, pour la diathèse
scrofuleuse ; enfin, il existe souvent des chaleurs incommodes à la peau et à la paume des mains, dans
presque tous les cas de fausse chlorose et de fausse
anémie.

Ajoutons encore que, tandis que les urines sont constamment alcalines dans la chlorose et l'anémie franches,
qui relèvent de l'alcalinisme, elles sont toujours plus ou
moins acides dans la chlorose et l'anémie fausses, qui
relèvent de l'acidisme comme les diathèses dont elles
sont le symptôme, à l'exception toutefois de la scrofule
et de la phthisie le plus souvent.

Terminaison. — La chlorose et l'anémie franches, surtout la chlorose, sont sujettes à de fréquentes récidives,
quand elles se sont une fois manifestées. Elles se terminent rarement par la mort, à moins que l'anémie n'ait
été occasionnée par des pertes de sang trop abondantes.
Cependant une syncope, des convulsions, une maladie
intercurrente à laquelle l'organisme affaibli n'offre aucune résistance, ont souvent causé la mort des malades.

Traitement de la chlorose et de l'anémie franches. —
Avant tout il faudra faire disparaître les causes, qu'elles
soient physiques ou qu'elles soient morales ; ce qui n'est
pas toujours facile dans ce dernier cas. Puis, les malades
étant placés dans de bonnes conditions hygiéniques et
autant que possible recouverts de flanelle, on aura re-

cours aux remèdes curatifs par excellence de ces maladies, qui sont les ferrugineux et les préparations de quinquina, vin de quinquina, sirop de quinquina, etc. Une alimentation aussi reconfortante que possible sera prescrite, sans vouloir toutefois à toutes forces que les viandes saignantes soient à peu près l'unique nourriture des malades, ce qui est absurde, car il leur faut comme à tout le monde une nourriture variée. On ne commettra point non plus la faute de proscrire la salade et le vinaigre, car il faudra au contraire dans les cas d'alcalinisme bien accentué associer la médication acide aux ferrugineux.

Il va sans dire que les symptômes particuliers qui dépendent de ces affections seront traités en même temps s'ils réclament une médication spéciale.

Ainsi les préparations de gentiane, de quassia amara, d'écorce d'oranges amères, etc., seront données dans les cas de langeur digestive accentuée, avant ou après les repas ; et les organes qui sont le siége de congestions passives tels que les poumons, l'utérus, seront également traités concurremment. Il en sera de même des troubles nerveux, qui réclament souvent l'administration du bromure de potassium, du bromure de camphre, de l'éther, du chloral et autres calmants à l'intérieur ; et l'emploi de liniments au chloroforme et autres nervins à l'extérieur, surtout pour calmer les névralgies.

Le liniment auquel je donne la préférence dans ces cas se compose de 1/4 ou de 1/3 de chloroforme pour les 3/4 ou les 2/3 de glycérine, et même d'un mélange des 3/4 de chloroforme pour 1/4 d'éther sulfurique, employés purs ou mêlés à plus ou moins de glycérine, dont on imbibe une flanelle qu'on applique sur la douleur et qu'on recouvre d'un morceau de toile cirée ou de taffetas gommé pour empêcher l'évaporation.

Pour les *douleurs de dents* on peut en imbiber un tampon de ouate ou de coton qu'on applique sur la dent malade directement, et que l'on renouvelle fréquemment jusqu'à ce que le calme soit obtenu. On apaise souvent d'une manière instantanée les névralgies faciales et les douleurs dentaires en mettant à l'entrée de l'oreille sur le conduit auditif un tampon de ouate ou de coton imbibé du même liniment, ou sur lequel on a versé quelques gouttes de chloroforme pur. Il faut tenir la tête droite, pour que le chloroforme qui est très-irritant ne coule pas dans l'oreille. On sent se répandre aussitôt dans le conduit auditif une chaleur vive qui est le précurseur du calme, qui suit immédiatement. Rien n'empêche dans les douleurs intenses d'user en même temps des deux médications locales que nous venons d'indiquer, et même des calmants pris à l'intérieur.

Il ne faut pas perdre de vue que le mal de dents et les névralgies faciales sont souvent occasionnés par des coups d'air ou le froid aux pieds, surtout lorsque les dents sont atteintes de carie. Dans ces cas des boissons sudorifiques, comme des infusions chaudes de tilleul, des fumigations de vapeurs émollientes et des bains de pieds, sont d'excellents remèdes ; et lorsque les gencives sont irritées et très-rouges, il faut des gargarismes émollients, qu'on remplace par le collutoire suivant avec avantage, dès que l'irritation est moins vive :

Liqueur de Van-Swieten. . . 5 à 20 gr.
Eau . . . . 100 gr.
Miel rosat . . . . 50 gr.

m. s. a.

qu'il faut bien prendre la précaution de cracher et de ne pas avaler.

Le *vertige*, quelle qu'en soit la cause, réclame l'usage du bromure de potassium, du bromure de camphre, des arséniates, des iodures, de la noix vomique, de la valériane, comme calmants, pendant qu'on s'adresse également à l'état de l'organisme qui le tient sous sa dépendance, comme constipation, froid aux pieds, embarras gastrique, maladie de cœur, etc.

L'*insomnie* sans douleur réclame l'emploi du bromure de potassium, du bromure de camphre ou du chloral ; et lorsqu'il y a une douleur qui en est la cause, et dans les fièvres, c'est l'opium qu'il faut donner. Cependant lorsque la fièvre est intense et chez les sujets nerveux ou sanguins nerveux, il vaut mieux donner l'alcoolature d'aconit et l'eau de laurier cerise que l'opium, qui ne ferait qu'irriter les malades.

Les *coliques utérines*, qui sont souvent si douloureuses chez les femmes chlorotiques, surtout aux époques meurtruelles, sont calmées, par des injections dans le rectum, faites avec une petite seringue de verre à injection uréthrale pour homme, contenant dix gouttes de landanum de Sydenham pour la première injection, qu'on mêle à la pleine seringue d'eau tiède, et qu'on renouvelle de demi-heure en demi-heure jusqu'au calme ; mais avec cinq gouttes de landanum seulement pour les injections suivantes. Il faut que la femme aspire pendant l'injection, comme du reste pendant la prise d'un lavement, autrement le ténesme rectal s'opposerait souvent à la pénétration du liquide.

On peut, dans le même but, donner la même quantité de landanum dans des quarts ou des demi-lavements d'eau de son ou d'amidon, administrés de demi-heure en demi-heure.

Les *gastralgies* deviennent parfois si intenses que les femmes les plus courageuses ne peuvent les supporter, et que des crises nerveuses convulsives s'ensuivent même souvent si elles ne sont promptement calmées. Deux à cinq gouttes de landanum de Sydenham avec huit à dix d'éther sulfurique et autant de teinture de valériane données toutes les cinq minutes dans un demi-verre d'eau sucrée, telle est la médication qui les fait promptement disparaître.

On peut employer localement, sur le creux de l'estomac, les liniments calmants dont nous avons parlé ; ou encore des linges de toile imbibée d'un mélange d'extraits liquides de ciguë, de jusquiame, de belladone et d'opium qu'on mêle par parties égales.

Quelquefois c'est en mangeant, dès les premières bouchées d'aliment avalées, au début du repas, que de la gastralgie survient Dans ce cas, 2 à 5 gouttes de laudanum dans une cuillerée ou deux d'eau sucrée, pris avant le repas chez les personnes peu nerveuses, ou une tasse d'infusion de 2 à 5 grammes de poudre de valériane, chez les personnes nerveuses, font tolérer les aliments par l'estomac et dissipent la gastralgie. Rien n'empêche aussi d'associer alors l'extrait d'opium ou de valériane aux pilules de fer, qu'on prend avant le repas.

Lorsque c'est après le repas qu'il survient de la lourdeur d'estomac, on se trouve bien de prendre immédiatement une ou deux cuillerées de vin de quinquina, aux vins sucrés et alcooliques du Midi, ou un peu de liqueur de cassis, d'anis, ou de brou de noix ; avec encore le

landanum ou la valériane si au lieu de simples lour-
deurs d'estomac il y a gastralgie plus ou moins vive.

Traitement de la chlorose et de l'anémie fausse. — Le
traitement qui convient à ces affections lorsqu'elles sont
symptomatiques d'états diathésiquesou d'autres maladies
est celui de ces états morbides eux-mêmes, auxquels on
peut associer pour combattre l'élément chlorotique les
bains de mer, surtout pour les personnes jeunes, jusqu'à
25 à 30 ans, l'hydrothérapie, les bains sulfureux, suivant
les cas, et même quelquefois les ferrugineux et les préparations de quinquina, surtout chez les personnes de
tempérament peu nerveux et peu sanguin, telles que l'iodure de fer dans l'anémie scrofuleuse, l'arséniate de fer
dans l'anémie dartreuse et rhumatismale, ou encore les
eaux minérales reconstituantes ferrugineuses, alcalines
et autres, etc. Mais l'adjonction des ferrugineux et des
préparations de quinquina doit être surveillée avec
soin, et supprimée immédiatement dès que leur administration donne lieu à quelques phénomènes d'irritation
ou de manifestation diathésiques, comme chaleurs à la
peau, toux, spasmes, pertes blanches, etc. ; ce qui n'est
pas rare.

En vérité, je ne comprends pas qu'un therapeute de la
valeur de Grisolle dise que les faits sur lesquels s'appuie
Trousseau pour avancer que l'usage du fer est contr'indiqué dans la chlorose compliquée de tubercules pulmonaires sont peu nombreux et fort peu concluants ; car il
ne faut pas avoir pratiqué longtemps la médecine pour
s'apercevoir combien Trousseau a raison et Grisolle tort,
non-seulement pour la chlorose unie aux tubercules,
mais pour la chlorose unie à n'importe quelle diathèse,

et même simplement souvent lorsque le tempérament est lymphatique, cas où les iodures à faibles doses, ou les arséniates, suivant les cas, et les eaux minérales sulfureuses associées aux amers sont bien préférables souvent au fer et au quinquina.

Les hypophosphites de soude et de chaux m'ont paru spécialement utiles comme médicaments reconstituants dans des cas d'anémie diathésique où les ferrugineux ne seraient pas tolérés; à condition toutefois que la fièvre soit nulle ou légère.

CHAPITRE III.

MANIFESTATION HOLOPATHIQUE TUBERCULEUSE.

§ 1.

Anatomie pathologique. — Le tubercule est un tissu nouveau, sans analogue dans l'économie, développé dans le blastème des organes, qui s'est hypertrophié, organisé pathologiquement, au milieu des tissus organiques, dont il refoule les éléments sans les détruire.

On sait que lorsqu'il n'existe que quelques tubercules dans un organe, ils se présentent sous forme de petits grains comme des grains de semoule, disséminés çà et là, d'un blanc jaunâtre ou grisâtre, et d'une consistance rappelant celle de l'albumine concrète, quoique plus forte. Mais le plus souvent des quantités considérables de tubercules s'agglomérant, il en résulte des noyaux et et des masses tuberculeuses plus ou moins considérables.

Le tubercule est un tissu incomplet, que nous avons comparé à la gomme des végétaux pages 104 et 105 ; et qui, comme tel, est dépourvu de vaisseaux et de nerfs.

A peine formé, il perd sa consistance, se ramollit, et prend un aspect identique à celui du pus. Les noyaux et les masses tuberculeuses deviennent dès lors autant de sortes d'abcès, qui se vident au dehors comme les véritables abcès purulents, et qui laissent comme eux 'des excavations plus ou moins profondes au milieu des organes, dont les tissus ne peuvent faire que d'être endommagés.

Lorsque la guérison de cette maladie s'obtient, elle s'opère par la transformation crétacée ou calcaire des tubercules, qui ne subissent pas alors intégralement la la période de ramollissement, ou par la dessiccation de leurs excavations une fois vidées, qui sont comme comblées par une sorte de tissu cicatriciel.

Toutes les organes peuvent être le siége de tubercules ; mais on les rencontre surtout dans les poumons, où ils donnent lieu à la phthisie pulmonaire ; dans les membranes du caveau, où ils donnent lieu à la méningite tuberculeuse, qui est un variété de fièvre cérébrale ; dans les ganglions lymphatiques du mésentère, où ils donnent lieu à la maladie du ventre appelée *carreau*, chez les enfants ; dans les intestins, où ils donnent lieu à l'entérite tuberculeuse, etc.

Prodromes. — Les individus qui deviennent tuberculeux offrent souvent longtemps avant le début caractéristique du mal l'aspect extérieur des chlorotiques et des anémiques. Ils maigrissent, pâlissent, et tombent en langueur ; ont de fréquents mouvements fébriles et des sueurs partielles surtout la nuit, sans cause apparente, et éprouvent souvent quelques-uns des symptômes de la maladie tuberculeuse qui va se déclarer bientôt chez eux ; comme des rhumes fréquents s'ils doivent devenir phthisiques ; des coliques périodiques survenant de plus en plus souvent, avec ou sans diarrhée, s'ils doivent être pris de carreau ou d'entérite tuberculeuse ; des maux de tête, ou de vomissements, ou des grincements de dents, ou des mâchomements, ou de l'agitation et des soubresauts la nuit, avec un sommeil souvent interrompu, ou du strabisme, ou même des convulsions, avec de la constipation habituelle, s'ils doivent être pris de méningite tuburculeuse, etc.

Il importe que le médecin ne commette pas d'erreur à cette période de la maladie ; car il est bien certain que si les malades n'attendaient pas toujours d'avoir des lésions organiques tuberculeuses avancées pour consulter leur médecin, on] obtiendrait bien plus de guérisons qu'on ne fait de ces graves maladies.

On a pu croire à des fièvres typhoïdes dans des cas où il y avait prodromes de tuberculisation, ou même déjà tuberculisation déclarée des méninges cérébro-spinales ; et les médecins les plus distingués ne sont certes pas à l'abri de ces erreurs, qu'on éviterait cependant le plus souvent, je crois du moins, avec un peu d'attention. Pour ma part, j'ai été appelé à rectifier trois ou quatre fois de ces diagnostics erronés, entr'autres sur une pauvre jeune fille de 25 ans, amie d'enfance et camarade de pension de ma femme, qu'un officier de santé traitait pour de la faiblesse par le vin de quinquina, et à qui il prescrivait de prendre de l'exercice pour se fortifier. Appelé à la voir un jour comme ami plutôt que comme médecin, quelle ne fut pas ma douloureuse surprise quand je vis qu'elle était atteinte d'une méningite tuberculeuse cérébro-spinale ! Je dus prévenir sa famille de la gravité de sa position ; et comme je déclarai sans hésiter aux nombreuses personnes qui s'intéressaient à cette jeune fille, qui m'interrogeaient, que toutes les probabilités étaient pour qu'elle n'y fût plus dans quinze jours, ce qui arriva, on me pria de lui donner mes soins, et un confrère me fut adjoint.

Causes. — C'est une maladie de la jeunesse surtout, jusqu'à 20 à 25 ans. L'hérédité, la scrofule, le tempérament lymphatique, les constitutions débiles, les mauvaises conditions hygiéniques, la misère, les privations, tous les excès, telles sont les causes les plus ordinaires de la tuberculisation des organes.

Symptômes. — Il convient d'exposer à part les symptômes de chaque affection tuberculeuse, et qui les concernent spécialement, maintenant que nous avons fait connaître les principaux traits qui leur sont communs à toutes.

§ 2. — *Phthisie pulmonaire, ou tubercules pulmonaires.*

Après un temps plus ou moins long pendant lequel il n'a existé que les prodromes de la tuberculisation, avec des rhumes fréquents, des douleurs plus ou moins accentuées dans le dos, entre les épaules ou sur les côtés de la poitrine, il arrive souvent que les crachements de sang viennent signifier au malade de se hâter de se faire saigner s'il ne l'a déjà fait, et au médecin qu'il a affaire à une affection sérieuse et grave, s'il n'avait pu découvrir jusque-là des symptômes caractéristiques de la maladie qu'il redoutait.

Cependant, l'hémoptysie ne s'observe pas toujours, et elle est même rare avant quinze ans ; ce qui fait que la toux, les douleurs de poitrine, l'amaigrissement, les accès de fièvre, la faiblesse, les sueurs nocturnes partielles, les crachats, qui de rares d'abord et de blancs qu'ils étaient deviennent ensuite de plus en plus fréquents, opaques et purulents, sont les symptômes principaux dont l'aggravation constante doit être pour le malade une preuve qu'il se passe en lui quelque chose d'insolite. Pour le médecin, il existe à cette période dans la poitrine des signes physiques certains de la maladie, que la percussion et l'auscultation révèlent surtout au sommet des poumons.

La plupart des malades, surtout les adultes, conservent encore souvent l'appétit jusque-là ; ce qui malheureusement les porte quelquefois à s'illusionner sur l'état de leur santé. Il m'est arrivé plusieurs fois de voir des malades ne venir me consulter que sur les sollicitations pressantes et réitérées de leur famille, et me dire, je suis venu vous voir, docteur, simplement pour faire plaisir à ma famille. Je mange bien, je trouve tout bon, je dors bien, et quoique je tousse et crache souvent, je suis bien sûr que ce n'est rien ; car j'ai déjà eu plusieurs rhumes comme ça qui sont parfaitement passés, et celui-ci passera bien comme les autres.

Il ne faut pas croire qu'il soit toujours facile de faire entendre à ces personnes qu'il y a nécessité pour elles de se soigner, qu'il est imprudent de négliger même un simple rhume, qu'un rhume négligé peut entraîner les plus graves conséquences ; vous les voyez secouer la tête d'un air d'incrédulité en répétant, je vous dis, docteur, que ce n'est rien, je le sais mieux que personne ; ne me prescrivez aucun traitement, je ne le suivrais pas.

Hélas ! si le malade ne s'illusionnait point sur sa position presque toujours jusqu'à la fin, et s'il n'espérait point jusqu'au bout dans cette triste maladie, ce qui est heureux, il ne tarderait point à comprendre le tort qu'il a eu d'être si longtemps sourd aux conseils de sa famille et de son médecin. Tous les symptômes dont nous avons parlé augmentant d'intensité de jour en jour, avec des nouveaux qui surviennent, tels que vomissements, diarrhées incessantes, sueurs abondantes et épuisantes, perte d'appétit, les pauvres malades finissent par ne plus pouvoir quitter le lit, où ils sont dans un état de maigreur à faire peur, et ils continuent parfois à faire de grands projets d'avenir, comme un cordonnier que je soignais, et qui, une heure avant de mourir, donnait encore des ordres pour que tout fût prêt et en place dans un magasin qu'il avait loué, et qui était reloué depuis longtemps à un autre à son insu, pour le jour proche où étant rétabli il en prendrait la direction.

Il n'arrive pas toujours que la phthisie ait une marche sans cesse progressive ; et il arrive même souvent qu'il survient dans l'état des malades des améliorations notables qui sont même parfois, quoique bien rarement, suivies de véritables guérisons. Mais ce qui arrive le plus souvent c'est une nouvelle attaque de la maladie plus formidable que la première, après une période de calme relatif plus ou moins longue ; et finalement, après une durée moyenne de dix-huit mois à deux ans, la mort est la terminaison ordinaire de cette triste affection.

Cependant il est de nombreux exemples de personnes qui ont vécu quoique phthisiques jusqu'à un âge assez avancé, et qui sont même mortes de maladies tout à fait étrangères à celle-là. Dans ce cas il survient de temps en temps chez eux, périodiquement, des recrudescences de la maladie qui viennent chaque fois mettre leurs jours en danger ; et dans l'intervalle ils sont malingres, toujours plus ou moins languissants, et de la santé la plus délicate.

Traitement. — Il en est du traitement des maladies tuberculeuses comme de pas mal d'autres en médecine, où l'on s'est occupé beaucoup trop de l'état local de l'organisme, et pas assez de son état général. Sans doute il existe des maladies locales dont l'existence peut mettre rapidement la vie des malades en danger, et qui réclament par cela même une intervention directe plus ou moins prompte et énergique. Mais, règle générale, toutes les fois que tel n'est pas le cas, il faut plus se préoccuper de l'état général morbide de l'organisme que de son état local.

Nous savons que la tuberculisation est généralement précédée dans l'organisme par d'autres manifestations diathésiques, qui sont celles de la diathèse scrofuleuse, et que, d'après Baumès, il existe même souvent quelque chose de spécial dans quelques-unes d'entre elles, qui permet de prédire à l'avance qu'il pourra survenir des tubercules.

Nous savons également, par l'exposition des prodromes de la tuberculisation que nous avons faite, que l'état général morbide de l'organisme s'accentue davantage, sur ce qu'il était déjà préalablement, sans doute sous l'influence de l'action des causes occasionnelles, quelque temps avant que la maladie se déclare. Donc, c'est de ce côté avant tout qu'il faut diriger l'action thérapeutique, après comme avant l'éclosion des tubercules.

On peut dire qu'il existe un courant de force vitale contre nature dirigé de la périphérie vers l'organe atteint dans cette affection, et c'est ce courant qu'il s'agit précisément de faire rétrograder avant tout par le traitement. Il serait dangereux de chercher à faire rebrousser chemin à ce courant vers le centre de l'organisme, pendant l'existence de maladies et de manifestations diathésiques sur la peau ou à la périphérie du corps, parce que l'on a à craindre ici de le détourner sur des organes dont les lésions peuvent avoir des suites bien plus fâcheuses que celles de ceux où il existe; aussi ne doit-on le faire que rarement, et seulement lorsqu'on a de bonnes raisons pour agir ainsi. Mais lorsque c'est sur des organes internes comme les poumons, le foie, le cerveau, les intestins, le cœur, etc., que ce courant se dirige et va aboutir, on doit mettre tout en œuvre pour en changer la direction et pour appeler et fixer l'action morbide sur la peau.

Voici un exemple frappant du danger qu'il y a à s'adresser uniquement à des manifestations diathésiques cutanées sans s'occuper préalablement de l'état général de l'organisme.

Une femme avait une jeune fille de 11 ans, scrofuleuse, sur la figure de laquelle existait depuis quelque temps de l'impétigo en abondance. Cette femme m'amena cette enfant en consultation, et me demanda des remèdes pour la guérison de son mal, qui la défigurait, suivant son expression. En vain lui expliquai-je que c'étaient des humeurs qui devaient sortir de l'organisme et qu'il serait dangereux de chercher à guérir son enfant avant de lui faire prendre des remèdes pour tarir ces humeurs ; il fallut ordonner des lotions spéciales pour cette éruption (liqueur de Van-Swieten et eau par parties égales), que j'eus la faiblesse de ne pas refuser. C'était pendant une épidémie de croup ; or, à quinze jours de là, l'impétigo avait disparu, mais on venait me chercher pour traiter cette jeune fille d'une angine couenneuse dont elle est morte.

« Ouvrez tous les livres qui traitent des maladies de
« la peau, et vous y verrez que l'apparition et l'établis-
« sement définitif d'une dartre à la peau . . . .
« . . . . . . a été suivie de la disparition complète de
« bien des maux de nature en apparence différente. . .
« . . . . . . Ouvrez les mémoires, les monographies
« sur les eaux minérales naturelles salines, sulfureuses
« surtout, et vous y verrez que l'apparition d'une dartre
« à la peau, après l'usage de ces eaux, a produit le
« mêmes résultats. » (Baumès, *ouvrage cité*.)

Il n'est pas nécessaire que les malades aient des antécédents dartreux, directs ou indirects pour que les choses se passent ainsi; car je ne crains pas d'affirmer que,
dans toutes les maladies diathésiques, chez tous les malades, on pourra produire des éruptions cutanées. Seulement il sera toujours difficile et même souvent impossible de les fixer longtemps sur la peau chez les sujets non
dartreux.

Il importe de ne point prendre pour de la chlorose ou
de l'anémie franches les prodromes de la tuberculisation,
qui ont avec ces maladies tant de ressemblance; car si
la langueur de la sanguification existe ici, ce qui n'est
point douteux, ce n'est là qu'un état morbide secondaire,
un des résultats de l'existence de l'état morbide général,
une chlorose ou une anémie fausse, en un mot, qu'il
serait bien inutile et même dangereux pour guérir la
maladie, d'aller attaquer par les ferrugineux et autres
toniques, qui n'ont rien d'anti-diathésique. Le moyen, le
seul et unique, de guérir ici la faiblesse du sang est d'en
faire disparaître la cause, c'est-à-dire de traiter l'état
diathésique de l'économie.

Je divise le traitement de la phthisie pulmonaire en cinq périodes, qui sont :

1° Le traitement de la période de la scrofule ;

2° Celui de la période des prodromes de la tuberculose ;

3° Celui de la période de la naissance et du développement des tubercules ;

4° Celui de la période de leur ramollissement et de leur élimination ;

5° Celui de la période de la cachexie tuberculeuse.

Le traitement de la première période est celui de la scrofule, qu'il convient de traiter assez longtemps chez les enfants pour être bien sûr d'avoir éteint non-seulement les manifestations scrofuleuses existantes, mais encore la diathèse elle-même.

Le traitement de la seconde période est encore celui de la scrofule, mais en insistant spécialement sur l'huile de foie de morue, sur les reconstituants, tels que la viande crue et l'alcool (élixir Ducro), le koumys, les acides, sur les iodures ou les arséniates, suivant les cas, sur les bains d'eaux minérales, sur les douches excitantes, sur la flanelle sur la peau et les frictions sèches, et sur l'éloignement des causes occasionnelles.

Le traitement de la troisième période diffère peu de celui de la précédente ; seulement quand il existe de la fièvre on doit suspendre les remèdes excitants et toniques de cette période pour n'employer que les calmants vasculaires et nerveux, les révulsifs cutanés et intestinaux légers, tels que des frictions de teinture d'iode sur le devant du thorax, et des sinapismes fréquents sur la poitrine, les diurétiques, les boissons pectorales douces et calmantes, etc. Lorsque l'éréthisme vasculaire est un peu tombé, il est avantageux de produire à l'aide de thapsia ou de frictions à l'huile de croton tiglium une éruption recouvrant presque tout le devant de la poitrine.

Le traitement de la quatrième période est spécial à l'état des poumons. Tout en usant des médications propres à l'une ou l'autre des périodes précédentes, selon les cas, on doit chercher à tarir la sécrétion purulente des cavernes pulmonaires par des balsamiques à l'intérieur, des boissons d'eaux sulfureuses, qui ne conviennent guère que dans cette période et au début, et des révulsifs cutanés énergiques.

Le traitement de la cinquième période est celui de tous les états cachectiques, et, tout en continuant les médications précédentes propres à l'état diathésique, il faut insister sur l'administration des acides et des toniques, tels que les ferrugineux, les préparations de quinquina et autres, parce que l'indication la plus pressante est ici de relever l'état des forces organiques dont la prostration est ce qui domine alors tout le reste.

Contre la sueur souvent excessive des phthisiques, on a donné le tannin, l'acétate de plomb et l'agaric. Le Dr Landrieux donne les diurétiques (vin diurétique, oxymel diurétique) ; à l'exemple de M. Gubler, M. Lasègue donne des bains généraux peu prolongés à 35° c., et M. Bourdon donne l'ipéca. (*Moniteur thérapeutique.*)

On aurait tort de ne pas tenir grand compte de l'état des poumons et de leurs tubercules dans cette maladie, quand on prescrit une médication. Il me souvient d'une jeune fille atteinte de phthisie commençante qui s'était mise à prendre du sirop de sève de pin qu'elle avait vu vanter contre la toux à la quatrième page de son journal, et qui fut prise dès les premières cuillérées de crache-

ments de sang abondants. J'ai vu plusieurs fois cette drogue et le sirop de goudron produire des effets analogues,
même dans de simples bronchites aiguës, où leur usage
était évidemment contre-indiqué.

Les tubercules sont pour moi des *noli me tangere* qu'on
doit bien se garder d'aller irriter par des remèdes portant leur action sur eux, avant qu'ils n'aient subi l'état
de décomposition qui leur est propre, et encore dans ce
cas n'est-on point sûr de ne point donner lieu à de nouvelles poussées tuberculeuses en activant de nouveau les
forces vitales de l'organe malade, ce qui certainement
arrive trop souvent, sous l'influence des eaux minérales,
comme celles de la Raillières à Cauterets, des Eaux-
Bonnes, et autres remèdes, et ce qui doit être une raison
pour n'user de médications agissant dans ce sens qu'avec
la plus grande prudence et la plus grande circonspection,
surtout si les sujets sont de nature irritable.

§ 3. — *Méningite tuberculeuse.*

Cette maladie est surtout commune chez les enfants.
Le mal de tête, arrachant parfois aux malades des cris
aigus, l'impression douloureuse de la lumière, les vomissements, une forte constipation, du strabisme, de la raideur
dans le cou, qui est cause que la tête se renverse souvent en arrière, des sauts brusques et saccadés dans le
lit, parfois de véritables convulsions, la peau sèche et un
peu chaude, le pouls peu fréquent, de l'agitation et souvent du délire peu bruyant en général, de la sensibilité
exagérée sur certains points du corps qui fait pousser des
cris de douleur aux malades dès qu'on les touche, des
convulsions partielles, des contractures, des alternatives

de pâleur et de rougeur accompagnées de chaleur brûlante de la face et siégeant tantôt sur une joue tantôt sur
l'autre, tels sont les principaux symptômes que l'on rencontre dans le cours de ce cette terrible maladie, qui,
après avoir donné lieu à de l'agitation et du délire plus
ou moins intenses pendant huit à dix jours, se termine
par un coma de plus en plus profond suivi de mort, après
une durée totale ordinaire de quinze à vingt jours.

La terminaison de cette affection par la guérison est
rare, très-rare même, et pour ma part je n'en possède
que trois cas, sur un nombre considérable de malades
que j'ai soignés de la tuberculose des méninges, et c'est
beaucoup. Dans un cas, il s'agissait d'une petite fille de
onze mois, brusquement sevrée par sa mère pour aller
servir de nourrice en ville. Heureusement que l'enfant
avait pris l'habitude de sucer son pouce, ce qui fit qu'il
fut facile de lui faire prendre le sein, auquel j'ajoutai un
centigramme d'iodure de potassium par jour.

J'en rapporte deux autres cas, chapitre X (première
partie), où j'indique en même temps le véritable traitement de cette affection.

§ 4. — *Du carreau.*

On sait que c'est le ventre, les ganglions lymphatiques
du mésentère surtout, qui est le siége des tubercules
dans cette affection.

Les enfants sont spécialement sujets à cette maladie,
bien rare chez les adultes, quoique ce que l'on appelle
chez eux péritonite tuberculeuse en soit certainement
l'équivalent. Le ventre est volumineux, la diarrhée existe
le plus souvent, la colique spontanée plus ou moins vive

manque rarement, et est facilement reconnue chez les enfants qui peuvent rendre compte de leurs sensations; et chez tous on provoque de la douleur par la palpation du ventre, qui permet presque toujours d'y reconnaître l'existence de tumeurs plus ou moins nombreuses, et quelquefois assez volumineuses, plus ou moins sensibles à la pression.

C'est encore une maladie grave, mais qui se termine plus souvent par la guérison que les précédentes, pourvu qu'il ne survienne pas de complications fâcheuses. Lorsque la mort doit en être la terminaison, on voit la diarrhée, la maigreur, la fièvre hectique ne faire que s'accentuer chaque jour, jusqu'à la fin, après une durée totale qui est ordinairement longue.

La médication qui convient à cette affection est celle des autres maladies tuberculeuses, et principalement de la phthisie, huile de foie de morue, arséniates, iodure de potassium, bains stimulants sulfureux, salés, aromatiques, etc., en même temps qu'il convient de faire d'abondantes frictions de teinture d'iode sur tout le ventre.

Certes, on trouve des tubercules dans d'autres organes que ceux dont nous avons parlé jusqu'ici, puisqu'on peut les rencontrer dans tous, mais nous nous tiendrons à la description des maladies tuberculeuses que nous venons de citer, qui sont les plus communes. Nous mentionnerons cependant le *mal de Pott*, qui n'est autre chose que la tuberculisation des os de la colonne vertébrale, qui se termine le plus souvent par la mort, et quelquefois par la brisure de la colonne vertébrale, qui rend bossu, ce qui est une des causes de cette infirmité.

Les diathèses dont nous avons parlé jusqu'ici, la scrofule dans toutes ses formes générales ou partielles, caractérisées soit par de simples troubles fonctionnels de tissus, comme des congestions, des inflammations, des sécrétions, etc., soit par des hypertrophies de ces tissus, comme celle du tissu fibreux (tumeurs fibreuses), du tissu osseux (exostoses), etc., la chlorose franche, et la diathèse tuberculeuse considérée dans tous les organes où elle peut siéger, sont toutes des diathèses de la jeunesse, principalement jusqu'à 25 ans à peu près, et ce sont les seules qu'on y rencontre le plus ordinairement, à part bien entendu les diathèses passagères et les fièvres éruptives, comme la rougeole et la scarlatine, dont je ne parle pas ici. Mais, quelle que soit la maladie chronique que l'on y observe, c'est à peu près toujours à l'une de ces diathèses qu'elle se rapporte, lesquelles relèvent de l'alcalinisme.

La place naturelle de la description de l'albuminuric serait ici, mais comme cette affection se rapproche souvent plus des maladies aiguës par son allure que des maladies chroniques, et que du reste je la crois plutôt un produit spécial tantôt de la scrofule, tantôt de la chlorose, tantôt de la tuberculose, tantôt du rhumatisme, qu'une véritable diathèse, je n'en parlerai pas ici. Ma conviction, en effet, basée sur l'observation, est que cette maladie ne survient point dans un organisme vierge d'états diathésiques, et qu'il y a tout avantage au point de vue thérapeutique à ne point en faire une diathèse à part.

CHAPITRE IV.

HOLOPATHIE RHUMATISMO-CATARRHALE.

§ 1er.

Cette diathèse est celle qui règne à peu près exclusivement dans tout l'âge adulte, depuis 25 ans environ jusqu'à 45 ou 50.

Ce sont des troubles fonctionnels de tissus organiques
qui la caractérisent, tels que des congestions, des inflammations, des engorgements, des sécrétions, des douleurs,
des paralysies, des convulsions, des délires, qui tous ont
un air de famille commun, permettant de les rattacher à
un seul et unique état général morbide de l'économie.
L'acidisme les domine tous, les fonctions de la peau s'y
trouvent le plus souvent abaissées ou supprimées, généralement par des refroidissements plus ou moins prolongés, ayant eu lieu d'une manière ou d'une autre ; les excès
et les écarts de régime entrent pour une large part dans
leurs causes, et ce qui le caractérise encore est en général la ténacité, et une tendance accentuée à durer longtemps.

Plusieurs états morbides considérés par les auteurs
comme autant de diathèses distinctes entrent dans cette
holopathie : tels sont l'état nerveux, ou nervosisme, la
diathèse dartreuse, la diathèse catarrhale, la diathèse
rhumatismale, dont les symptômes se trouvent toujours
plus ou moins mêlés et se substituent même les uns aux

autres, comme nous l'avons vu p. 27 et 28 ; ce qui prouve bien qu'il ne suffit pas de l'idiosyncrasie cutanée attirant presque exclusivement sur la peau l'action diathésique morbide, pour faire admettre l'herpétisme, pas plus qu'il ne suffit du tempérament nerveux, attirant surtout cette même action morbide sur le système nerveux, pour faire admettre la diathèse nerveuse, ni du tempérament lymphatique, dans lequel les muqueuses surtout sont si souvent atteintes, sous l'influence de l'idiosyncrasie, pour faire admettre une diathèse catarrhale, etc. Et cependant, c'est bien l'idée du siége du mal seul, comme le dit Baumès encore pour le rhumatisme, pages 279 et 280 de son ouvraga déjà cité, avec l'influence du froid humide pour cette dernière maladie, qui a valu à chaque état morbide dont nous parlons ici d'être considéré comme affection de nature distincte et à part, ce qui est une fausse interprétation des phénomènes morbides dans ces cas.

Si nous étions en Allemagne je ferais un mot composé de trois mètres, et j'appellerais l'holopathie qui nous occupe ici diathèse rhumatismo-herpético-nervoso-catarrhale.

La chloro-anémie se surajoute présque toujours chez les femmes à cette holopathie ; mais il existe rarement d'autres moyens de l'atteindre que de s'adresser à l'état diathésique ; car elle est presque toujours fausse.

Manifestation locale. Les parties les plus spécialement atteintes de l'organisme sont les articulations depuis les plus petites jusqu'aux plus grandes, *rhumatisme articulaire ;*

Les muscles, *rhumatisme musculaire,* comme ceux du cou (torticolis), de la poitrine (pleurodynie), du dos (lumbago), des parties antérieures de l'abdomen, de ses parties latérales, des membres, du sommet de la tête ;

Les viscères, comme l'utérus, les intestins (entéralgie existant le plus souvent sans diarrhée, entérite rhumatismale, spasme intestinal très-douloureux simulant parfois l'occlusion intestinale, la tympanite), la vessie (ce qui donne lieu à de fréquentes envies d'uriner, surtout la nuit, avec chaleur au col vésical pendant le miction, et souvent dépôts muqueux des urines), le cœur (endocardite), le pharynx (angines), l'œsophage (douleur pour avaler et œsophagisme), le larynx (douleur à la région du larynx à la pression et pendant la déglutition, avec difficulté de parler, gêne en parlant, et altération plus ou moins marquée de la voix), les poumons (emphysème, asthme, bronchite, congestion pulmonaire, certaines pneumonies), l'estomac (gastralgie rhumatismale, gastrite rhumatismale, embarras gastrique avec douleur spontanée en général peu vive, et à la pression sur la région de l'estomac qui est souvent tendue, vomissements de cause rhumatismale), le foie (congestion, engorgement du foie);

Les nerfs sensibles (névralgies rhumatismale, faciale, intercostale, lombo-abdominale, du testicule, du col de l'utérus, sciatique ou fémoro-poplitée, du cœur et de l'aorte ou angine de poitrine) ;

Les nerfs moteurs (convulsions de la face, tétanos rhumatismal, convulsions d'un membre, contracture des extrémités chez les enfants, contractures éphémères et permanentes rhumatismales, chorée, paralysies locales rhumatismales);

Le cerveau et la moelle épinière, *névropothies* (certains délires, certaines convulsions, certaines épilepsies, certans cas d'hypochondrie, d'hystérie, de paralysie, de ramollissement cérébral, de congestion cérébrale, de congestion de la moëlle, de myélite, la migraine) ;

La peau, *dartres*, la couperose, le prurigo, le psoriasis, le lichen, l'eczéma, l'herpès, le furoncle, etc.;

Les muqueuses, *diathèse catarrhale*, les conjonctivites non scrofuleuses, le coryza, des affections des oreilles, de la bouche, des gencives, des bronches, les catarrhes bronchiques, les flux bronchiques, stomacaux, intestinaux, utérins, vaginaux, uréthraux ;

Les séreuses, *diathèse séreuse* des auteurs, la pleurésie, la péritonite, la péricardite, certaines ascites, certains cas d'hydrothorax, d'hydropéricarde, d'anasarque.

Il est rare que la diathèse rhumatismo-catarrhale donne lieu à des hypertrophies de tissus; elle produit plutôt des atrophies, comme les atrophies musculaires, les atrophies des nerfs et de certains autres organes.

On voit que peu d'organes et de tissus échappent à son action, quoiqu'il en est qui aient le triste privilége d'en être affectés bien plus souvent que d'autres, qui en sont rarement atteints.

En cela cette diathèse ne diffère point de la scrofule, de la chlorose et de la tuberculose, qui peuvent rendre malades tous les organes de l'économie, mais qui ont des préférences marquées pour un petit nombre ; et la goutte et le cancer se conduisent exactement de la même façon.

Traitement. Le traitement général de cette affection consiste à recouvrir la peau de flanelle pour la préserver du refroidissement ; à éviter le froid et l'humidité ; à user largement des alcalins pour lutter contre l'acidité du sang ; à employer les remèdes dits dépuratifs, qui excitent les sécrétions cutanées, urinaires, intestinales, bronchiques, par lesquelles s'éliminent les matières acides et excrémentitielles en excès dans le sang ; en usant, comme nous l'avons déjà dit, des médicaments qui poussent les forces organiques vers la peau, et aux températures élevées, pour les malades chez qui cet organe est ordinairement pâle, plutôt froid que chaud, et qui sont généralement lymphatiques, et de ceux qui les poussent vers les reins et les intestins pour les malades généralement plus ou moins sanguins chez qui le tissu cutané est le siége fréquent de chaleurs incommodes, de picotements, etc., lesquels remèdes on donne ici aux plus faibles doses et aux plus basses températures.

Ainsi s'administrent encore dans cet état morbide les mercuriaux, les sulfures, les arséniates, les iodures, l'huile de foie de morue, en tenant compte de toutes les conditions individuelles dont nous avons parlé ; les bains et les douches d'eau douce, de vapeurs, d'eaux minérales alcalines, sulfureuses, etc.

Règle générale, dans les congestions ou les inflammations parenchymateuses des sujets sanguins ou nerveux sanguins, dans les affections tuberculeuses, dans les affections cancéreuses, dans les affections cutanées, dans les affections nerveuses, où il y a un courant de forces morbides contre nature dirigé du côté de l'organe malade où il va aboutir, il faut se garder de prescrire des remèdes excitant les forces vitales dans le même sens et allant aboutir au même organe. C'est bien de le faire chez les individus très-lymphatiques, ni sanguins, ni nerveux, parce que chez eux il y a longtemps que le courant de forces vitales morbides a perdu son énergie (leurs forces organiques sont si peu vives), et que ce que l'on observe alors de la maladie n'a plus rien d'actif et est tout passif, ce qui fait que c'est la vraie manière de traiter leurs affections ; mais dans tous les autres tempéraments il faut bien s'en abstenir, à moins que le mal n'ait fini à la longue par prendre ce caractère passif qui caractérise presque toujours les maladies des lymphatiques ; et encore sera-t-il prudent de commencer le traitement par les dépuratifs.

On devra donc :

Dans les maladies des organes autres que la peau, mettre tout en œuvre pour diriger les forces organiques morbides du côté de cet organe et les y faire aboutir, de façon à tâcher de le rendre dartreux, par des bains stimulants, par des douches excitantes, par des rubéfiants, des vésicatoires, des cautères, et autres moyens. En général les remèdes pris à l'intérieur qui stimulent la peau en portant leur action sur elle élèvent tous sa température ; ce sera donc ceux-là qu'il faudra choisir, en tenant compte, bien entendu, des modifications réclamées dans leur emploi par les périodes des maladies et par les différences individuelles de tempérament et d'idiosyncrasie.

Dans les maladies de peau, dans les dartres de sujets qui ne sont point lymphatiques et qui sont sanguins ou nerveux, dans celles qui, chez tous les sujets, ne présentent point de caractères de chronicité, de passivité bien marqués, il faut au contraire rejeter tous les remèdes propres à stimuler et à réchauffer la peau, pour ne prendre que ceux qui tendent surtout à stimuler les sécrétions urinaires et intestinales, et qui ont la propriété plutôt de rafraîchir et calmer le système cutané que de le réchauffer et l'exciter.

Je l'ai déjà dit, il sera difficile et même impossible souvent d'arriver à fixer une éruption sur la peau d'une manière durable chez les sujets dont l'idiosyncrasie ne sera point dartreuse ; et chez les autres il sera parfois nécessaire de traiter ensuite d'une façon particulière la dartre dont la survenance aura fait disparaître des maladies internes plus ou moins graves, parce que, par son étendue et son acuité, l'éruption offrira souvent elle-même de graves inconvénients pour la santé.

Quant au traitement spécial de toutes les manifestations de la diathèse, il serait difficile de le donner d'une façon détaillée ici, et du reste je m'écarterais du but de cet ouvrage, qui est plutôt destiné à faire connaître des indications générales que des indications spéciales. Cependant, en décrivant les plus communes qu'on considère généralement comme des diathèses à part, je vais indiquer le traitement ordinaire des plus importantes. Je me contenterai ici de dire que, dans les maladies de cœur, qui sont si communes dans la diathèse rhumo-catarrahale, il ne faut pas oublier d'agir contre les congestions passives qui en résultent dans plusieurs organes, et qui sont presque toujours œdémateuses ; parce qu'elles influent sur l'état morbide du cœur, qu'elles aggravent. On prescrit donc fréquemment les purgatifs drastiques (eau-de-vie allemande, 2 à 8 cuillerées à café par jour, pilules écossaises, 3 à 4 par jour) ; les expectorants, comme les pastilles d'ipéca, et de kermès, les préparations de scille ; les balsamiques, comme le sirop de Tolu et de sève de pin, s'il y a bronchorrée ou râles abondants dans la poitrine ; et le bromure de potassium à la dose de 3 à 6 grammes par jour, qui agit sur la stase sanguine.

Il est bien entendu que si les mouvements du cœur sont forts et ont un caractère actif, il faut les réprimer en même temps par la digitaline seule, ou associée à l'éther ; s'il s'y joint des palpitations ayant quelque chose

de nerveux ; et que si au contraire ils ont plutôt un caractère passif, il faut les relever par l'emploi des granules
d'acide phosphorique et de strychnine, d'après la méthode dosimétrique, et des stimulants sanguins et nerveux (alcool, essences aromatiques, etc.).

§ 2. *Rhumatisme.*

On sait que le rhumatisme est surtout caractérisé par
un état fluxionnaire de la partie atteinte, accompagné de
douleurs considérables tout à fait sans rapport, quant à
l'acuité, avec l'intensité de la fluxion, qui est souvent à
peine apparente et même invisible ; de sorte que dans
ces cas la douleur, avec la difficulté ou même l'impossibilité de mouvoir la partie malade, sont les deux caractères propres à faire reconnaître l'affection.

Nous avons mentionné, p. 187, les organes qui peuvent
être atteints de rhumatisme ; mais ceux qui le sont le
plus souvent sont les articulations, les muscles et les
nerfs sensibles ; ce qui fait que dès qu'une douleur siége
dans ces parties, chez les adultes, on dit immédiatement,
c'est du rhumatisme. Mais la même affection siége-t-elle
sur d'autres organes, où elle donne lieu à peu ou pas de
douleur à cause de la structure spéciale de l'organe, et
uniquement à des troubles fonctionnels en rapport avec
ses fonctions, on ne dit plus que c'est du rhumatisme.
Soit, nous dirons que ce sont des manifestations de la
diathèse rhumatismo-catarrhale, ce qui ne dérange rien
sous le rapport de la nature du mal.

Terminaison. Lorsque le rhumatisme se termine par la
mort c'est que des organes importants qui sont surtout
le cœur et le système nerveux ont été envahis par la

diathèse. Cependant la trop grande intensité de l'affection dans les cas aigus peut amener cette terminaison fatale à la manière des autres maladies aiguës, la fièvre typhoïde par exemple, par ataxie, par adynamie, ou par l'affaissement progressif de l'organisme épuisé.

Causes. Le refroidissement et le froid humide, telles sont les causes presque uniques de cette maladie.

Traitement. Lorsque le rhumatisme est aigu il faut des saignées générales et locales plus ou moins copieuses, suivant les cas. Puis, des boissons sudorifiques, des ventouses scarifiées, des fumigations de vapeur, des bains d'eau simples chauds, des cataplasmes sur les parties douloureuses, des embrocations aux huiles calmantes, des frictions d'onguent napolitain sur les jointures gonflées, rouges et douloureuses, qu'on recouvre ensuite de cataplasmes, des compresses imbibées de chloroforme, des purgatifs, des diurétiques, parmi lesquels on vante le nitrate de potasse à hautes doses, la poudre de Dower, la vératrine, les arséniates, le sulfate de quinine, le chlorhydrate de morphine et l'hyosciamine, par granules de 0,001 milligramme pour la première substance de 0,001[2 milligramme pour la seconde, un granule de chaque toutes les heures jusqu'à la sédation, contre la forme douloureuse et spasmodique. (Burggraeve).

Le Dr Liégard fait les plus grands éloges dans le traitement du rhumatisme aigu de la mixture suivante :

Eau de laurier-cerise............	12	grammes.
Thridace ou lactucarium.......	2	—
Extrait de belladone............	6	décigram.
Extrait de jusquiame..........	8	—
Extrait de stramonium.........	9	—

qu'on donne à la dose de 6 gouttes trois fois par jour pour commencer, dans un peu d'eau sucrée, à l'intérieur, en augmentant la dose de deux gouttes par jour, jusqu'à 12 à 15 pour chaque dose, ou 36 à 45 gouttes par jour ; pendant qu'en même temps ou fait tomber 12 à 15 gouttes de la même mixture sur la partie douloureuse qu'on étend avec la pulpe des doigts et qu'on recouvre ensuite d'un cataplasme de farine de lin arrosé d'une cuillerée à café du même médicament. Toutes les névralgies et les douleurs musculaires sont traitées de la même façon avec le plus grand succès.

Le même médecin vante la strychnine à la dose de 0,005 milligrammes en deux fois dans la journée, dans les cas chroniques et rebelles.

On prescrit encore dans les cas chroniques les alcalins à l'intérieur, les bains de vapeurs, les bains d'eau prolongés aussi chauds qu'on peut les supporter, les douches de vapeurs, l'hydrothérapie, les bains et les douches d'eaux sulfureuses aux eaux de Cauterets, de Luchon, de Baréges, de Néris, du Mont-Dore, de Plombières, où l'on envoie les malades qui le peuvent pendant la belle saison, les vésicatoires morphinés ou non, les cautères, les moxas, les liniments excitants, les bains de sublimé, l'iodure de potassium administré à l'intérieur; ainsi que les arséniates et l'huile de foie de morue, suivant les sujets.

J'ai indiqué le traitement local qui convient aux névralgies chlorotiques (voy. p. 165) ; comme celui des névralgies rhumatismales est le même, je n'y reviendrai pas. Je dirai seulement qu'on peut en même temps donner comme calmants à l'intérieur le bromure de potassium, le valérianate de zinc à la dose de 0,40 centigrammes par jour, le valérianate d'ammoniaque de Pierlot, une cuillerée à café matin et soir dans l'eau sucrée, la morphine, l'aconitine, l'hyosciamine, s'il y a spasme et douleur, d'après la méthode dosimétrique, et dans toutes les névralgies, que leur nature soit chlorotique, anémique, rhumatismale, goutteuse, etc.

Le bromure de camphre, par granules de 0,10 centigrammes (granules du Dr Clin) jusqu'à 20 par jour, est encore un excellent sédatif qu'on peut donner comme le bromure de potassium, chaque fois qu'il y a à calmer de la douleur, des spasmes, des convulsions, et même des dyspnées dues à des lésions du cœur ou des poumons. On sait que ce remède, comme le bromure de potassium, est encore employé avec avantage dans l'aliénation mentale avec excitation, dans l'insomnie, les convulsions des enfants ; le delirium tremens, la coqueluche, la céphalalgie, les affections du cœur avec douleur précordiale.

La *migraine* demande généralement une médication peu active, du moins pendant les accès, qu'on apaise surtout par un calme absolu et en se mettant au lit dans une chambre où l'on est loin du bruit et de la lumière.

Cependant, il est dit dans un journal de médecine, *la Tribune médicale,* que le bromure de potassium administré à la dose de 5 à 6 grammes pour les hommes, 4 grammes pour les femmes et 2 à 3 grammes pour les enfants, dans une tasse d'infusion de tilleul aromatisée avec une ou deux gouttes d'alcoolat de menthe, et bue par gorgées successives dans l'espace de un quart d'heure à vingt minutes, arrête et prévient les accès de migraine si l'on prend la dose au début, dès que l'on ressent dans l'un des globes oculaires et au-dessus de l'orbite d'un côté cette pesanteur particulière qui en est le signe précurseur.

M. Hervez de Chégoin, dans *l'Union médicale*, indique la médication suivante dans la migraine :

```
Sulfate de quinine...............  0,05 centigr.
Taunin..........................   0,05    —
Aconitine.......................   0,001 millig.
          Pour une pilule.
```

On commence par une par jour, et on peut arriver ensuite à trois ou quatre.

On sait que le paullinia pris en pilules de 0,10 centig. d'extrait tous les matins, une demi-heure avant le premier repas, éloigne les accès; et que lorsqu'ils surviennent en avalant encore 0,50 centigr. de poudre de cette drogue délayée dans de l'eau sucrée, qu'on répète un quart d'heure après s'il est nécessaire, on voit disparaître en 5 à 10 minutes les migraines les plus violentes, pour ne reparaître souvent que très-longtemps après.

Mais, je préviens le lecteur que s'il ne s'adresse point à la cause diathésique de sa migraine en même temps, il risque de voir bientôt échouer souvent tous ces calmants, auxquels on s'habitue presque toujours vite, et qui finissent par la suite par devenir sans effet, et même par fatiguer sans avantage contre le mal.

Le chloral est indiqué dans l'*éclampsie* et les *convulsions* de l'enfance et de l'adulte, soit idiopathiques, soit symptomatiques de la rougeole, de la scarlatine, de la méningite, etc.

La formule la plus ordinaire est la suivante :

```
Hydrate de chloral.............   6 grammes.
Essence de menthe.............    1 goutte.
Sirop simple..................    100 grammes.
```

à laquelle on ajoute 0,05 centigr. de chlorhydrate de

morphine pour les adultes, à administrer mêlée à la potion huileuse du Codex ou dans un lait de poule, une cuillerée de quart d'heure en quart d'heure jusqu'au calme. (*Moniteur thérapeutique.*)

Le même médicament, et le bromure de potassium et de camphre, convient aussi dans le *mal de tête*, quelle qu'en soit la nature, chlorotique, anémique, rhumatismale, goutteuse, etc.

Les *accès d'asthme* sont calmés : par les cigarettes de feuilles de belladone et de datura stramonium, qu'on fume comme des cigarettes ordinaires ou dans une pipe en bois, et dont on aspire la fumée ; par les granules d'atropine, d'hyosciamine, de daturine, donnés d'après la méthode dosimétrique ; par le bromure de patassium à la dose de 5 à 6 grammes par jour, auxquels on ajoute des pastilles d'ipéca, s'il y a besoin d'expectoration et râles dans la poitrine, ou de kermès, chez les sujets sanguins, et l'essence d'eucalyptus à assez hautes doses, depuis 1 jusqu'à 3 grammes par jour, en capsules ou autrement, chez les lymphatiques.

On peut dire que le laudanum est la médication par excellence de *toutes les coliques*, qu'elles soient utérines, intestinales, néphrétiques, hépatiques et de nature rhumatismale ou autre. L'indication est de le donner par la bouche et dans un quart de lavement tout à la fois, dans les cas pressants, 5 gouttes toutes les demi-heures jusqu'au calme. Qu'on retienne bien, cependant, qu'il ne faut jamais donner ce médicament pas plus que les autres narcotiques aux enfants, à moins que ce ne soit à doses excessivement faibles, et encore est-il préférable de le remplacer par le chloral ou le bromure de potassium.

Le *ténesme vésical* et les cuissons qui accompagnent la miction se trouvent fort bien du sirop d'orgeat, des préparations camphrées, comme le bromure de camphre et autres, de la belladone, de la cicutine et de l'hyoscia-mine, données d'après la méthode dosimétrique, etc.

Dans l'*incontinence d'urine* des enfants, qui dépend certainement le plus souvent d'une irritation diathésique de la vessie, le bromure de potassium et de camphre peuvent rendre de très-grands services.

On est dans l'habitude de prescrire contre le rhuma-tisme vésical chronique les diverses préparations de térébenthine à doses variables. Je puis affirmer, d'après ma pratique, que la seule manière prompte et efficace de traiter cette maladie est de faire dans le réservoir de l'urine des injections faiblement stimulantes, comme l'eau de goudron, à l'aide d'une sonde qu'on y a préa-lablement introduite. Il est bien rare que la maladie ainsi attaquée, surtout si l'on y joint les médications générales et locales que réclame en outre cette affection, ne cède pas promptement et exige des injections plus astringentes, comme celles faites avec la solution de nitrate d'argent ou d'acide phénique au 1/1000 millième, et à plus forte dose, par exemple.

Nous connaissons le remède des crises de gastralgie chlorotique (*voy.* p. 168); je ne parlerai pas ici de celui des crises de gastralgie rhumatismale qui est le même.

Le collodion riciné, employé en badigeon, d'après la formule et la méthode due au Dr de Robert de Latour, sur les *furoncles* commençants, sur les *irritations* et les *inflammations* phlegmoneuses au début, sur celles de la peau, dans la *péritonite*, dans la *méningite* des fièvres, et même sur ces inflammations cutanées et du tissu cellulaire qui accompagnent si souvent les mouchetures faites à la lancette sur les jambes des hydropiques, ou qui sont occasionnées par la trop grande distension de la peau par la grande quantité de sérosité épanchée, produisent les meilleurs effets et sont du plus grand avantage.

La *toux* se calme généralement bien par l'usage de l'une ou l'autre des nombreuses préparations pectorales calmantes qu'on trouve dans toutes les pharmacies, telles que les sirops pectoraux, les pâtes pectorales, etc. Dans certains cas où elles sont insuffisantes, on donne le cyanure de zinc par granules de 0,001 milligramme toutes les heures, ou le valérianate de zinc, par granules de 0,01 à 0,02 centigrammes toutes les demi-heures ou toutes les heures jusqu'au calme, dans un looch blanc comme excipient; en y associant les granules de codéine, de narcéine ou d'iodoforme, d'après la méthode dosimétrique.

On se trouve bien dans *le catarrhe suffocant* de la préparation suivante :

Ammoniaque liquide.............	10 grammes.
Alcoolature de racine d'aconit...	10 —
Essence d'anis.................	5 —
Pour mixture.	

à prendre 20 gouttes d'heure en heure. (*Mon. thérapeut.*)

On sait que les accès de *dyspnée* tenant à des lésions du cœur avec battements violents réclament l'usage de la digitaline; et celles tenant à l'atonie du cœur, des vaisseaux et même des bronches ou de leurs nerfs, les granules d'acide phosphorique et ceux de strychnine donnés d'après la méthode dosimétrique du professeur Burggraeve.

Il ne faut donc pas donner banalement la digitaline dans toutes les affections du cœur, ce remède ne convenant que lorsqu'il y a véritablement excès de tonicité dans les vaisseaux, et l'acide phosphorique et la strychnine, auxquels on associe l'alcool, la menthe, l'acétate d'ammoniaque, le café, l'éther, le vin de quinquina, etc., tous excitants de la circulation, lorsque celle-ci s'affaisse.

On se trouve bien dans beaucoup de cas de l'association de la digitaline aux autres substances.

Il est des personnes qui ont à peu près constamment *froid aux pieds*. Dans ce cas on peut prendre des bas de flanelle par-dessous les autres, ou encore saupoudrer tous les matins ses bas avec une pincée de la poudre suivante :

Sel gris....................	100 grammes.
Chlorhydrate d'ammoniaque...	25 —
Farine de moutarde..........	25 —

Il en est d'autres qui sont incommodées par la *sueur des pieds*, qu'il ne faut pas guérir, mais seulement pallier quand on est diathésique, de la manière suivante : on saupoudre tous les deux ou trois jours les chaussures avec du tannin, de la poudre de quinquina, ou d'écorce de chêne. Quand on n'est pas diathésique, on peut s'en guérir sans danger ; ce que l'on fait en appliquant tous les matins un morceau de diachylon sur la plante des pieds, après l'avoir vigoureusement frictionnée avec de la flanelle. On s'abstient de marcher pendant le traitement, et la guérison est obtenue en quinze ou vingt jours. (*Mon. thérap.*)

Pour l'*ongle incarné* dans les chairs, raclez le dos de l'ongle depuis sa racine jusqu'à son bord libre, de façon à l'amincir beaucoup, avec un canif, un rasoir, ou même un morceau de verre. Puis relevez ses bords tranchants et sa pointe enfoncés dans les chairs, ce qui sera facile, étant ainsi aminci, et introduisez en dessous avec la pointe d'une spatule deux petits morceaux de feuille très-mince de caoutchouc. Les chairs n'étant plus irritées, s'affaissent et guérissent, et l'ongle aminci au milieu pousse plus aplati et perd sa funeste tendance à entrer dans les chairs.

Dans les cas où les fongosités de l'ongle incarné sont considérables, il faut les réprimer avec l'alun calciné en poudre, ou mieux avec le nitrate de plomb en poudre, dont on saupoudre chaque jour la plaie pendant les huit à dix jours nécessaires à la guérison. (*Idem.*)

Il est bien entendu qu'il faudra donner les médications générales et locales propres à combattre la diathèse existante et ses effets sur les organes malades, en même temps que les médications spéciales que réclament les troubles fonctionnels dus à la nature de leurs tissus affectés, et que nous venons de faire connaître.

On a fait grand bruit pendant quelque temps de la propylamine et de la triméthylamine dans le traitement du rhumatisme; mais ces substances sont à peu près justement délaissées aujourd'hui.

Comme il est souvent nécessaire d'exciter la transpiration dans le rhumatisme, parlons d'une substance qui la favorise, paraît-il, d'une façon singulière : *le jaborandi.*

On se sert de feuilles grossièrement concassées à la dose de 4 grammes pour les hommes, 2 ou 3 grammes pour les femmes et les personnes délicates, et 5 à 6 grammes pour ceux qui suent très-difficilement, qu'on fait infuser dans la valeur d'un verre d'eau bouillante dans un vase recouvert, pendant quinze à vingt minutes, puis qu'on boit aussitôt en une fois.

On se couche immédiatement, et on se couvre bien pour ne pas avoir froid. La salivation commence d'abord, puis la sueur survient très-abondante, dix minutes à un quart d'heure après la prise du médicament.

Ce remède est donc indiqué dans les bronchites à râles vibrants, avec ou sans emphysème, le diabète albumineux, les hydropisies, les empoisonnements, les maladies dues à des virus ou des poisons morbides introduits dans le sang, les fièvres éruptives entravées dans leur évolution, les rhumatismes, etc. (*Mon. thérap.*)

Je me demande si ce médicament ne pourrait pas être utile dans la rage, qu'il guérirait peut-être, surtout en le donnant chaque jour aussitôt après la constatation d'une morsure par un chien enragé, pendant tout le temps que dure ordinairement la période d'incubation. Rien n'empêcherait de donner en même temps les substances antivirulentes, comme l'acide phénique, le phénate d'ammoniaque ou autres.

Aussitôt que vous serez mordu par un chien enragé ou que vous présumerez tel, faites une ligature forte-ment serrée avec votre mouchoir à défaut d'autres liens entre la plaie et le cœur, pour faire refluer le sang vers celle-ci, et faites-la saigner ensuite par des pres-sions énergiques des tissus, en commençant du côté du cœur et finissant sur la blessure, et même par des succions énergiques, pour tâcher, en opérant ainsi, de rejeter le virus au dehors, et de l'empêcher de s'in-troduire dans le sang. Puis, lavez-la abondamment avec de l'eau aiguisée d'ammoniaque ou d'acide phé-nique, et faites-vous immédiatement cautériser. Ensuite prenez tous les jours du jaborandi en opérant comme nous venons de le dire, et 0,05 à 0,20 centigrammes d'acide phénique par 24 heures pendant 30 à 40 jours.

Dans la rage confirmée, on pourrait user des mêmes moyens, s'il était possible de faire prendre les remèdes aux malades, et des calmants nerveux à très-hautes doses, tels que le chloral, le bromure de potassium, la morphine, la cicutine, l'hyosciamine, etc.

Il est bien entendu que ce que nous venons d'indiquer pour la rage conviendrait également pour les morsures des autres animaux venimeux, tels que les vipères et autres.

Je viens d'observer un fait qui prouve une fois de plus le tort qu'on a souvent de traiter une maladie locale sans se préoccuper de l'état général.

Un de mes amis, atteint d'une angine légère, va consulter un médecin justement renommé, mais probablement *topo-iatrique*. Il lui prescrit pour tout traitement un gargarisme aluné. Or, ce gargarisme exaspéra immédiatement tellement le mal que mon ami se crut empoisonné, pensant que le pharmacien s'était trompé dans l'exécution de l'ordonnance, et me fit appeler. Se rappelant comment je l'avais traité d'une bronchite l'année dernière, il n'avait pas attendu mon arrivée pour prendre un bain de pieds, se mettre au lit, prendre des boissons chaudes d'infusions de tilleul, d'infusions de bourrache, et exciter la transpiration, ce qui l'avait déjà beaucoup soulagé. Je lui dis qu'on avait commencé par où il aurait fallu finir, l'engageai d'user uniquement de gargarismes doux, tels que lait chaud, décoctions de fleurs ou de fruits pectoraux, tout en continuant ce qu'il avait si bien commencé pendant quelques jours encore, après qu'il se purgerait, et pourrait ensuite user sans crainte de son gargarisme, s'il n'était pas entièrement guéri de la gorge, ce qu'il n'a pas eu besoin de faire.

C'est donc lorsque les angines sont passées à l'état chronique ou tout au moins à l'état subaigu que les gargarismes astringents sont indiqués, du moins dans les angines simples; et un des meilleurs et des plus agréables est le suivant :

Chloral de potasse............	4 à 5 grammes.
Eau bouillante..............	100 —
Sirop de gomme.............	50 —
F. s. a.	c

lequel a encore l'avantage d'être le spécifique de la stomatite ulcéro-membraneuse, *ou aphthes*, comme on appelle souvent cette maladie de la bouche.

§ 3. — *Herpétisme ou dartres.*

On sait que je n'admets pas l'existence de l'herpétisme entendu comme diathèse, et que je le regarde uniquement comme une manifestation de la scrofule dans l'enfance et jusqu'à 20 à 25 ans, de la diathèse rhumatismo-catarrhale dans l'âge adulte, depuis 20 à 25 ans jusqu'à 45 à 50, et de la diathèse goutteuse dans l'âge mûr, à partir de 45 à 50 ans, chez des individus dont l'idiosyncrasie est cutanée.

Ainsi interprété, l'herpétisme devient tout ce qu'il y a de clair et de facile à comprendre en pathologie; et l'on ne peut plus dire : « Le sujet de l'herpétisme est un de ceux qui présentent dans l'histoire des diathèses le plus d'obscurité. Le mot herpétisme est un de ceux qu'on emploie communément en clinique, mais on le retrouve rarement en pathologie (sans doute parce qu'il est le plus souvent évident qu'il n'est que la manifestation d'une autre (diathèse). « Les auteurs modernes semblent en général craindre de s'aventurer dans un pareil sujet, et quelques-uns des travaux qui s'y rapportent paraissent plus propres à embrouiller qu'à éclaircir la question... » (Durand-Fardel, *Traité pratique des maladies chroniques*).

Vous verrez des goutteux toujours couperosés, dont la peau est presque continuellement le siége d'éruptions diverses et de démangeaisons; et d'autres chez qui vous n'observerez jamais rien de semblable. Mais, tandis que les premiers n'auront presque jamais de colique hépatique, de colique néphrétique, de colique d'estomac, des intestins et de phénomènes d'irritation du côté de la vessie, et ne rendront que rarement des graviers, bien souvent du volume d'un gros pois, les derniers seront continuellement atteints de l'une ou l'autre de ces affections.

Les auteurs ont fait des herpétiques des premiers, et des graveleux des derniers; et ils ont admis une diathèse herpétique et une diathèse calculeuse ou graveleuse. Mais n'est-il pas clair comme le jour qu'il n'y a là qu'une diathèse, la diathèse goutteuse, avec deux idiosyncrasies différentes, dont l'influence se fera sentir non-seulement à propos de manifestations diathésiques, mais encore dans toutes les circonstances de la vie, et jusque dans les excès des malades, qui retentissent immédiatement chez les uns sur l'organe cutané, et chez les autres sur l'estomac, les intestins, le foie, les reins ou la vessie?

La pathologie a été morcelée jusqu'à l'infini presque, et l'on a ainsi admis peut-être jusqu'à un millier de maladies, que l'on a considérées comme ayant chacune leur nature spéciale, et comme formant autant d'individualités morbides distinctes, au grand détriment de la thérapeutique; tandis que, pour les maladies aiguës et pour les maladies chroniques, il n'existe guère qu'une vingtaine d'états morbides généraux différents, dont ce millier de maladies ne sont que les symptômes; et encore, comme nous l'avons fait pour les maladies chroniques, serait-il également possible pour les maladies aiguës, c'est ma conviction, d'en réduire de beaucoup le nombre, en tenant compte des influences d'âge, de tempérament, d'idiosyncrasie, de saisons, de circonstances atmosphériques, particulières, etc., qui ont certainement de l'influence sur les maladies aiguës comme sur les maladies chroniques.

J'ai déjà démontré, chapitre IX, que la diathèse rhumatismo-catarrhale passagère, due au refroidissement et aux variations atmosphériques, tenait sous sa dépendance la grippe, beaucoup de bronchites et d'angines au printemps, et de fièvres typhoïdes, de diarrhées, de dysentéries, de choléras en automne. Il est possible que, lorsque l'on voit tous les sujets frappés, comme en temps d'épidémie, ou de grippe, ou d'angine, ou de diarrhée, ou de dysentérie, il y ait avec l'influence du refroidissement et de la saison quelque autre influence atmosphérique spéciale, que nous ne connaissons pas encore. Mais cela importe peu au point de vue des fonctions primitivement atteintes, jusqu'à un certain point, et des adultérations du sang qui en sont la conséquence; il y a toujours dans ces maladies des fonctions troublées et un sang adultéré d'une certaine façon, qui sont des traits saillants caractéristiques assez importants, quels que soient les points de divergence qui existent, pour être propres, au point de vue nosologique et thérapeutique, à faire classer toutes ces affections sous un seul et même titre générique.

Il en est certainement de même de beaucoup d'autres affections aiguës, et peut-être des fièvres éruptives les premières.

Symptômes. — Les dartreux ont en général le visage animé, haut en couleur, comme tatoué, et le teint d'une coloration rouge particulière, comme vineuse et de nuances diverses, mais qui s'éloignent considérablement de cette couleur rose propre aux sujets bien portants non diathésiques, que nous appelons la fraîcheur du teint. Leur enveloppe cutanée est habituellement sèche et exempte de transpiration, la sueur ne s'établissant chez eux que difficilement et passagèrement, à l'inverse des rhumatisants, qui suent sans cesse abondamment et d'un rien. Ils ont des démangeaisons parfois très-tourmentantes, surtout aux renouvellements de saisons, et quelquefois il suffit qu'ils prennent quelques gouttes d'alcool ou de vinaigre en mangeant de la salade, ou de la charcuterie, ou du homard, ou des moules, ou des écrevisses, etc., pour qu'ils soient immédiatement atteints de démangeaisons plus ou moins étendues, ou qu'il survienne même chez eux des éruptions prurigineuses, d'urticaire, ou autres. En général ils ont les cheveux très-peu abondants, et sont, tout jeunes qu'ils sont, chauves.

Les principales éruptions herpétiques dues à la diathèse rhumatismo-catarrhale sont l'érythème, l'urticaire, l'eczéma, l'herpès, l'impétigo, l'ecthyma, l'acné. le prurigo, le lichen, le pityriasis, le psoriasis, l'érythème noueux, etc.

On remarquera que nous avons vu beaucoup de ces affections être déjà symptomatiques de la scrofule, et nous dirons de suite que la plupart de celles-ci sont encore souvent symptomatiques de la diathèse goutteuse.

Néanmoins il est probable qu'il existe certaines affections cutanées à peu près exclusives les unes aux scrofuleux, les autres aux rhumatisants, et d'autres aux goutteux ; quoiqu'il pourrait bien se faire que le tempérament et l'idiosyncrasie eussent sous ce rapport l'influence prépondérante, étant parfaitement reconnu et admis par tout le monde que l'eczéma est la dartre du tempérament lymphatique, le lichen du tempérament nerveux, et le psoriasis du tempérament sanguin, par exemple.

Nous ne parlerons pas des organes internes qui sont susceptibles de devenir le siége de manifestations dartreuses ; car ce sont tous ceux que nous avons énumérés à propos des manifestations de la diathèse rhumo-catarrhale, et que nous sommes disposés avec Baumès à rattacher au rhumatisme quand les sujets sont manifestement des rhumatisants, et avec M. Gigot-Suard à rattacher à l'herpétisme quand ils sont manifestement des dartreux.

Terminaison. — Les dartres par elles-mêmes compromettent rarement la vie, et sont plutôt des maladies gênantes par leur ténacité que par leur gravité. Cependant elles sont une cause d'affaiblissement pour l'organisme, à qui elles enlèvent la force de résistance aux maladies intercurrentes.

14

Causes. — Les dartres sont de tous les âges ; on les observe chez les enfants, chez les adultes et chez les vieillards. Indépendamment de toutes les causes communes à toutes les manifestations de la diathèse rhumo-catarrhale, que les dartreux doivent fuir comme les autres diathésiques, il faut qu'ils évitent les excès de table, les excès alcooliques, l'usage des mets fortement épicés, les aliments de chaleur, comme les aliments gras, qu'ils tâchent d'éviter les veilles prolongées, le chagrin, les émotions, les irritants sur la peau, surtout aux renouvellements de saisons, etc.

Traitement. — Il existe des individus à idiosyncrasie cutanée chez qui des diathèses passagères, ou des écarts de régime fréquemment répétés et longtemps continués, ont amené des éruptions de prurigo, d'eczéma, de lichen, d'impétigo, de psoriasis ou autres, sans aucune prédisposition de diathèse. Le plus souvent la marche de ces affections est aiguë et leur durée courte. Mais parfois les tissus sur lesquels ces éruptions ont eu lieu ont été tellement affaiblis et si profondément atteints qu'elles deviennent tout à fait chroniques. Dans ces cas il faut mettre en usage les moyens locaux et généraux excitants et irritants spéciaux de la peau, pour la relever de son atonie et permettre aux tissus de se régénérer, en même temps qu'on agit sur les voies digestives presque toujours atteintes d'embarras gastrique. Il est bien entendu qu'on aura commencé par réformer la manière vicieuse de vivre des malades.

Mais, lorsque l'on n'aura point affaire à une maladie de peau accidentelle, qu'on aura affaire à une éruption évidemment diathésique, ce qu'il sera en général facile de reconnaître en interrogeant les malades sur les écarts de régime qu'ils ont pu commettre, en les questionnant sur leurs maladies antérieures, et en recherchant attentivement quel est l'état ordinaire et actuel de leur enveloppe cutanée, de leur teint, et en remarquant si leur crâne est dénudé ou recouvert de cheveux, il y aura nécessité de prendre les plus grandes précautions et de se rendre un compte parfait de l'état général des malades et de l'état local de leur mal, si l'on veut instituer un traitement toujours profitable et jamais nuisible.

Règle générale, tout état aigu des affections cutanées, principalement si elles sont accompagnées d'un certain état fluxionnaire de la peau, ce qui existe surtout dans les éruptions humides, est une contre-indication absolue à l'usage des médicaments antidiathésiques excitants locaux et généraux. Par état aigu d'une dartre il ne faut pas seulement comprendre l'existence de ces phénomènes spéciaux qui sont caractéristiques de cet état morbide aux yeux de tout le monde; il faut encore entendre cet état particulier de l'organisme caractérisé par des démangeaisons siégeant ailleurs que sur l'éruption, des chaleurs brûlantes incommodes, plus ou moins étendues, des agitations, des agacements, accompagnés, d'une certaine accélération du pouls, tous phénomènes que le moindre écart de régime augmente immédiatement.

Quel que soit l'aspect de l'affection cutanée, l'état aigu existe dans ce cas, et la seule médication qui convienne est celle de calmants locaux et généraux, comme bains émollients, cataplasmes de fécule, de son, lotions à l'eau de riz, de lin, etc., et celle des purgatifs et des diurétiques les moins irritants, surtout si les sujets sont nerveux.

Lorsque l'état aigu est passé, il convient d'user des mercuriaux chez les gens à tempérament sanguin, surtout dans les affections squameuses de la peau (psoriasis), dans lesquelles M. Gubler les a donnés avec avantage; des arséniates, des iodures, des sulfures, de l'huile de foie de morue suivant les cas, en même temps que des alcalins pour combattre l'acidité exagérée du sang; tous antidiathésiques qui ne contre-indiquent point l'usage en même temps des dépuratifs, et même des calmants locaux et généraux qu'on employait seuls dans la période aiguë, tels que : cataplasmes de fécule, bains à l'eau de son et de gélatine, etc., pour peu qu'il survienne quelque poussée aiguë accentuée, qui, si elle s'exagérait trop, demanderait la suspension immédiate des antidiathésiques, parce que tous ont la propriété d'exciter la peau.

Il ne faut pas prendre alarme à propos du moindre indice de poussée ou d'autres symptômes d'acuité qui surviennent pendant le traitement, soit dans l'état local, soit dans l'état général, surtout si les sujets sont lymphatiques; car il ne faut pas perdre de vue qu'il y a des fonctions à rétablir et à relever pour guérir l'état diathésique, et que cela ne peut se faire sans produire une certaine excitation dans l'économie. Il convient seulement d'agir prudemment, de produire le moins d'excitation possible dans les cas où l'état aigu n'est pas encore bien éteint, ou quand on a affaire à des sujets irritables; ce qu'on obtient par de faibles doses de médicaments employés à une basse température et de façon à éviter tout effet stimulant.

Nulle médication sous ce rapport comme sous tant d'autres ne saurait remplacer les eaux minérales. Elles

sont à la fois dépuratives, toniques, calmantes, antidiathésiques, etc ; et en sachant choisir les eaux, choisir les
sources, les combiner entre elles, en varier l'emploi et
en approprier le mode d'administration aux cas et aux
malades qu'on a à traiter, on est certain de ne jamais
nuire aux malades et d'en retirer les plus grands avantages.

Ce qu'il y a de singulier, c'est qu'il n'est pas toujours
facile de juger de la tolérance des médications d'après
le tempérament des malades ; car, tandis qu'il en est que
l'on croirait pouvoir exciter à volonté, et qui ne peuvent
supporter les moindres excitants, il en est d'autres au
contraire chez qui l'on n'agit d'abord qu'en crainte,
d'après leur tempérament, et qui supportent à merveille
les plus fortes doses d'excitation, au plus grand avantage
des maladies locales dont ils sont atteints, et de leurs
états diathésiques.

Il en est donc de la tolérance des médications par les
malades comme de leur constitution ; on ne peut guère
en juger d'une manière sûre qu'en voyant l'organisme
à l'œuvre, des influences idiosyncrasiques venant parfois s'ajouter à celles des tempéraments pour contrarier
celles-ci. Cependant on peut dire d'une manière générale que le tempérament lymphatique supporte admira-
blement bien les excitants de toutes espèces et s'en
trouve très-bien ; tandis que les tempéraments nerveux
et sanguin les supportent beaucoup moins bien, surtout
si les malades éprouvent de fréquentes chaleurs incommodes à la peau ; ce qui ne se traduit que trop souvent
chez eux par une aggravation de leurs maladies locales,
et peut-être même de leur état diathésique, la médication
allant alors contre le but que l'on se propose d'atteindre.

Il convient donc, chez de tels sujets, de pécher plutôt par excès de prudence que par imprudence, en usant d'abord des médications plutôt calmantes qu'excitantes, et des remèdes dont l'action s'éloigne plutôt qu'elle ne se rapproche des lésions organiques, vis-à-vis desquelles ils peuvent souvent jouer le rôle si avantageux de révulsifs, tout en jouant presque toujours en même temps celui de dépuratifs, et de ne s'avancer vers la médication excitante générale et locale que pas à pas, en ayant toujours le doigt sur le pouls et sur la langue, la main sur la peau et l'œil sur l'état général et local de l'organisme, pour ainsi dire.

Sous ce rapport, encore une fois, rien n'est précieux comme les eaux minérales ; car, tout en étant sédatives, calmantes, dépuratives, révulsives, etc., et ne produisant que des effets calmants et pas la moindre excitation ni locale, ni générale, quand elles s'adaptent parfaitement au cas, au tempérament du malade, et sont bien administrées, elles produisent toujours dans l'organisme un certain effet antidiathésique, un certain *remontement général et local* des fonctions abaissées ou déprimées, qui est du plus grand avantage aux malades contre l'état diathésique dont ils sont atteints et contre ses manifestations, c'est-à-dire contre leurs maladies.

J'ai assez parcouru les principales stations d'eaux minérales depuis quelques années pour savoir ce qui s'y passe. Eh bien ! J'ai vu des malades venus aux eaux pour s'y faire soigner d'angines, d'affections cutanées, de maladies de poitrine, obligés d'abandonner leur traitement et de revenir chez eux parce qu'un état aigu bien caractérisé était survenu, contre-indiquait tout à fait l'usage des eaux, et les rendait plus malades qu'ils n'y étaient venus. A qui en était la faute ? Est-ce aux eaux ? Non. Est-ce aux médecins des eaux ? Non certes ; car je connais assez mes confrères pour savoir que tous sont à la hauteur de leur mission, et par leur science, et par leur expérience de la médication puissante qu'ils emploient journellement. La faute ici en est aux malades seuls, qui ont le grand tort de voir trop peu souvent leur médecin quelquefois, et d'avoir toujours tendance, quand il s'agit d'eaux minérales, à abuser de la médication qu'on leur a prescrite.

Lorsque l'état aigu des éruptions cutanées a disparu sous l'influence des médications générales et locales qui lui sont propres, on use avec le plus grand avantage localement des lotions faites avec de l'eau dans laquelle on a mis le quart, le tiers, la moitié, les deux tiers de liqueur de Van Swieten, selon les cas, et même parfois, de ce remède pur, pour les dermatoses à formes humides, telles que l'eczéma et l'impétigo ; et pour les autres, telles que le prurigo, le lichen, le pityriasis, le psoriasis, de l'huile de cade pure ou mêlée à de la glycérine ou de l'huile d'amande douce, employée en frictions sur toute l'étendue du mal, suivies quelques heures après de lotions alcalines ou de bains alcalins entiers. J'ai obtenu de bons effets de bains entiers à l'eau de goudron dans plusieurs cas de psoriasis étendu.

Dans le *prurit génital ou anal*, on se trouve bien de la solution suivante :

Eau...................... 120 grammes.
Sublimé.................... 1   —

Une cuillerée à café dans un verre d'eau froide, trois ou quatre lotions prolongées par jour. Ne pas essuyer et saupoudrer avec l'amidon. (*Moniteur thérapeutique.*)

On se sert encore avec avantage dans le même cas d'une solution de bromure de potassium dont on peut varier le degré de force jusqu'à saturation, qu'on applique sur les parties atteintes de prurit, après les avoir préalablement lavées à l'eau chaude (pratique de M. Guibout, *médecin de l'hôpital Saint-Louis*).

On conseille encore dans le prurit et les affections prurigineuses siégeant n'importe où, les lotions faites avec la solution suivante :

Hydrate de chloral............ 5 à 10 grammes.
Eau .... 250 —
(Société médicale des hôpitaux.)

Il existe souvent chez certaines jeunes filles dont la santé est languissante, et chez des femmes enceintes, des taches brunes plus ou moins étendues siégeant surtout au visage : *ce sont des éphélides*. On étend tous les soirs sur ces taches une couche de teinture d'iode ; l'épiderme s'exfolie, et les éphélides disparaissent. Si la disparition n'a pas lieu du premier coup, comme l'application ne tarde pas à devenir douloureuse, on la suspend et on la remplace par des onctions de cold-cream. Puis, lorsque l'épiderme s'est de nouveau formé, on recommence l'application de teinture d'iode, et cette fois le masque disparaît entièrement. (*Moniteur thérapeutique*.)

On peut traiter de même les taches de rousseur.

Il faut avertir les jeunes filles et les femmes que la teinture d'iode tache la peau, et que l'on peut la faire disparaître par des lotions faites avec de l'ammoniaque pure ou plus ou moins étendue d'eau.

M. Hardy, *médecin de l'hôpital Saint-Louis*, conseille la solution suivante, qui n'a pas l'inconvénient de tacher

la peau, dont on lotionne les parties deux fois par jour
avec une compresse qu'on y laisse appliquée :

<pre>
Eau distillée. . . . .   125 grammes.
Sublimé. . . . .   0,50 centigr.
Sulfate de zinc. . . . . ⎫
                                       ⎬ aa   2 grammes.
Acétate de plomb. . . . . ⎭
Alcool . . . .   q. s. pour dissoudre
                                                     le sublimé.
</pre>

Les douches et les lotions avec les eaux sulfureuses
produisent également de bons effets.

Il est encore une affection de peau dont on désire ardemment se débarrasser ; c'est l'*acné* et la *couperose*, qui
sont des éruptions et des rougeurs siégeant surtout au
visage, au front et au nez, et sur les épaules, comme
chacun sait. Il est bien souvent prudent de ne point en
tenter la guérison avant d'avoir d'abord modifié l'état
général diathésique dont elles ne sont que les symptômes ;
ce qui est d'ailleurs une excellente manière pour la favoriser.

Pour l'acné indurée, caractérisée par des pustules
pointues à base plus ou moins indurée et rougeur autour,
M. Hardy conseille un bain sulfureux prolongé tous les
deux jours, en même temps qu'on lotionne matin et soir
les parties malades avec un mélange d'un verre d'eau et
d'une cuillerée de la solution suivante :

<pre>
Sulfure de potassium. . . . . . . ⎫
                                  ⎬ aa   10 grammes.
Teinture de benjoin. . . . . ⎭
Eau.   300   —
                        m.
</pre>

M. Constantin James emploie des lotions faites avec
de l'acide chlorhydrique plus ou moins étendu d'eau,
additionnée quelquefois d'acool ou de glycérine, qu'il fait
sur les parties atteintes d'acné ou de couperose, suivies

immédiatement d'autres lotions faites avec une solution de chlorate de potasse, après avoir préalablement essuyé la partie pour la couperose, et seulement quand la première solution a pénétré dans l'intérieur des follicules malades, et que le patient accuse une assez vive cuisson, pour l'acné avec boutons assez volumineux.

On emploie encore en onctions tous les soirs dans ces affections la pommade faite avec 0,05 centigrammes à 0,50 centigrammes de biodure de mercure pour 30 grammes d'axonge, dont on peut augmenter la dose jusqu'à partie égale d'axonge et de biodure, en faisant dans ce cas une seule application. Si au bout de dix jours la guérison n'est pas obtenue, on recommence l'application de la pommade, dont on augmente toujours la dose de partie active, bien entendu pourvu que la peau ne soit pas trop impressionnable.

Boutigny a fait usage dans les mêmes cas de la pommade faite avec 1 gramme de bichloro-iodure de mercure pour 80 grammes d'oxonge, et même pour 20 grammes seulement d'excipient, suivant les sujets et les cas.

L'indication est d'user journellement de ces pommades jusqu'à ce que l'on ait produit une vive irritation de la partie malade, après quoi on suspend jusqu'à la disparition de celle-ci, pour recommencer encore si la guérison n'est pas obtenue, en augmentant la dose du principe actif, quelques jours après.

De nombreux faits m'ont démontré que l'acné et la couperose étaient souvent le résultat, chez les jeunes gens et les jeunes filles, *d'habitudes honteuses*. Je désire ardemment que ceux et celles qui me liront me comprennent, et qu'ils m'écoutent quand je leur dis de renoncer à ces honteuses et funestes habitudes, s'ils veulent guérir de leur acné, et s'ils ne veulent point voir survenir bientôt chez eux d'autres maladies bien autrement graves.

On sait que l'acné et la couperose surtout sont souvent dues à l'abus des liquides alcooliques chez les gens âgés ; mais on aurait tort de dire que telle soit la cause de tous les cas qu'on observe, car il existe pas mal de personnes très-sobres, chez qui ces affections ne sont que des manifestations diathésiques pures, que je les engage à respecter dans l'intérêt de la santé.

Il existe des personnes dont la peau du visage, des mains et de toutes les parties découvertes devient le siége, surtout l'hiver, de sécheresses incommodes et même de *gerçures* et de *crevasses*. Les onctions de glycérine parfumée à son choix, faites tous les soirs en se couchant avec une flanelle qui en est imbibée, dont on enveloppe les parties malades, et par-dessus laquelle on met des gants ou d'autres flanelles sèches, sont peut-être le meilleur moyen de ramener la peau à son état normal et de guérir les gerçures et les crevasses.

La *gale* peut se traiter avec succès presque avec toutes les substances à odeur forte et pénétrante, pourvu qu'on prenne la précaution de s'en répandre par tout le corps. Il y a la pommade d'Helmerich, la pommade citrine, la solution de Bigot, le savon antipsorique ; et l'on peut employer encore l'essence de térébenthine et les autres essences aromatiques étendues de un cinquième, un quart, un tiers, une moitié d'eau ; l'huile de pétrole aromatisée ou non avec des essences de romarin, de lavande, de citron, etc. ; le coaltar saponiné plus ou moins étendu d'eau, ou mieux de glycérine, l'acide phénique au centième dissous préalablement dans un peu d'alcool, mêlé à la glycérine, et qu'on peut aromatiser à son choix, les bains sulfureux, etc.

M. Besnier, médecin de l'hôpital Saint-Louis, indique dans le *Bulletin de thérapeutique*, l'usage des tissus imperméables souples, surtout les feuilles minces de caoutchouc et la toile vulcanisée, comme propres à remplacer très-avantageusement les cataplasmes dans les affections de la peau. Ils soulagent immédiatement les malades, surtout dans les affections prurigineuses, et amènent promptement à la surface de la peau une accumulation de liquide qui la tient comme dans un bain. Ce moyen a été indiqué la première fois par le Dr Colson, de Beauvais, et employé avec les plus grands avantages par MM. Hardy et Besnier, médecins de l'hôpital Saint-Louis.

§ 4. *Etat catarrhal.*

On donne le nom d'état catarrhal, ou de diathèse catarrhale ou muqueuse, à un état morbide des muqueuses, caractérisé surtout par des flux plus ou moins abondants.

Chez les dartreux, ou individus à idiosyncrasie cutanée, c'est la peau qui est le siége le plus ordinaire de manifestations scrofuleuses, rhumatismo-catarrhales et goutteuses; et chez les catarrheux, ou individus à idiosyncrasie muqueuse, ce sont les muqueuses qui sont le siége des mêmes manifestations diathésiques. Il est une condition *sine quâ non* de l'existence de cet état morbide chez les individus, c'est qu'ils soient de tempérament lymphatique ou très-affaiblis, comme les enfants, les vieillards et les femmes cacochymes, par exemple.

« Supposons que trois individus, dit Michel Lévy, appartenant aux trois tempéraments que nous avons admis (sanguin, lymphatique et nerveux), mais tous doués d'idiosyncrasie pulmonaire, subissent l'action prolongée d'une cause morbifique, telle que le froid humide; le sanguin sera frappé de pleuro-pneumonie, le lymphatique de catarrhe bronchique, et le nerveux éprouvera un accès d'asthme. »

Où l'on voit bien que c'est l'idiosyncrasie qui est cause que la même diathèse donne lieu à des états morbides dartreux, catarrhaux ou rhumatismaux, c'est dans l'observation attentive des malades chez qui l'idiosyncrasie n'est point accentuée sous ce rapport dans un sens ou dans un autre. Vous les verrez être dartreux, et très-dartreux même, pendant plusieurs années, ou l'être seulement aux renouvellements de saisons; puis pendant plusieurs autres années, ou l'hiver seulement et surtout dans les années froides et humides, ils seront catarrheux autant qu'il est possible de l'être; et parfois ils ne seront ni l'un ni l'autre, mais seront rhumatisants.

J'ai donné mes soins pendant plus de huit ans à une femme ayant dépassé la soixantaine, de tempérament nerveux lymphatique, qui était un type sous ce rapport.

La première fois que j'ai été appelé à la soigner, c'était pour un catarrhe suffoquant épouvantable, pendant l'hiver, pour lequel j'ai été obligé de prescrire entre autres médications plusieurs vomitifs énergiques.

La seconde fois, plus d'un an après, pendant l'été, c'était pour un eczéma presque généralisé qui n'a cédé que vers l'entrée de l'hiver, pour être remplacé par de la toux continuelle et des crachats en abondance, pendant que sa peau en était si bien débarrassée que l'on n'eût jamais dit qu'elle avait été dans un état si repoussant pendant tout l'été.

Trois ou quatre années se sont écoulées pendant lesquelles il n'y a eu ni catarrhes bien accentués pendant l'hiver, ni dartres bien marquées pendant l'été ; des démangeaisons prurigineuses existant seulement pendant l'été, et des bronchites peu intenses parfois aussi, pendant l'hiver. Mais j'ai été bien souvent consulté par cette malade pendant ce temps pour des douleurs siégeant dans les épaules, dans les genoux, dans la tête, et surtout dans les lombes.

Pendant l'été de 1872, je l'ai soignée pour son eczéma, qui avait reparu encore plus étendu que la première fois ; et à l'entrée de l'hiver il disparaissait encore, mais pour être remplacé peu de temps après par une paraplégie progressive avec douleurs dans les lombes, ce qui était l'indice évident d'une affection de même nature de la moelle épinière, dont cette femme est morte.

Supposez que son idiosyncrasie eût été accentuée ou dans le sens de la peau, ou dans le sens des muqueuses, ou dans le sens des articulations et des muscles, et cette malade eût été un type d'herpétique, ou un type de catarrheux avec sans doute emphysème pulmonaire, ou un type de rhumatisant, auquel cas elle eût été atteinte en tout temps de quelques symptômes de sa diathèse ou herpétique, ou catarrhale, ou rhumatismale.

Le froid humide est surtout contraire aux malades atteints de catarrhe ; aussi n'y-t-il rien qu'ils redoutent oomme l'hiver, qui les oblige à passer tout leur temps au coin de leur feu ; tandis que l'été il y a rémission assez marquée dans leur affection.

Toutes les muqueuses peuvent être le siége de l'état

catarrhal; mais celles des yeux, du nez, des bronches, des intestins et des organes génito-urinaires, surtout chez les femmes très-lymphatiques, y sont particulièrement prédisposées.

On sait qu'il existe à l'état aigu une fièvre catarrhale ou grippe caractérisée, avec le mouvement fébrile, par l'état catarrhal aigu de plusieurs muqueuses à la fois, qui sont celles des yeux, du nez et des bronches, accompagné de symptômes de l'état rhumatismal dans le cou, dans les épaules, dans le tronc et les jambes, et même souvent d'herpès ou autres éruptions, surtout à la lèvre supérieure; de sorte que la diathèse rhumo-catarrhale se présente là complète dans tous ses éléments constituants caractéristiques.

A l'état chronique, il est rare de voir plusieurs muqueuses malades à la fois, tandis qu'il est commun de voir tantôt les unes tantôt les autres alternativement le siége de l'état catarrhal; et cet état morbide lui-même alterner souvent avec l'état herpétique ou rhumatismal, comme je viens d'en rapporter un exemple.

La terminaison de cette affection varie suivant les organes atteints. Les catarrhes pulmonaires, les catarrhes vésicaux et intestinaux ne sont point sans grands dangers souvent, surtout à l'état aigu.

Traitement. — Le traitement général est celui qui convient aux autres états morbides de la diathèse rhumatismo-catarrhale, en insistant ici particulièrement sur la nécessité qu'il y a à éviter le froid humide, les brouillards, les appartements humides et sombres, sans rayons ni lumièresolaires directs.

Il ne faut pas perdre de vue qu'il existe souvent dans

la fièvre catarrhale des symptômes intermittents ou rémittents qui réclament l'usage de la quinine, sous peine de voir parfois survenir des accès pernicieux qui emporteraient rapidement les malades.

C'est pour cet état morbide surtout que les malades se trouvent bien d'aller passer l'hiver dans une des stations hivernales du Midi.

On mettra en œuvre tout ce qui sera propre à faire fonctionner la peau, qui sera recouverte de flanelle, comme les frictions sèches, l'hydrothérapie, les bains et les douches d'eaux minérales sulfureuses et salines, notamment celles du Mont-Dore, qui ont une action spéciale contre l'état catarrhal, celle de la Raillière à Cauterets, etc.

On pourra user également dans certains cas des révulsifs sur la peau et même des exutoires à demeure sur un bras ou ailleurs. Mais ce sont les purgatifs surtout, et les vomitifs en particulier, sur lesquels j'appelle l'attention, particulièrement dans les poussées aiguës, et qui produiront ici les mêmes bons effets que dans les fièvres éruptives; il ne faut pas avoir peur d'en abuser, presque, dans ces cas, et on reste toujours au-dessous de l'usage qu'il conviendrait d'en faire. Qu'on en use donc largement, et qu'on prescrive la quinine à petite dose, dès que, par les émissions sanguines, s'il y a lieu, et par les purgatifs on aura fait tomber l'excitation vasculaire, et l'on verra les bons effets qu'on obtiendra de cette médication.

Le traitement local à l'état aigu est le même à peu près pour toutes les muqueuses. car il faut s'abstenir alors des remèdes irritants et n'user guère que des émollients et des calmants de toutes sortes. Il diffère davantage à l'état chronique.

Le traitement de l'état catarrhal des yeux demande des médications particulières pour lesquelles je renvoie aux traités spéciaux, entre autres à celui de M. Desmarres, célèbre oculiste à Paris.

Un autre oculiste distingué de Paris, M. Fano, indique, dans le *Journal d'oculistique*, les quatre collyres suivants comme formant la base du traitement de la plupart des affections oculaires :

1° *Collyre à l'atropine*, 0,05 centigrammes de sulfate neutre fraîchement préparé et de bonne qualité pour 30 grammes d'eau distillée, indiqué dans l'iritis et les ulcérations de la cornée, et contre-indiqué dans les conjonctivites et les hyperémies de la conjonctive ;

2° Le *collyre au nitrate d'argent cristallisé*, 0,20 centigrammes pour 30 grammes d'eau distillée dans un flacon noir, indiqué dans les conjonctivites oculo-palpébrales aiguës, dans l'ophthalmie purulente des nouveau-nés, et dans les kératites franches au début. Lorsque, dans une ophthalmie purulente des nouveau-nés, on arrive à la période des ulcérations de la cornée menaçant de perforer le miroir oculaire, il faut combiner les deux collyres précédents de la façon suivante :

On commence par enlever le pus qui baigne les paupières avec une boulette de charpie imbibée d'une solution faite avec 0,50 centigrammes de sulfate de zinc pour 300 grammes d'eau distillée ; puis, les paupières étant écartées à l'aide d'ophthalmostats, on fait tomber le collyre d'atropine sur la cornée. Ensuite on ôte les ophthalmostats et on laisse tomber les paupières qu'on soulève un instant après, en tirant dessus avec les doigts sans comprimer le globe oculaire, que les contractions de l'orbiculaire protégent, et on fait tomber le collyre au nitrate d'argent *sur la muqueuse palpébrale* pour combattre la purulence.

A la dose de 0,05 centigrammes de sel pour 30 gr. d'eau distillée, ce collyre réussit aussi dans les taches de la cornée.

3° *Le collyre au sulfate de zinc* : eau distillée, 30 grammes ; sulfate de zinc, 0,20 centigrammes.

Indiqué dans les conjonctivites palpébrales subaiguës, contre-indiqué dans les conjonctivites palpébrales aiguës, dans les ulcérations de la cornée, dans l'iritis, dans l'ophthalmie purulente des nouveau-nés, dans les conjonctivites oculo-palpébrales aiguës.

Chez les personnes très-sensibles, on peut remplacer le collyre au sulfate de zinz par le suivant :

> Eau distillée. . . . . 30 grammes.
> Acétate de plomb cristallisé. . . . .   0,05 c.

4° *Le collyre au laudanum* :

> Eau distillée. . . . . 2 grammes.
> Laudanum de Sydenham   2   —

indiqué dans les hyperémies chroniques de la conjonctive palpébrale, suite d'ophthalmie purulente, et dans les taches de la cornée.

J'ai souvent prescrit avec avantage un collyre au sublimé, 0,01 centigramme de sublimé pour 50 grammes d'eau distillée, dans les conjonctivites palpébrales et oculo-palpébrales chroniques ; et la pommade de la veuve Farnier, ou la pommade au précipité rouge,

> Beurre frais. . . . . 5 grammes.
> Précipité rouge . . . . 0,05 centigr.

contre l'inflammation chronique des bords palpébraux.

J'indique ici les doses minima de substance active, qu'on peut varier et augmenter suivant les cas.

Nous avons donné le traitement du coryza chronique à propos de celui des affections scrofuleuses; *la Tribune médicale* donne le conseil d'user dans le coryza aigu de la poudre suivante, dont on prend trois ou quatre prises par jour et plus si besoin en est :

Tannin	0,05 centigr.
Poudre d'iris.	
Poudre de guimauve	aâ 1 gramme.
Teinture de vanille.	4 gouttes.

Chez les enfants encore à la mamelle atteints de coryza aigu on introduit assez profondément dans les narines des cornets de papier très-souple roulé entre le pouce et l'index, qu'on a enduits de la pommade suivante :

Tannin	0,05 centigr.
Axonge	5 grammes.
Teinture de vanille	5 gouttes.

Il arrive souvent que les amygdales sont hypertrophiées. Le remède par excellence à employer dans ces cas est certainement leur extirpation. Cependant, d'après *la Revue médicale de l'Est*, on en obtiendrait la résolution en appliquant sur ces tumeurs, avec un pinceau, après y avoir fait d'abord quelques mouchetures superficielles, la solution suivante :

Iodure d'ammonium	10 grammes.
Eau	q. s. pour saturer.

L'état catarrhal de l'estomac, ou *embarras gastrique*, se traite par les purgatifs d'abord, puis on use de l'eau de Seltz artificielle, des pastilles de Vichy, du vin de gentiane, du vin de rhubarbe, du vin de quassia amara, si l'estomac continue à être en langueur; et des eaux minérales de table, telles que celles de Condillac, de Saint-Galmier, de Bussang, de Royat, de Vals, de Vichy, d'Aulus, etc., suivant les cas, qu'on mêle au vin en mangeant. On peut également prendre 2 à 5 gouttes de teinture de noix vomique, ou 2 gouttes de teinture amère de Baumé dans une cuillerée d'eau sucrée avant chaque repas, ou encore une cuillerée à café de l'élixir stomachique de Stoughton dans un peu d'eau sucrée, surtout s'il y a constipation.

Tous ces stomachiques amers conviennent chez les personnes peu nerveuses; chez les autres, il vaut mieux user des eaux minérales de table.

Il est des personnes qui ne peuvent prendre que les purgatifs dont le goût est sinon agréable, du moins très-acceptable. En ce cas, la limonade Rogé, au citrate de magnésie, répond parfaitement à leur désir, ou encore pour les personnes peu nerveuses le café purgatif au séné de Lallier, qu'on prépare ainsi :

Séné......................	12 à 20 grammes.
Café torréfié...............	10 à 15 —
Eau bouillante.............	100 —

Faites infuser, passez et ajoutez :

Lait chaud.....................	120 grammes.
Sucre........................	40 —

purgatif agréable, qu'on prend en une fois le matin à jeun.

La médication la plus efficace pour combattre le catarrhe intestinal, ou diarrhée d'automne, est sans contredit celles des purgatifs salins et autres, et le calomel à dose purgative, suivis de l'administration du laudanum en lavements et par la bouche, si la diarrhée ne disparaît pas en vingt-quatre heures. Je ne crois pas qu'il existe de cas qui puissent résister à cette médication, recommencée autant de fois qu'il est nécessaire, et accompagnée des autres moyens thérapeutiques usités dans cette affection, tels que applications de sangsues, fumigations de vapeur, cataplasmes chauds sur le ventre, bains chauds prolongés, etc.

Dans la dysentérie aiguë et chronique, le calomel et l'ipéca sont particulièrement indiqués.

Il y a les pilules de Second :

Ipéca.........................	0,40 centigr.
Calomel.......................	0,20 —
Extrait d'opium...............	0,05 —
Sirop de nerprun	q. s.

pour 6 pilules à donner chaque jour.

On donne aussi le nitrate d'argent à l'intérieur 1 à 5 centigrammes par jour; et en lavements à la dose de 0,25 centigrammes pour 100 grammes d'eau distillée, qu'on porte ensuite à 0,50 centigrammes.

On échoue quelquefois avec ces lavements parce qu'on ne les fait pas pénétrer assez avant. Il faut alors, dit M. Gaillard, adapter une sonde à la seringue pour les porter aussi loin que possible.

Dans les bronchites, on use des boissons pectorales douces, comme les décoctions de guimauve, des quatre fleurs pectorales, des quatre fruits pectoraux, de la tisane de tilleul, etc., pour les cas aigus; et pour les cas chroniques, dans le catarrhe des bronches où l'expectoration est visqueuse et difficile, on donne matin et soir une des pilules suivantes :

> Gomme ammoniaque................ 1 gramme.
> Carbonate d'ammoniaque.......... 1 —
> Ipéca en poudre................. 0,25 centigr.
> Chlorhydrate de morphine........ 0,10 —
> Mucilage de gomme............... q. s.

Pour 10 pilules, qu'on enduira d'un vernis composé de baume de Tolu dissous dans du chloroforme. (*Moniteur thérapeutique.*)

Le sirop d'acide phénique à la dose de deux cuillerées par jour produit aussi les meilleurs résultats dans les bronchites subaiguës et dans l'irritation chronique des bronches.

Le chlorhydrate d'ammoniaque à la dose de 0,50 centigrammes à 1 à 2 grammes par jour, en potion, convient dans les bronchites tout à fait chroniques qui ont un cachet de passivité prononcé, surtout chez les lymphatiques.

C'est surtout dans le catarrhe chronique des bronches que sont indiquées les préparations balsamiques diverses et les eaux sulfureuses en boisson. Leur efficacité n'est point douteuse dans ces cas, surtout si l'on agit en même temps sur l'enveloppe cutanée par des bains stimulants et des douches.

Mais ce n'est point une raison pour prendre un peu banalement ces médicaments dans la phthisie, comme on le fait si souvent ; car, hors les cas tout à fait torpides, l'indication de ces drogues dans cette maladie est assez restreinte.

Les injections d'eau chargée faiblement de principes médicamenteux, tels que goudron, acide phénique, coaltar saponiné, etc., sont ce qui convient le mieux aux catarrhes de la vessie.

Chez les femmes les catarrhes chroniques des parties génitales (*flueurs blanches*) sont généralement traités avec succès par les injections d'eaux minérales appropriées, où par celles où il entre de l'alun, du tannin, de l'eau blanche, du permanganate de potasse à la dose de 1 à 2 grammes par litre, l'acide phénique à la dose de 1 gramme par litre, etc.; et, dans certains cas, il est nécessaire d'avoir recours à des tampons de ouate imbibés d'eau de goudron, de coaltar saponiné étendu d'eau, d'une solution phéniquée, etc., qu'on laisse douze à vingt-quatre heures en place, et même quelquefois à des badigeons avec une solution de nitrate d'argent au trentième, au cinquantième, au centième, etc., suivant les cas, faits tous les jours ou tous les deux ou trois jours.

§ 5. *Diathèse séreuse.*

La diathèse séreuse, si ce n'est à l'état aigu, est à peu près toujours symptomatique d'un état morbide de l'organisme, diathésique ou autre.

C'est sous l'influence de l'idiosyncrasie du malade, laquelle est aussi souvent déterminée par l'état de faiblesse et même de cachexie où il se trouve que par l'hérédité, unie au tempérament lymphatique, que l'état morbide appelé à tort diathèse séreuse prend naissance.

On est donc sûr de voir cette affection se produire souvent quand les malades sont lymphatiques, et que des états diathésiques ou d'autres maladies ont amené la cachexie.

Pas n'est besoin souvent d'état cachectique tout à fait prononcé pour la voir survenir; il suffit que l'anémie ou la chlorose existe chez les sujets, par suite d'habitation malsaine, de mauvaise nourriture ou autrement, au moment où éclate chez eux la diathèse rhumo-catarrhale passagère, ou que surviennent des manifestations du même état morbide héréditaire; et même le tempérament lymphatique seul avec l'influence idiosyncrasique, sans chlorose ni anémie, sont des causes parfois suffisantes.

Cette affection offre donc beaucoup de points de ressemblance avec l'état catarrhal, qui prend lui aussi si souvent naissance dans les mêmes conditions diathésiques, hygiéniques et individuelles; seulement l'idiosyncrasie est séreuse dans un cas et muqueuse dans l'autre.

Il ne faut pas confondre la diathèse séreuse, qui est un produit de l'état morbide rhumo-catarrhal tout aussi légitime que le rhumatisme et les catarrhes, avec les épanchements et les infiltrations séreuses qui se produisent aussi dans les états cachectiques, dans les maladies du cœur et des reins, et dans les lésions tuberculeuses ou autres qui siégent dans les séreuses; car ce qui est bien propre à en faire ressortir la différence c'est lorsque l'on observe la diathèse séreuse et des épanchements séreux chez le même individu, ou chez deux sujets différents, mais placés dans des conditions morbides identiques, ce qui arrive souvent.

La *phlegmatia alba dolens*, chez un phthisique arrivé à l'état cachectique, caractérisée par l'œdème existant alors sur *un seul membre*, avec quelquefois douleur intense, sans distension trop considérable des téguments, voilà un état diathésique séreux des tissus de ce membre, particulièrement de la séreuse de ses veines, et l'infiltration des *deux jambes* alors, d'un autre phthisique arrivé à la même période de la maladie, sans douleur, si ce n'est celle occasionnée par la trop grande distension des téguments, voilà l'infiltration séreuse.

La même distinction est à faire dans les diarrhées des mêmes malades, quand elles ne sont pas dues à des tubercules intestinaux, dont les unes existent avec coliques et sont dues à la diathèse sérieuse, et les autres sans coliques, et ne sont que des filtrations séreuses à travers l'intestin.

On conçoit que le traitement soit différent dans les deux cas; car, dans l'un, la muqueuse intestinale est le siége d'une manifestation diathésique, et dans l'autre elle est tout à fait passive dans l'acte qui se passe en elle.

Il faut donc distinguer dans les hydropisies du tissu cellulaire (anasarque, œdème, phlegmatia alba dolens, sclérème des nouveau-nés);

Dans les pleurésies avec épanchements, dans les hydropéricardites, daus les ascites, dans les hydrocéphales, etc., si la diathèse séreuse y est pour quelque chose ou non.

L'état séreux, ou diathèse séreuse, relève de la diathèse rhumo-catarrhale passagère ou de celle qui est héréditaire; et, quand nous la voyons survenir chez des sujets cachectiques à la suite de maladies graves, c'est que les malades ont été exposés au refroidissement, auquel cas elle est passagère, ou qu'il existait chez eux, héréditairement ou d'une manière acquise, un état diathésique rhumatismo-catarrhal que l'état cachectique seul du malade a suffi à faire éclore. La preuve, ce sont les douleurs musculaires et même articulaires qui surviennent si souvent dans ces cas, comme je l'ai observé il y a deux ans chez un confrère.

Le confrère dont je parle est atteint depuis longtemps (il a 60 ans aujourd'hui), d'un engorgement du foie; et, à part cela, sa santé serait assez bonne. Il a eu dans sa jeunesse plusieurs accès de fièvre intermittente; et, étant élève en médecine à l'hospice de Bicêtre, où il couchait dans une chambre froide et humide, quelques symptômes de rhumatisme, les seuls qu'il ait eus de sa vie, se sont manifestés dans les deux genoux. Comme sa santé est languissante depuis longtemps par le fait de son affection de foie, une dysentérie grave, survenue pendant l'automne de 1873, amena rapidement chez lui l'état cachectique, caractérisé surtout par une maigreur effrayante. Ce fut alors que les deux genoux et les pieds se prirent de gonflements rhumatismaux très-douloureux, et qu'il survint même quelques symptômes cérébraux avec muguet. L'état cachectique, telle était évidemment la cause déterminante de cette affection rhumatismale ici; aussi, ne fallait-il pas manquer de le faire entrer en ligne de compte dans le traitement, ce que j'ai fait avec le plus grand succès.

Les malades étant cachectiques, les humeurs sont alacides; et, étant sous le coup en même temps de la diathèse rhumo-catarrhale, elles devraient être également acides, si la théorie n'est pas fausse. Eh bien! la théorie n'est pas fausse; car regardez bien, et vous verrez le plus souvent des urines de cachectiques, qui étaient des types d'urine alcaline, laisser déposer des sédiments acides, quand ces poussées rhumatismo-catarrhales surviendront, soit sous forme de douleurs musculaires ou articulaires, soit même sous forme de phlegmatia alba dolens.

Les alcalins devraient donc être donnés concurremment

avec les acides dans ces cas, jusqu'à disparition des manifestations rhumatismales, et il serait même prudent de s'abstenir complètement d'acides ensuite.

Le traitement général de l'état séreux est celui de la cachexie d'abord, quand elle existe; celui de la diathèse rhumo-catarrhale et celui de l'épanchement séreux qui l'accommpagne; celui des infiltrations séreuses, c'est-à-dire l'emploi des diurétiques, des purgatifs, et localement, quand l'état aigu de la manifestation locale n'existe plus (lequel, pendant tout le temps qu'il existe, réclame l'emploi d'émollients, de narcotiques, et même d'émissions sangines locales), des vésicatoires, des médicaments résolutifs excitants, et même des moyens chirurgicaux ordinaires des évacuations de collections séreuses.

§ 5. *Etat nerveux ; névropathie, nervosisme.*

L'état nerveux, ou la diathèse nerveuse, est caractérisé par la souffrance des nerfs chez les personnes nerveuses. C'est presque parler le langage de La Palice; et, cependant, quand on dit que les dartres sont la souffrance de la peau chez les idiosyncrasiques cutanés, ou que le rhumatisme est la souffrance des muscles et des articulations chez les idiosyncrasiques musculaires et articulaires, on est loin de parler ce langage.

Pourquoi donc? parce que l'on oublie que l'idiosyncrasie est un tempérament partiel; et qu'il est aussi nécessaire, un état diathésique étant donné, d'être doué du tempérament partiel cutané, ou idiosyncrasie cutanée, et du tempérament partiel articulaire ou musculaire, pour être atteint de dartres et de rhumatisme, qu'il l'est d'être doué de tempérament général nerveux pour être atteint de nervosisme.

Il n'existe certainement point de personnes atteintes de nervosisme sans être nerveuses; et il n'existe point non plus de personnes atteintes de cette affection sans être diathésiques.

J'ai toujours vu ou la chlorose, ou l'anémie, ou la diathèse rhumatismo-catarrhale, ou la diathèse goutteuse exister dans l'état nerveux; en dehors, bien entendu, des cas de nervosismes accidentels dus à des contrariétés passagères ou à l'action du refroidissement subit, comme j'en ai observé deux cas. Cependant il pourrait bien se faire que le tempérament seul, aidé de l'influence de la puberté, et favorisé encore dans son action par la vie sédentaire et la tension de l'esprit par des occupations et des préoccupations d'une nature ou d'une autre, fût suffisant pour donner naissance à cette maladie, surtout chez les natures robustes. Cependant, je crois qu'il y a encore quelque influence diathésique là-dessous. Ce qu'il y a de certain, c'est que l'état nerveux qui a l'air d'être non diathésique, et qui consiste dans l'hystérie franche, est excessivement rare dans les campagnes, puisque je ne l'y ai jamais vu; tandis que celui qui est diathésique y est très-commun.

Le bromure de potassium, le bromure de camphre, le valérianate de zinc, l'asa fœtida en lavement, le chloral, l'éther, les inspirations de chloroforme et d'éther pendant les crises, les frictions énergiques le long de la colonne vertébrale, la compression sur l'ovaire qui est le siége d'une aura, qui existe quelquefois dans les deux, d'après M. Charcot, en enfonçant les doigts derrière le pubis comme pour comprimer l'artère iliaque, ou à l'aide d'un tourniquet, tels sont les moyens indiqués pour conjurer et calmer les crises.

On donne le valérianate de fer, à la dose de 0,05 à 0,10 centigrammes par jour, chez les névropathes chlorotiques ou anémiques, sans compter les autres toniques.

Dans les cas qui sont sous la dépendance de la diathèse rhumo-catarrhale on prescrit le valérianate de quinine, l'arséniate de quinine, 10 à 12 centigrammes par jour du premier sel, et 10 à 12 milligrammes par jour du second, d'après la méthode dosimétrique chez les sujets peu nerveux ; et chez les autres on se contente de prescrire l'arséniate de soude ou l'iodure de potassium, mais de préférence le premier de ces sels, en même temps qu'on use des alcalins et des diurétiques dans tous les cas.

Lorsque cette affection dépend de la diathèse goutteuse, il faut prescrire les alcalins, le colchique et les diurétiques, en même temps que les calmants nerveux, tels que le bromure de potassium et le bromure de camphre.

Beaucoup de névropathes sont plus ou moins dartreux ; dans ces cas il faut insister particulièrement sur les arséniates ou les iodures, suivant les cas, et les dépuratifs du sang, tels que le sirop de fumeterre, de pensées sauvages, etc., et sur les purgatifs et les diurétiques.

Il est bien entendu que dans tous ces cas les bains et les douches sulfureuses, salées, alcalines, etc., suivant les malades, seront en même temps prescrites.

Le professeur Burggraeve ordonne l'emploi de l'acide phosphorique et de la strychnine par granules de 0,001 milligramme de la première substance et de

0,00 1[2 milligramme de la seconde, de chaque un granule toutes les heures jusqu'à dix par jour.

J'ai vu la strychnine être rarement tolérée par les personnes nerveuses; en sorte que ces deux drogues me paraissent indiquées chez les natures lymphatiques peu
nerveuses, et surtout chez celles douées de tempérament
lymphatique sanguin, généralement de forte complexion,
qui ont la circulation ordinairement languissante et em-
barrassée. Mais chez les autres, dont le tempérament est
nerveux ou lymphatique nerveux, et qui sont le plus
souvent maigres plus ou moins et de complexion peu
forte, qu'on n'use de ces remèdes énergiques qu'avec la
plus grande prudence, et aux plus faibles doses, surtout
dans les cas de nervosisme.

Il existe des cas où les battements du cœur et les mouvements fébriles ne sont point rares; ce qui demande
qu'on use de la digitaline, surtout chez les sujets plus ou
moins sanguins à tégument coloré; et pour les autres,
chez qui il existe encore des mouvements fébriles fréquents, avec des palpitations plutôt nerveuses que musculaires, qui sont peu sanguins et dont le tégument est
toujours plus ou moins pâle, il vaut mieux user de l'éther,
de la quinine, de la vératrine et de l'aconitine, parce que
les vaisseaux, contrairement à ce qui a lieu chez les malades précédents, sont ici plutôt mous et dépressibles que
durs et vibrants.

Lorsqu'il existe des spasmes chez les malades, ce qui
n'est point rare, il faut user de la cicutine, de l'hyosciamine et de l'atropine, par granules de 1[2 milligramme
toutes les heures jusqu'à sédation, en les donnant sépa-
rément ou ensemble sans dépasser 12 à 20 de chaque espèce par vingt-quatre heures.

Tout cela est bel et bien lorsque les malades tolèrent les médicaments ; ce qui fait qu'on obtient alors leur guérison promptement *en général*. Mais combien de fois n'arrive-t-il pas que non-seulement les narcotiques, comme la belladone, le cicutine et l'hyosciamine, qui conviennent surtout au tempérament lymphatique et aux gens peu sanguins, mais même les calmants nerveux purs et les meilleurs comme l'éther, le bromure de potassium et les gommes-résines calmantes en lavement, ne sont pas ou sont à peine tolérés, et deviennent même des irritants ? C'est surtout dans l'état nerveux des sujets plus ou moins sanguins, à tégument coloré, à peau chaude et à chaleurs plus ou moins fréquentes incommodes à la peau que cela arrive. La digitale n'est point non plus tolérée ; ce qui est dommage, parce que l'irritation qui existe chez ces malades est certainement plutôt vasculaire que nerveuse.

C'est dans ces cas que les bains tièdes prolongés plusieurs heures, d'après la méthode de Pomme, peuvent rendre de grands services.

C'est dans ces cas aussi que me paraît convenir l'usage du silicate de soude, de la macération de café vert, et des préparations de colchique à faible dose, d'après la méthode de M. Gigot-Suard, en la pratique duquel on peut avoir toute confiance, qu'on emploie alors comme dépuratifs diurétiques. Ce qu'il faut en effet chez de tels malades c'est calmer ces chaleurs et ces irritations cutanées, ce que l'on obtient par des bains frais prolongés, et détourner de la peau ces courants morbides qui viennent y aboutir, ce que l'on obtient par les dépuratifs diurétiques doux, qui ont aussi l'avantage de purifier le sang. On peut encore user dans le même but des laxatifs peu excitants. Il faut donc rejeter tous les excitants et les irritants cutanés, consistant en bains stimulants ou autres remèdes, appliqués à la surface de la peau, et en médicaments pris à l'intérieur ayant une action excitante sur la circulation et sur le tissu cutané.

M. Gigot-Suard a fait préparer par M. Fournier, pharmacien à Paris, des granules dépurateurs au silicate de soude par l'administration desquels on commence le traitement à la dose de 2 à 10 par jour, moitié le matin et moitié le soir, le matin à jeun et le soir quand la digestion est achevée. Il existe aussi un sirop dépurateur au silicate de soude, qu'il convient de préférer aux granules chez les personnes à estomac irritable, à moins qu'on ne prenne la précaution de réduire en poudre les granules avant de les prendre.

Après quinze jours de traitement par le silicate de soude, en commençant par la dose la plus faible pour arriver progressivement à la plus forte, on passe à l'administration du vin dépurateur au colchique et au café vert, préparé par le même pharmacien, dont on prend deux à six cuillerées par jour, moitié le matin et moitié le soir, immédiatement après les deux principaux repas encore pendant quinze jours, après quoi on prend les deux médications en même temps, jusqu'à guérison, en ayant soin toutefois d'interrompre de temps en temps le traitement, si celle-ci se fait longtemps attendre.

Les eaux des stations d'eaux minérales les plus vantées dans les névropathies, comme celles de Néris, de Bagnères-de-Bigorre, de Saint-Sauveur, d'Ussat, etc., ne sont elles-mêmes tolérées souvent que grâce à la manière habile dont elles sont administrées par les médecins qui pratiquent dans ces stations.

Il faut choisir pour les malades· les stations dont la nature des eaux s'adapte le mieux à l'état diathésique dont ils sont atteints. Ce sont les eaux minérales sulfureuses douces, comme les eaux de Saint-Sauveur et les sources douces de Cauterets, pour les dartreux et les rhumatisants.

Les eaux sulfatées calciques, comme les eaux de Bagnères-de-Bigorre, conviennent aux névropathes nerveux et rhumatisants qui ne peuvent supporter les eaux précédentes ; et certainement aussi à ceux qui sont goutteux, qui se trouvent si bien des eaux de Néris.

Les névropathes scrofuleux doivent user des eaux sulfureuses douces, des eaux de Saint-Sauveur, d'Eaux-Chaudes, des sources douces de Cauterets, Luchon, etc.

L'hydrothérapie convient aux névropathes chlorotiques ou anémiques de tempérament lymphatique.

Répétons en terminant que le bromure de potassium, l'eau de laurier-cerise et les éthers conviennent comme calmants chez les névropathes atteints de douleurs ou de spasmes; mais qu'on se trouve bien de leur associer la morphine dans le premier cas et dans le second l'atropine, l'hyosciamine, la cicutine ou la daturine. Et que quant à leurs palpitations, qu'ils ont si fréquemment, le bromure de potassium à la dose de 2 à 4 grammes par jour, le valérianate d'ammoniaque de Pierlot à la dose d'une cuillerée à café matin et soir, dans un peu d'eau sucrée, les capsules d'éther quand il y a en même temps suffocation, l'eau de laurier-cerise à la dose de 5 à 10 grammes par jour, sont les remèdes les plus usités en pareil cas ; avec la digitaline dans les cas où il y a maladie de cœur ou non, mais où il y a sthénie de l'organe et

16

des vaisseaux, et les granules de strychnine et d'acide phosphorique dans les cas de maladie de cœur où non, où il y a au contraire asthénie de l'organe et des vaisseaux, à condition que les sujets ne soient pas trop nerveux, auquel cas il vaudrait mieux user de la vératrine ou de l'aconitine.

Le vomissement des femmes grosses, qui n'est autre chose qu'un état nerveux particulier de l'estomac, réclame l'usage de tous les calmants locaux et généraux que nous venons de faire connaître.

On trouve dans la *Tribune médicale* une médication qui serait très-efficace dans ces cas, et qui serait également très-avantageuse dans les hémorrhagies utérines des femmes à l'état puerpéral. Elle se compose uniquement de la potion suivante, dont on donne une cuillerée à café le matin, le tantôt et le soir dans un demi-verre d'eau sucrée :

Teinture d'iode................	4 grammes.	
Iodure de potassium...........	6	—
Eau distillée.................	120	—

Les maladies de matrice pouvant à elles seules produire l'état nerveux chez les femmes, il ne faut pas manquer de porter l'attention de ce côté.

CHAPITRE V.

DIABÈTE.

On sait que cette maladie est surtout caractérisée par
la présence d'une certaine quantité de sucre dans les
urines, en même temps qu'il existe une très-grande soif,
et une fréquence et une abondance de miction telles que
l'on a vu des malades rendre jusqu'à 100 kilogrammes
d'urine par vingt-quatre heures.

Les malades sont ordinairement doués d'un appétit
dévorant, et l'on en a vu à qui il fallait une quantité in-
croyable d'aliments par jour. Néanmoins ils maigrissent
de plus en plus, et beaucoup finissent par mourir de con-
somption, s'ils ne meurent point auparavant de complications organiques telles que la phthisie pulmonaire, la
pneumonie, des phlegmons gangréneux, etc.

Cette affection dépend très-certainement fort souvent
de la diathèse rhumo-catarrhale, car on l'a vue alterner
fréquemment avec des symptômes non douteux de cette
maladie, et même avec la diathèse goutteuse.

C'est une maladie de l'adulte et du sexe masculin ; car
on l'observe bien rarement dans l'enfance, chez les vieillards et les femmes.

Le traitement de cette affection est celui des diathèses dont nous venons de dire qu'elle dépendait. De
l'avis unanime, c'est le système nerveux, troublé dans
ses fonctions, qui est le point de départ du diabète, de

même que dans le rhumatisme, dans l'état catarrhal et dans l'herpétisme, c'est le système cutané. Quelles que soient donc les causes occasionnelles de cette affection, qu'elles viennent du froid, de l'humidité, des excès alcooliques ou vénériens, de l'ennui, etc., l'indication capitale est de tâcher de reconforter le système, qui est ici le système nerveux, dont l'abaissement fonctionnel prédominant, par suite de l'idiosyncrasie du malade, est cause qu'il y a peut-être quelquefois production anormale de sucre dans l'économie, ou peut-être simplement arrêt dans l'assimilation des matières sucrées, tout comme l'abaissement fonctionnel de la peau dans l'état rhumo-catarrhal est cause que certaines matières du sang ne se trouvent pas suffisamment oxydées.

On peut pallier la maladie par les alcalins, par le régime, par les toniques, par les calmants nerveux, tels que le camphre bromé, le valérianate de zinc, etc.; mais pour guérir il faut s'adresser aux antidiathésiques radicaux, tels que les arséniates, les iodures, les sulfures, et surtout aux eaux minérales ayant une action profonde sur l'organisme, telles que les eaux bromo-iodurées, l'eau de mer et les eaux sulfureuses, suivant les malades.

Il ne faut pas perdre de vue, en effet, que la diathèse scrofuleuse est là, par-dessous toutes celles qui surviennent à la puberté, dans l'âge adulte et dans la vieillesse, ou tout au moins le tempérament lymphatique, qui favorise tant les diathèses. Il faut donc, tout en usant des médications propres à combattre les nouvelles diathèses et leurs manifestations, employer également la médication de la diathèse scrofuleuse et du lymphatisme, si l'on veut obtenir des cures radicales.

On guérit radicalement à Vichy, à Vals, à Plombières,
quand on a à y traiter des états diathésiques accidentels,
dus à des écarts de régime, au manque d'exercice, à une
habitation malsaine, etc., et survenus chez des personnes douées de bonne constitution ; on guérit encore
quand l'action d'un état diathésique faible se résume
presque tout entière dans la production d'engorgements
viscéraux du côté du foie, des poumons, des reins, de la
vessie ou de la matrice ; mais quand il s'agit de diathèses
héréditaires ou acquises ayant de profondes racines dans
l'économie, de diathèses ayant commencé par rendre les
malades profondément scrofuleux dans leur bas âge, ou
entées sur un tempérament lymphatique accentué, on y
est seulement blanchi, pallié dans ses souffrances, mais
on n'y guérit pas, et les malades viennent vous dire, et
ils ont raison, ne me parlez plus de vos eaux de Vichy, de
Vals ou de Plombières, elles m'ont fait grand bien au
commencement, mais maintenant elles ne me font plus
rien.

Cela prouve qu'il faut les eaux antidiathésiques véritables, comme les eaux bromo-iodurées, et les eaux sulfureuses, après que les premières ont fait disparaître des
manifestations diathésiques contre lesquelles ces dernières étaient contre-indiquées. Il est certain qu'une saison faite dans les premiers mois de l'année ou à Vichy,
ou à Vals, ou à Plombières, ou au Mont-Dore, suivant les
cas, pour faire disparaître les manifestations diathésiques caractérisées par des engorgements viscéraux ou
autres, pour agir sur l'acidisme presque toujours existant
chez les adultes et chez les vieillards, et pour débarrasser
le sang de la surabondance de ses matières excrémentitielles, suivie d'une autre saison faite vers la fin de l'été aux

eaux sulfureuses des Pyrénées, aux eaux bromo-iodurées ou aux bains de mer, suivant les malades, devraient produire sur eux les meilleurs résultats.

C'est ainsi que je voudrais voir traiter surtout les diabétiques et les goutteux; et pour les premiers voir insister sur les douches écossaises et autres, promenées surtout le long de la colonne vertébrale.

La strychnine, l'acide phosphorique, l'électricité, les révulsifs, les cautères promenés tout le long de la colonne vertébrale, me paraissent encore rationnellement indiqués; car enfin il faut bien sortir du sentier battu jusque-là, puisqu'on n'y guérit pas.

Quelques médecins auraient obtenu de bons effets de l'acide phénique dans le diabète. Ce remède étant un tonique puissant du système nerveux, d'après mon observation, il me paraît rationnellement indiqué, en effet, dans cette maladie.

Telles sont les diathèses auxquelles il faut penser, dans n'importe quelles maladies chroniques des adultes.

CHAPITRE VI.

DE LA GOUTTE.

Nous venons de nous occuper des diathèses de l'âge adulte ; maintenant nous allons voir celles de l'âge mûr et de la vieillesse, qui sont la goutte et le cancer.

Les urines sont bien acides dans les états diathésiques de l'âge adulte comme dans ceux de l'âge mûr ; mais, il n'existe pas dans les tissus des adultes comme dans ceux de l'âge mûr et des vieillards, de production d'urate de soude, de graviers et de calculs.

Produire du tubercule, produire du cancer, produire du tissu fibreux ou osseux pathologique, ou produire des concrétions d'urate de soude, ce n'est jamais dans tous les cas qu'un même état de l'économie qui peut exister au fond de tout cela ; car il ne s'agit en somme que de la production morbide d'une matière ou d'une autre. Maintenant la nature des causes occasionnelles, l'âge, le tempérament, l'idiosyncrasie, venant faire sentir là leur influence, déterminent l'espèce de matière qui doit être produite. C'est ainsi que la vie sédentaire, le tempérament sanguin, l'âge mûr et les excès de table engendrent la goutte ; et que l'âge mûr encore, avec l'ennui, le chagrin, et l'idiosyncrasie donnent lieu au cancer, etc.

Ce qu'il y a de singulier, c'est que ce n'est guère que dans le bas âge, dans la jeunesse et dans la vieillesse qu'il se produit des matières homologues ou hétérologues dans

les tissus. Nous en avons donné la raison, chapitre VIII.
« Si l'on pouvait connaître toujours le point de départ du
« calcul, on augmenterait singulièrement le chiffre des
« calculs des enfants. En effet, la plupart des adultes,
« si vous les interrogez bien, vous disent qu'ils souffrent
« depuis leur enfance. » (Vidal de Cassis, *Traité de pathologie externe.*)

Une statistique que l'on trouve dans le *Traité des maladies chroniques* de M. Durand-Fardel, article *Etiologie*,
semble un peu infirmer nos assertions en ce qui concerne la goutte ; car sur 100 goutteux on en trouve :

A 18 ans......................	1
De 20 à 30..................	34
De 30 à 40..................	41
De 40 à 50..................	15
De 50 à 60..................	7
De 60 à 65..................	2

Mais cet auteur distrait la gravelle urique de la goutte,
ce que nous ne faisons pas, ces deux affections dépendant, de l'avis même de beaucoup de médecins, comme
l'affection calculeuse elle-même, d'un même état morbide
de l'économie. Or, à l'article *Gravelle* il donne la statistique suivante :

Sur 280 graveleux on en trouve :	
Au-dessous de 20 ans..............	3
De 20 à 29......................	9
De 30 à 39......................	40
De 40 à 49......................	38
De 50 à 59......................	71
De 60 à 69......................	17
De 70 à 79......................	12

Si l'on tient compte de la décroissance de la popula-
tion de 50 à 70, on trouve qu'il existe encore une proportion bien plus grande de cas de goutte à cette période

de la vie qu'aux autres ; et une statistique dressée par Civiale donne une proportion encore plus grande en faveur de cet âge.

La goutte a tant de points de ressemblance avec le rhumatisme, on voit si souvent des goutteux qui ont eu des rhumatismes dans l'âge adulte, que beaucoup d'auteurs n'ont vu là qu'un seul et unique état morbide. Ce sont en effet les mêmes souffrances qui existent, les mêmes tissus et les mêmes organes qui sont atteints dans l'un et l'autre cas ; et si nous avions à en faire l'énumération, nous serions obligé de renommer tous ceux que nous avons énumérés pages 187, 188 et 189 il existe quelque chose de plus dans la goutte que dans le rhumatisme, ce sont les concrétions d'urate de soude, voilà tout.

Partout où des acides se trouvent dans les tissus dans le rhumatisme, il y a des concrétions d'urate de soude ou autres en plus ou moins grande abondance dans la goutte.

On connaît l'influence du froid humide et des variations de température sur le rhumatisme. Cette influence est exactement la même sur la diathèse goutteuse ; et s'il est vrai que beaucoup d'accès de goutte soient dus uniquement à des excès de table, il n'est pas moins vrai que le plus grand nombre est causé par les variations de température et par le refroidissement.

Le froid humide, les variations de température, les courants d'air, les vêtements insuffisants ou mauvais, la pluie, le refroidissement sous toutes ses formes, en un mot, telle est la cause la plus ordinaire, celle que l'on rencontre dans la très-grande majorité des cas de poussées aiguës diathésiques, soit scrofuleuses, soit herpéti-

ques, soit rhumatismales, soit catarrhales, soit goutteuses,
et même dans les cas de diathèses accidentelles ou passagères, que ce soit de la scrofule, du rhumatisme, du
catarrhe ou de la goutte.

Donc, en dehors des fièvres éruptives, qu'on pense immédiatement au refroidissement dans tous les cas d'indisposition ou de maladies aiguës dont on peut être atteint, et qu'on prenne immédiatement ses mesures en
conséquence pour rétablir les fonctions de la peau, qui
sont diminuées et même tout à fait suspendues, en se
tenant chaudement, en se couvrant bien, et en excitant
la transpiration par tous les moyens possibles, tels que
boissons chaudes sudorifiques d'infusion de tilleul et autres, fumigations de vapeur, bouillons très-chauds,
bouillottes remplies d'eau chaude mises aux pieds et le
long du corps, et en gardant le lit si le mieux ne survient pas immédiatement sous l'influence de ces médications, ce qui est encore la meilleure manière, tout en
usant en même temps des autres moyens de se débarrasser promptement de son mal, à moins que sa gravité
ne réclame en même temps l'usage de médications beaucoup plus énergiques.

Qu'on use en même temps de cataplasmes très-chauds
de farine de lin sur les parties douloureuses, de bains de
pieds à l'eau très-chaude ou tiède avec de la farine de
moutarde, s'il y a mal de tête ou mal de gorge, de sinapismes délayés à l'eau tiède, dans l'oppression, qu'on
promène sur toute la poitrine en les changeant tous les
quarts d'heure de place, etc. Il existe aujourd'hui des
feuilles de sinapismes tout faits qu'on trouve chez les
pharmaciens, et qu'il suffit de tremper un instant dans
l'eau chaude avant de s'en servir pour produire avec

eux tous les effets des sinapismes préparés avec la meilleure farine de moutarde.

En même temps qu'on use de toutes ces médications il faudra se purger, s'il y a presse d'agir, et seulement après les avoir employées deux ou trois jours, dans le cas contraire, surtout si l'on a la langue chargée, la bouche pâteuse ou amère, et s'il existe de la constipation ou de la diarrhée.

Si l'on ajoute à cela ce que nous avons dit sur la manière de calmer les névralgies, les douleurs, les maux de dents, les crises de gastralgie, les coliques, etc., on aura les moyens de se soulager et même de se guérir dans bon nombre de cas d'indispositions, de maladies aiguës longues, ou de maladies graves commençantes ; l'on aura dans tous les cas généralement bien préparé le terrain pour l'action ultérieure de son médecin, qu'il faudra se hâter de faire appeler pour peu qu'il y ait gravité immédiate ou que le mal résiste à l'emploi de ce que nous venons d'indiquer, et en s'y prenant dès la moindre indisposition on sera bien sûr d'avoir bien des fois évité des maladies longues, graves et même mortelles. Que de maladies de poitrine incurables, que de cas de dysentérie et de choléras sont dus à la négligence des malades, qui attendent si souvent d'être gravement atteints pour se soigner et faire appeler le médecin.

Symptômes. — La goutte, à l'encontre du rhumatisme, occupe plutôt les petites articulations que les grandes, telles que celles du pied, et particulièrement celles du gros orteil ; et celle des doigts, où l'on trouve si souvent des dépôts d'urate de soude.

Ce n'est pas seulement dans les articulations qu'on trouve des concrétions calcaires, mais bien dans beaucoup d'organes susceptibles d'être atteints de goutte. Il y en a dans les reins, dans la vessie, dans le foie et ses canaux excréteurs et dans pas mal d'autres organes.

Quand ces concrétions ont lieu dans des organes creux elles y sont souvent mêlées aux produits de sécrétions propres à ces organes, et même parfois au lieu de concrétions d'urate de soude ce sont des concrétions formées avec ces sécrétions à peu près pures qu'on y observe, comme dans les conduits biliaires, où la plupart du temps elles sont composées surtout de cholestérine.

On sait que le nom de graviers et de calculs se donne aux concrétions des organes creux, dont un certain nombre atteignent souvent un assez grand volume.

Je donne depuis longtemps mes soins à deux gravelleux types, qui sont très-sujets à la colique hépatique et à la colique néphrétique, et qui rendent presque constamment par les urines des graviers quelquefois assez volumineux, et même de petits calculs gros comme des pois. Il n'y a pas de doute qu'ils rendent aussi fréquemment par les selles des calculs biliaires qu'on pourrait y retrouver au besoin.

Tous les auteurs ont fait exister la goutte dans des dépôts d'urate de soude dans les tissus, c'est une erreur.

Prenez un rhumatisant et un goutteux, exposez-les tous deux à un refroidissement pas trop intense, et immédiatement leurs urines deviendront bien plus acides qu'elles ne le sont à l'état normal, en même temps que l'un et l'autre seront devenus très-sensibles au froid. Donc il y a par ce fait arrêt des phénomènes chimico-vitaux propres à produire de la chaleur dans le tissu cutané, ce qui prouve, comme l'établit M. Dumas, que tout ce qui diminue ou arrête l'oxydation des matières donne lieu à la production d'acide urique en excès.

Je ne repéterai pas ici ce que j'ai dit chapitre VII sur la manière dont les manifestations diathésiques prennent naissance sous l'influence de l'abaissement de certaines fonctions et des adultérations acides ou autres du sang, ni ce que j'ai dit chapitre VIII sur la manière dont les différentes espèces diathésiques s'établissent. Je dirai seulement que l'influence diathésique se caractérise par une fluxion sans produit de matière dans un cas, et par une fluxion avec produit de matière dans l'autre. Or, qui ne comprend que cette matière morbide ainsi produite doit varier de nature suivant l'espèce de tissu qui la sécrète, pour ainsi dire, comme nous l'avons établi encore chapitre VIII?

La goutte est une perturbation de la nutrition, dit-on encore ; soit, nous sommes de cet avis. Mais de ce que cette perturbation de nutrition donne lieu à la sécrétion d'urate de soude le plus souvent, parce que les tissus fibreux qui sécrètent ce produit sont presque constamment atteints dans cette maladie, s'ensuit-il que les urates prennent naissance dans tous les tissus de l'économie atteints de goutte?

Certes non ; et s'il se produit dans cette affection des urates dans les tissus fibreux, il se produit aussi des dépôts athéromateux dans les artères, et quelquefois dans toutes les principales artères, comme j'en ai observé un cas, de la créatine dans les muscles, de la graisse dans le cœur et autres organes, et nous avons déjà vu que dans le foie beaucoup de calculs sont formés de cholestérine à peu près pure. Donc c'est une erreur de dire avec M. Durand-Fardel : « Il semble qu'un moyen assuré de re-« connaître, dans ces altérations, leur dépendance de la

« goutte, serait d'y retrouver des traces d'urate de
« soude. »

Qu'on n'en doute point, le diabète est un phénomène de
sécrétion de même ordre dans les organes propres à la
sécrétion du sucre ; et je dirai ici ce que j'ai dit pour la
diathèse rhumo-catarrhale, à savoir, que les individus à
idiosyncrasie fixe sont ou goutteux, ou diabétiques seulement ; tandis que les individus à idiosyncrasie mobile
sont alternativement l'un et l'autre, comme Marchal (de
Calvi) en cite des cas, et comme tous les médecins ont pu
en observer. L'acidisme, voilà le caractère commun qui
domine toutes ces prétendues diathèses distinctes et qui
les engendre, lequel lui-même est sous la dépendance
du trouble des fonctions cutanées, nerveuses ou digestives, le plus souvent dues elles-mêmes dans leur ténacité à la mauvaise qualité des tissus organiques.

Les symptômes de la goutte dépendent donc des tissus
affectés par la maladie. Le gros orteil, le talon, le cou-
de-pied, d'abord, puis les genoux, la hanche, les doigts,
les poignets, l'épaule, le cou même se prennent ; mais
les pieds et les genoux sont les parties généralement
les plus gravement atteintes. Il existe quelquefois une
douleur atroce dans les jointures malades, qui sont excessivement rouges, lisses, gonflées, etc.

L'estomac (gastralgie, flatuosités stomacales, dyspepsies), le foie (colique hépatique, maladie du foie), les
intestins (entéralgie, digestion lente, constipation), les
reins (coliques néphrétiques), la vessie, le cœur (palpitations, lipothymie, maladies du cœur), les poumons (catarrhes, asthme), le cervau (congestions cérébrales, ramollissement cérébral, apoplexies), la peau (dartres
goutteuses), la nuque, le cou, les parois thoraciques,

la région de l'estomac (douleurs), le rectum (hémorrhoïdes), les veines (varices), sont des parties très-fréquemment atteintes de goutte, et la migraine, d'après Trousseau, est la plupart du temps une manifestation goutteuse.

Les concrétions biliaires, les calculs vésicaux, sont également des produits fréquents de la goutte, et les urines acides déposent presque constamment de l'acide urique et même des graviers.

Causes. L'hérédité, se manifestant souvent dans l'enfance par des symptômes plus ou moins accentués de scrofule, l'âge mûr et la vieillesse; le sexe masculin, sur 300 cas, M. Durand-Fardel compte 22 femmes seulement, le tempérament sanguin, la vie sédentaire, les excès de table, surtout les excès alcooliques, les excès de travaux intellectuels, les pays froids et humides, telles sont les causes les plus ordinaires de la goutte.

Terminaison. La goutte peut durer très-longtemps sans occasionner la mort des malades. Cependant bien des congestions cérébrales, des apoplexies, des affections pulmonaires, des maladies de cœur, des reins, de la vessie, du foie, qui terminent les jours des malades, ne sont pas autre chose que des manifestations goutteuses.

Traitement. Tous les médecins sont d'accord pour accorder une large part à l'hygiène dans le traitement de la goutte. L'alimentation ne devra être ni trop copieuse ni insuffisante, ni trop tonique, ni trop peu excitante, et l'abus des liqueurs alcooliques devra être proscrit de la façon la plus absolue. Les goutteux feront bien de veiller tout aussi attentivement à leurs fonctions cutanées que les catarrheux et les rhumatisants; ils devront donc être couverts de flanelle, et fuir avec soin le froid, l'humidité, la pluie et les variations de température. L'exercice et la modération dans les travaux intellectuels sont également de première nécessité pour eux, et il existe pas mal de goutteux qui se guériraient bien vite s'ils laissaient la plume pour la pioche.

Le colchique et les alcalins, tels sont les médicaments ordinaires de la goutte, dans la forme aiguë comme dans la forme chronique, où l'on prescrit surtout les eaux alcalines de Vichy, de Vals, etc., dans ce dernier cas.

La forme aiguë demande encore souvent des émissions sanguines générales et locales, des sudorifiques, des diurétiques (carbonate, citrate ou acétate de potasse, etc.), des purgatifs, des stimulants diffusibles, comme l'éther et l'acétate d'ammoniaque dans les états nerveux, et même le musc, à petite dose, dans l'ataxie, l'aconit et la vératrine.

D'après le professeur Burggraeve, l'aconitine, donnée par granules de 1\|2 milligramme, de demi-heure en demi-heure, jusqu'à sédation, est le meilleur moyen de faire tomber la douleur et la fièvre.

Il donne encore la formule suivante :

Aconitine................	20 granules	de 1/2 millgramme.
Colchinine...............	20 —	de 0,001 —
Digitaline...............	20 —	de 0,001 —

De chaque, un granule toutes les heures, jusqu'à diurèse.

Les calmants locaux doivent être appliqués sur les articulations souffrantes. La mixture du Dr Liégard, dont nous avons donné la formule, p. 194, sera indiquée ici localement et à l'intérieur de la même manière que pour le rhumatisme. Dans les cas où il y aurait gonflement inflammatoire trop considérable des jointures, il faudrait faire des applications de sangsues, et on pourrait ensuite y faire des frictions d'onguent napolitain, qu'on recouvrirait de cataplasmes de farine de lin. On pourra encore, quand le gonflement inflammatoire ne sera pas intense, appliquer, comme calmant, des compresses imbibées de chloroforme pur ou mélangé de glycérine.

Il peut survenir, dans la forme aiguë comme dans la forme chronique, des manifestations goutteuses du côté des reins, du cœur, du foie, des poumons, du cerveau, des nerfs moteurs ou sensibles, des muscles, des intestins, de la vessie, etc., qui réclament en outre les moyens usités ordinairement contre les affections dont peuvent être atteints ces organes.

La forme chronique réclame encore le colchique, les alcalins, les diurétiques, etc., et l'on sait que les stations thermales de Vichy et de Vals, en France, ont à peu près le monopole du traitement de la goutte chronique.

Tout cela est très-bien, quand il s'agit de débarrasser l'organisme des engorgements viscéraux qui peuvent s'y trouver, et le sang des matières acides en excès qu'il contient ; mais une fois ce résultat obtenu, c'est à d'autres médications qu'il faut avoir recours, si l'on veut avoir une guérison radicale. Il faut alors user des arséniates, des iodures, des sulfures, tous antidiathésiques radicaux, qu'on fera bien d'associer souvent aux médications dont nous venons de parler, dans la forme subaiguë et dans la forme chronique de la maladie, et aussi des eaux sulfureuses et bromo-iodurées, etc., et il est bien certain que l'eau de Mauhourat à Cauterets conviendrait beaucoup mieux, dans certains cas, chez des malades fatigués et épuisés par la maladie, que les eaux alcalines pures.

Je n'ai pas à parler ici des calculs vésicaux ni de leur médication, qui est affaire de chirurgie et non de médecine.

CHAPITRE VII.

DU CANCER.

Je dirai peu de chose de cette maladie. Je conseille
aux personnes atteintes de cette terrible affection de ne
pas s'effrayer outre mesure, et de ne pas s'ennuyer, ce
qui serait un moyen inévitable de voir s'aggraver rapidement leur mal; car en commençant dès le début à user
des médications antidiathésiques radicales, telles que les
arséniates, les iodures, les bromures, les sulfures et des
eaux minérales qui doivent leurs propriétés curatives à
ce qu'elles contiennent; ces substances, en usant en outre d'exutoires, de révulsifs diurétiques, purgatifs, etc.,
il est bien certain qu'on arriverait souvent à enrayer les
progrès du mal. Dans tous les cas, qu'ils ne fassent opérer que les cancers de la peau, appelés épithéliomas ou
noli me tangere, qu'on détruit parfaitement bien avec le
caustique de Vienne ; car si, malheureusement pour eux,
ils s'avisent de faire opérer les autres, ils sont sûrs, peu
de mois après l'opération, d'une récidive terrible qui les
conduira rapidement au tombeau. Peut-être en usant
d'antidiathésiques radicaux, longtemps avant et longtemps après l'opération, et d'exutoires dérivatifs ensuite,
se mettrait-on à l'abri de la récidive. C'est ce que l'on ne
peut savoir ; la médication de cette maladie n'ayant encore jamais été dirigée dans ce sens, et en attendant que
l'expérience ait prononcé, il sera prudent de retarder le

plus possible l'opération, si même il n'est préférable d'y renoncèr tout à fait.

Il faut souvent avoir recours aux calmants locaux de la douleur, que nous avons déjà fait connaître, et aux calmants généraux, dont un des meilleurs est ici la cicutine, donnée d'après la méthode dosimétrique, par demi-milligrammes, toutes les heures, jusqu'au calme, sans dépasser 12 à 20 granules d'un demi-milligramme par 24 heures.

CHAPITRE VIII.

CACHEXIE ET SCORBUT.

Je rapproche le scorbut de la cachexie, parce que dans
l'un et l'autre cas il existe un trouble profond de la nutrition, un appauvrissement considérable de l'organisme,
qui demande un régime tonique et réparateur, avant
tout.

La cachexie est la terminaison des maladies chroniques
invétérées et des maladies aiguës intenses, quand les lésions organiques, qui ont existé dans leur cours, n'ont
pas été assez considérables pour amener la mort. Alors
il y a bouffissure et infiltration des tissus, teint jaune ou
plombé, langueur dans toutes les fonctions, œdèmes passifs dans les parties déclives, souvent maigreur effrayante
dans les autres; diarrhées et vomissements fréquents
dans beaucoup de cas; sueurs abondantes dans quelques-
uns, fièvre hectique presque constamment, et les malades finissent par s'éteindre, petit à petit, quand ils ne
meurent pas subitement de syncope ou d'un épanchement au cerveau.

Toute médication propre à la maladie primitive doit
être généralement suspendue dans ce cas, et remplacée
par les toniques de toutes espèces, tels que l'huile de foie
de morue, le perchlorure de fer, le vin, le sirop et l'extrait de quinquina à hautes doses, les vins généreux,
l'alcool, la viande crue, l'élixir de Ducro à la viande

crue et à l'alcool (excellente préparation), la pepsine, le jus de viande, les bouillons, le sirop antiscorbutique, le vin de gentiane, etc.

Dans les cas où on parvient à remonter un peu le ton de l'organisme, on doit se hâter d'associer la médication antidiathésique à celle de la cachexie, en commençant par les plus faibles doses.

On sait que le scorbut était commun sur les navires, avant l'invention de la vapeur. On restait plusieurs mois à bord à n'avoir pour nourriture que des mets plus ou moins altérés, dans une atmosphère froide et humide, en proie à la nostalgie que doit faire naître dans le cœur des plus énergiques une vie aussi longuement monotone et entourée à chaque instant d'autant de périls.

Toutes les conditions de mauvaise santé se trouvaient réunies là, car le système cutané, le système digestif et le système nerveux, les trois grands appareils organiques qu'on pourrait appeler le trépied des maladies chroniques et de pas mal de maladies aiguës, étaient dans des conditions hygiéniques déplorables.

Le scorbut règne encore aujourd'hui dans les prisons, et y a régné surtout autrefois, où l'on ne s'était pas encore occupé d'améliorer le sort des prisonniers, dont le plus grand nombre est pourtant peu digne d'autant de sollicitude.

Je l'ai observé comme maladie symptomatique de la scrofule chez les enfants, et chez des adultes qui me paraissaient être encore sous l'influence de la diathèse scrofuleuse, malgré leur âge, et malgré les bonnes conditions hygiéniques dans lesquelles ils vivaient.

Les malades atteints de scorbut sont tristes, abattus, courbaturés, sans énergie physique et morale; ont le teint d'un jaune particulier caractéristique ; les gencives deviennent livides, molles, saignantes ; l'haleine est d'une fétidité repoussante ; des pétéchies et des ecchymoses se forment sous la peau, puis des hémorrhagies surviennent du côté des muqueuses, des ulcères sur la peau et les muqueuses, des inflammations de mauvaise nature et même des caries osseuses, tout cela accompagné de douleurs plus ou moins violentes.

Si des soins bien entendus surviennent à temps, tous ces symptômes s'amendent et disparaissent, à mesure que la santé s'améliore. Dans le cas contraire, leur aggravation est constante, jusqu'à ce qu'un état cachectique prononcé et spécial, appelé état cachectique-scorbutique, survienne, qui entraîne rapidement la mort.

Je ne parlerai pas du traitement général de cette affection, qui est, à peu de chose près, celui de la cachexie.

Pour les ulcères, surtout pour les ulcères plus ou moins scorbutiques des jambes, chez les vieillards principalement, le coaltar saponifié, plus ou moins étendu d'eau, m'a donné de très-bons résultats.

M. Panas, chirurgien de Lariboissière, recommande l'eau chlorurée (l'hypochlorite de chaux surtout), pure ou plus ou moins étendue d'eau, dont on imbibe de la charpie qu'on applique sur les ulcères, et qu'on change de trois à six fois par jour.

On trouve encore dans le *Moniteur thérapeutique* la formule suivante, qui donnerait des résultats admirables :

Farine......................	4 onces.
Gomme arabique............	1 once.
Gomme adragant...........	1/2 once.
OEuf.................	1.
Craie.....................	2 dracmes (16 grammes).
Eau froide................	1 pinte (12 onces).

On fait chauffer le tout jusqu'à ébullition.

On doit renouveler 2 à 5 fois par jour et même davantage l'application de cette mixture, à chaque fois surtout qu'elle durcit sur la plaie, ce qu'il faut éviter.

Il faut en préparer peu à la fois, autrement elle rancit et durcit, et ne vaut plus rien.

L'iodoforme en poudre appliqué sur les plaies et les ulcères atoniques syphilitiques, variqueux, scrofuleux et cancéreux est un excellent médicament, à la fois anesthésique et curatif. M. Gubler l'emploie de préférence dissout dans l'éther (1 gramme d'iodoforme cristallisé dissout dans 4 grammes d'éther à 60° Baumé, dans un flacon rouge, par simple agitation), parce que par suite de la rapide volatilité du dissolvant, cette substance se trouve étendue sur la plaie d'une manière uniforme et dans un état de ténuité extrême. (*Moniteur thérapeutique.*)

M. Martineau emploie dans beaucoup de plaies, entre autres dans les eschares du sacrum, une solution d'hydrate de chloral au 1/100e. (Idem.)

M. Peyraud, de Libourne, emploie le bromure de potassium en poudre sur les ulcères fongueux quelle que soit leur nature. Il en a obtenu de bons résultats dans les cancroïdes fongueux de la face trop avancés pour être opérés. (Idem.)

Une solution de 2 grammes de chloral dans 25 grammes d'eau distillée, dont on touche les ulcérations du col de la matrice avec une petite éponge, produit les meilleurs résultats. (Idem.)

M. Verneuil recommande de cautériser l'épithélioma du col utérin une fois par jour avec de l'acide chromique pur, porté sur les fongosités à l'aide d'un pinceau de charpie, en ayant la précaution de n'en pas faire tomber dans le vagin, et de mettre pour absorber ce qui s'écoule de caustique un tampon dans le vagin, qu'il ne faut pas manquer de retirer 6 à 8 heures après l'opération. (Idem.)

CHAPITRE IX.

Après ce que j'ai dit chapitre IX (1ʳᵉ partie) et dans plusieurs autres passages de cet ouvrage sur les états diathésiques ou morbides généraux de l'organisme qui tiennent les maladies aiguës sous leur dépendance, j'ai peu de chose à en dire ici.

Il peut survenir des symptômes de scrofule, des états rhumatismaux, dartreux, catarrhaux, nerveux et goutteux sous l'influence seule de l'action des causes occasionnelles, sans aucune prédisposition dans l'économie.

Dans ces cas, à moins que les causes occasionnelles n'aient agi trop longtemps ou trop fort, leur existence n'est qu'éphémère, et les antidiathésiques radicaux sont bien rarement nécessaires. C'est la diathèse catarrhale passagère qui est la plus fréquente ; car il existe bon nombre d'années où tout le monde est frappé par elle, jeunes comme vieux, individus non diathésiques comme individus diathésiques. Chez ces derniers elle peut être la cause occasionnelle à son tour de manifestations propres à leur diathèse, soit qu'elle emprunte à la diathèse catarrhale ses formes, qu'elle fait passer à l'état chronique, soit qu'elle fasse naître des symptômes qui lui sont spéciaux. Le tempérament lymphatique seul, comme nous l'avons déjà dit, sans diathèse préalable dans l'économie, suffit à faire passer à l'état chronique les manifestations d'une diathèse passagère, preuve, encore une fois, que le lymphatisme et l'holopathisme se touchent de près, et ce qui ne doit pas nous étonner si le premier favorise tant le dernier.

Le refroidissement, ai-je dit page 250, telle est la cause si commune de la diathèse passagère que c'est presque exclusivement à lui, surtout si l'on n'a pas fait d'excès, qu'il faut penser dès qu'on ressent la moindre indisposition ou la moindre maladie ; et j'ai déjà indiqué à la même page le traitement qui convient dans ces cas.

J'ajouterai ici que l'habitude où l'on est de faire prendre du thé à tout le monde subitement indisposé est mauvaise. Si c'est parce que l'on se trouvait dans un milieu trop chaud que l'indisposition survient, qu'on sorte au grand air, qu'on se mette une compresse imbibée d'eau froide sur la tête, s'il y a mal de tête, et qu'en boive de l'eau fraîche avec quelques gouttes d'éther si c'est nécessaire.

Si c'est au contraire le froid qui a indisposé, qu'on se couvre bien, qu'on se fasse frictionner la peau avec de la flanelle sèche, et qu'on prenne de la liqueur ou du thé bien chaud si l'on est peu nerveux. Dans le cas contraire, surtout si des crises nerveuses quelconques existent, ce qui n'est pas rare, qu'on prenne plutôt 5 gouttes d'éther toutes les 3 minutes jusqu'au calme, dans deux cuillerées d'eau sucrée froide, en même temps qu'on se met une bouillotte d'eau chaude aux pieds, presque toujours glacés.

Il arrive souvent que les personnes subitement indisposées sont dans un état voisin de la syncope, sinon en syncope tout à fait. Dans ce cas il sera bon de passer du vinaigre sous le nez des malades en même temps qu'on fera ce qui précède et qu'on desserrera leurs vêtements, et surtout qu'on les étendra horizontalement par terre ou sur un lit, au lieu de leur tenir la tête bien haute comme on fait toujours, pour faire revenir le sang au cerveau.

La quinine est souvent indiquée dans les diathèses passagères ; et nulle substance n'est plus propre en effet à rétablir les fonctions de la peau amoindries ou supprimées.

Il survient dans les maladies aiguës des poussées fébriles caractérisées par une coloration rouge souvent très-vive des téguments, par une élévation de 1 à 2° c. de leur température, et même d'avantage, et par une augmentation notable dans la fréquence du pouls. Après plusieurs heures de durée, par fatigue de la nature ou par le fait de l'élimination d'une certaine quantité de matière morbide, ces phénomènes diminuent d'intensité, la coloration vive de la peau s'efface, elle devient pâle, sa température baisse et devient même quelquefois au-dessous de la normale, et la fréquence du pouls tombe. Après plusieurs heures d'intermission l'accès fébrile revient, pour faire ensuite place à une nouvelle intermission, et ainsi de suite jusqu'à ce que *le pendule* dérangé de la verticale soit revenu à sa place après une série d'oscillations de plus en plus faibles, c'est-à-dire jusqu'à ce que l'économie soit revenue à son état normal, ce qui n'a lieu qu'après une série de ces alternatives d'accès fébriles et d'intermission, dont l'intensité va sans cesse en diminuant.

Lorsque la maladie est légère, la nature se charge elle-même de ramener l'équilibre dans l'organisme, pour peu qu'on soit dans des conditions hygiéniques favorables. Mais quand elle est grave il n'en est plus ainsi.

La quinine administrée à l'intérieur donnant lieu aux mêmes phénomènes d'accès fébriles et d'intermission que la maladie aiguë, il s'ensuit qu'en la donnant pendant l'intermission on arrête subitement celle-ci, on s'oppose à l'oscillation du pendule dans un sens pour le faire revenir dans le sens contraire ; ce que la maladie, agissant à son tour, bientôt répète exactement, et ce qui rétablit souvent l'équilibre du premier coup dans l'organisme, dont on relève en même temps les fonctions déprimées par la vertu tonique du médicament. Mais il faut qu'il y ait intermittence dans la fièvre, ce qui n'arrive pas toujours.

Il arrive fréquemment que la fièvre est non pas continue, elle ne l'est jamais, mais presque, tellement les accès fébriles sont fréquents et l'intermittence peu marquée. Dans ces cas il existe souvent pendant les accès une chaleur extrême à la peau, dont la coloration vive se transmet même jusqu'aux muqueuses de la langue et des yeux. Il faut alors s'opposer à ce que l'oscillation du pendule dans ce sens aille trop loin, il faut prendre garde que la température du corps ne monte trop haut, ce qui serait mortel, en soustrayant du calorique en excès par des affusions froides et des bains frais plus ou moins prolongés, en faisant des saignées générales et locales dans les maladies et chez les sujets où cette médication est ordonnée, et en employant la digitaline, l'aconitine et la vératrine d'après la méthode dosimétrique, jusqu'à ce que cette exagération fébrile soit tombée ; il faut bien se garder d'administrer la quinine ici, qui ne serait point tolérée, et qui pourrait occasionner des accidents mortels.

Après plusieurs jours d'exaltation de la nature, pour ainsi dire, il survient souvent un affaissement marqué par l'abaissement considérable de la température et du pouls, qui est excessivement dépressible et lent, ou précipité et filant sous le doigt, et une prostration profonde du malade. L'acide phosphorique et la strychnine, donnés d'après la méthode dosimétrique, sont indiqués ici, suivant le professeur Burggraeve; et la quinine à haute dose, l'alcool, les toniques, les frictions sèches à la peau pour la réchauffer, le musc quand il y a ataxie, etc.

Là se termine notre description des manifestations holopathiques particulières, ou diathésiques, que nous admettons.

On a pu voir dans nos généralités sur les diathèses comme dans l'histoire particulière que nous avons faite de chacune d'elles, qu'un même état morbide peut donner lieu à des diathèses d'apparence différentes, variant avec le tissu affecté sous l'influence des différences d'âge, de tempérament et d'idiosyncrasie des malades, et même des saisons, et qu'en somme il ne s'agit dans les maladies que de fonctions exagérées d'un côté qu'il faut calmer, apaiser ou amoindrir, et de fonctions diminuées en même temps d'un autre qu'il faut stimuler, exciter, relever, pendant qu'on cherche à débarrasser le sang des matières étrangères ou accidentelles que la maladie a accumulées en lui, à révulser la maladie sur un point ou un autre de l'organisme, etc.

Les remèdes qu'on emploie, comme on a pu le voir, sont toujours les mêmes dans toutes les diathèses, et les modifications spéciales que chaque état morbide réclame dans leur usage tiennent plutôt aux différences dans les périodes des maladies et dans les conditions individuelles d'âge, de tempérament, d'idiosyncrasie, et autres et qui font que les diathèses portent leur action tantôt sur un point de l'organisme, tantôt sur un autre, que dans la nature spéciale des diathèses.

Chez les uns c'est d'un côté qu'il faut calmer, pendant qu'il faut exciter d'un autre, et chez les autres c'est le côté qu'il fallait calmer chez les premiers qu'il faut exciter, pendant que les uns veulent être plutôt calmés qu'excités et les autres tout le contraire. Voilà les seules différences qui existent dans toutes les maladies, ce qui fait qu'il faut toujours des excitants et des calmants divers, locaux et généraux et pour tous les tissus, dont le degré de force varie, et qu'il faut savoir choisir de façon à parfaitement atteindre le but indiqué sous le rapport de l'organe sur lequel il faut agir comme sous celui de la manière dont il faut le faire et du degré de force qu'il convient d'employer.

Comment en serait-il autrement, parce qu'il ne peut y avoir maladie, c'est-à-dire presque toujours exagération fonctionnelle d'un côté, sans qu'il y ait diminution fonctionnelle d'un autre, comme nous l'avons établi chapitre VII de la première partie ?

On se tromperait fort si l'on croyait que parce qu'il n'y a qu'à calmer ou à exciter des fonctions d'organes et des forces de tissus dans les maladies, la médecine soit pour cela chose facile à pratiquer. D'abord dans l'état actuel de la science il n'est pas toujours facile de savoir si un organe ou un tissu d'organe a besoin d'être calmé ou d'être excité, ni quel est celui dont la souffrance est prépondérante dans l'affection; ensuite il est souvent difficile de trouver des médicaments qui ne soient doués que des qualités qu'on leur désire et qui n'agissent que sur le tissu malade; et enfin tel médicament qui sera un très-bon calmant à telle période d'une maladie et chez un malade, sera un irritant à d'autres périodes ou chez un autre malade.

La médecine cependant entre actuellement à pleines voiles dans sa véritable voie, qui est celle des troubles fonctionnels occasionnés par des infractions aux règles de l'hygiène comme point de départ des maladies, et peut-être ne sommes-nous pas éloignés de l'époque certaine où elle deviendra d'une exactitude mathématique.

TROISIÈME PARTIE

DES EAUX SIMPLES ET MINÉRALES, ET DE LEURS USAGES
DANS LA SANTÉ ET DANS LES MALADIES.

CHAPITRE PREMIER.

HISTORIQUE DES BAINS.

Il n'est pas douteux que l'usage des bains ne remonte
à l'antiquité la plus reculée, car l'instinct seul pendant
les grandes chaleurs de l'été a dû porter de tout temps
les hommes, à l'exemple des animaux, à se jeter dans
les rivières pour se nettoyer et pour se rafraîchir.

Ce furent, il est probable, les peuplades voisines des
contrées volcaniques, où l'on trouve des sources d'eaux
chaudes en abondance, qui se servirent les premières des
bains chauds en nature ou de leurs vapeurs, peut-être
uniquement d'abord contre la faiblesse ou de légères
indispositions, puisque nous lisons dans Strabon que les
premiers bains chauds furent consacrés à Hercule, à qui
Minerve prépara un bain de vapeur pour le délasser de
ses pénibles travaux.

Ces eaux thermales étant toutes plus ou moins toniques, nous comprenons que les anciens, dans l'ignorance de leur composition, aient pu attribuer leurs qualités fortifiantes uniquement à leur thermalité, et que par suite les bains chauds se soient répandus chez tous les peuples de l'antiquité, où la force physique était en si grand honneur, comme éminemment propres à fortifier le corps, et aient même été rattachés au culte, comme presque toutes les règles hygiéniques importantes chez les peuples anciens.

Il n'y avait point en effet dans l'ancienne Grèce de cérémonies religieuses sans bains, qui devaient purifier le cœur et l'esprit en même temps que le corps, qu'il s'agît de sacrifice, de consultations d'oracles, de mariages, etc.; et un Grec se baignait toujours avant de se mettre à table, une salle de bains se trouvant dans toutes les maisons.

Les Egyptiens et les Chaldéens, les Perses, les Scythes, etc., se servaient journellement de bains chauds et de vapeurs comme moyens sanitaires, et ce furent sans doute d'eux que les Grecs les reçurent.

Les Romains apprirent à s'en servirent des peuples d'Orient, surtout des Grecs, dont ils tirèrent du reste presque toute leur civilisation. Il y avait dans tout établissement de bains l'*hypocaustum*, ou salle à chauffer le bain, l'*apodyterium*, où l'on se déshabillait, le *tepidarium*, où l'on prenait des bains tempérés, le *caldarium*, où se prenaient les bains chauds, le *frigidarium*, où il y avait de l'eau froide, l'*unctuarium*, où l'on s'oignait le corps d'huile, etc.

Dès que les Romains avaient soumis un peuple, ils s'empressaient de le doter d'établissement de bains analogues aux leurs, tout comme aujourd'hui, dit-on, dès que les Français soumettent un peuple, ils lui bâtissent des théâtres, les Anglais, des banques, les Espagnols, des églises et les Allemands, des maisons de jeu.

On trouve encore aujourd'hui partout des ruines imposantes de thermes magnifiques et grandioses bâtis par ces intrépides guerriers, où ils venaient chercher la réparation de leurs forces épuisées par la guerre. On en trouve en France, à Paris et dans plusieurs départements, en Italie, en Espagne et jusqu'en Angleterre.

Mais plus tard, ces établissements où les femmes, imitant les Lacédémoniennes, dont elles étaient loin d'avoir les vertus, finirent par se mêler aux hommes pour se baigner, devinrent autant de lieux de débauche et de corruption, qu'il fut impossible de réprimer, malgré les édits des empereurs romains privant les filles de leurs dots et autorisant les maris à répudier leurs femmes, et malgré les foudroyants anathèmes lancés par le christianisme naissant et le concile de Laodicée.

Le christianisme, dont la foi primitive était si robuste et les mœurs si pures, ne pouvait donc être favorable aux bains publics, et cela avec d'autant plus de raison que la santé du corps le préoccupait beaucoup moins que la santé de l'âme, et que de nouveaux guerriers, les Arabes mohométans, d'origine orientale, ennemis de la foi catholique, introduisirent eux aussi l'usage des bains chez tous les peuples qu'ils envahirent, où il y avait, comme dans leur pays, non-seulement des bains magnifiques dans la demeure des riches, mais encore autour de chaque mosquée pour l'usage du peuple. Ces bains tombèrent donc en désuétude en France, en Angleterre et en Allemagne, où ils furent rapportés par les

Croisés qui les virent souvent administrer en Orient.

Depuis cette époque les bains chauds, qui ont de tout temps été en grand honneur dans les contrées orientales, ont toujours été plus ou moins en faveur chez nous, et la vogue dont ils jouissent aujourd'hui chez tous les peuples civilisés, surtout ceux d'eaux minérales, me paraît ne devoir faire que grandir à mesure qu'on appréciera mieux l'influence immense qu'ils peuvent exercer sur la santé et les maladies, et le grand avantage qu'on peut en retirer.

CHAPITRE II.

DIFFÉRENTES MANIÈRES DE FAIRE USAGE DES EAUX SIMPLES
ET MINÉRALES.

§ 1.

Le plus souvent on applique l'eau à la surface du corps.

Les effets de l'eau ainsi appliquée sur toute la surface du corps ou sur une partie seulement, sont variables non-seulement suivant qu'elle est simple ou qu'elle contient en dissolution des substances d'une nature ou d'une autre, mais encore suivant sa température et la manière dont on l'emploie.

1° Sous le rapport de la température il y a :

L'eau très-froide, de 0° C. à $+$ 12° à 13° C.
— froide, de 12° C. à $+$ 19° à 20° C.
— fraîche, de 20° C. à $+$ 25° C.
— tempérée ou tiède, de 25° C. à $+$ 30° à 32° C.
— chaude, de 30° à 32° C. à $+$ 36° à 37° C.
— très-chaude, de 36° à 37° C. à 42° à 45° C.
— en vapeur, de 30° C. à $+$ 50° à 60° C.

2° Sous le rapport de la manière dont on l'administre, il y a : les bains, les douches, les immersions, les lotions, les affusions, les douches de vapeur, l'étuve humide, ou bain de vapeur général, le bain de vapeur par encaissement, c'est-à-dire la tête hors de la vapeur, les bains locaux, tels que les demi-bains, les bains de jambes, les

bains de siége, les manuluves ou bains de main, les douches locales ascendantes vaginales et rectales, les douches descendantes générales en nappe, en pluie, en jet,
les douches locales en pluie, en jet droit ou brisé, les
douches écossaises, alternativement chaudes et froides,
les bains russes, alternativement chauds et froids, etc.

3° Sous le rapport de sa composition il y a : l'eau simple, qui est celle dont on se sert tous les jours dans les
besoins ordinaires de la vie, et l'eau médicamenteuse,
qui est celle qui tient en dissolution des substances plus
ou moins spéciales à l'art de guérir.

Il y a les bains simples, faits à l'eau simple toute
seule ;

Les bains émollients, faits avec 250 grammes de graine
de lin et 2 kilogrammes d'espèces émollientes, bouillis
dans 5 litres d'eau qu'on passe ensuite avec expression
et qu'on mêle à l'eau du bain, ou encore 2 kilogrammes
de son qu'on fait bouillir dans suffisante quantité d'eau
qu'on passe et qu'on mélange à l'eau du bain ;

Les bains astringents, composés de 200 grammes
d'alun dissout dans six à huit seaux d'eau froide, et d'un
seau de lait caillé, qu'on jette dans le bain ;

Les bains antispasmodiques, faits avec 500 grammes
à 1 kilogramme de valériane infusée dans 10 litres
d'eau bouillante qu'on passe ensuite et qu'on ajoute au
bain ;

Enfin les bains d'eau minérales naturelles et artificielles.

On donne le nom d'hydrothérapie aux bains et aux
douches d'eau froide, et d'hydrosudopathie à l'administration de l'eau froide à l'intérieur et à l'extérieur quand
les malades ont le corps en sueur.

On administre encore l'eau en boisson, en gargarisme,
en inhalation, et il y a dans la plupart des établissements
de bain une étuve sèche, où la température varie de
35° c. à 50° c., et même jusqu'à 60° c. et en moyenne
de 40 à 50° c.

CHAPITRE III.

PROPRIÉTÉS ET INDICATION DE L'EAU SIMPLE D'APRÈS SA TEMPÉRATURE ET LA MANIÈRE DONT ELLE EST APPLIQUÉE A LA SURFACE DU CORPS.

§ 1er.

Les bains généraux et locaux chauds, c'est-à-dire pris à la température de 30 à 37° c., soit 33 à 35° c. en moyenne, ramollissent la peau, favorisent l'exfoliation des couches superficielles de l'épiderme, la transpiration et les excrétions cutanées, et sont employés comme bains de propreté et dans les maladies dartreuses.

Ils sont donc légèrement dépuratifs, d'autant plus qu'il y a absorption par la peau de plus d'un kilogramme d'eau par heure, qui s'échappe par les urines, ce qui fait que le besoin de la miction se fait sentir plusieurs fois dans un bain chaud d'un peu de durée.

Ce sont des bains que les personnes faibles ne doivent prendre que rarement, même comme bains de propreté, car ils sont légèrement affaiblissants. A moins cependant d'y ajouter 1 ou 2 kilogrammes de sel marin ou 60 grammes de sulfure de potasse, ou encore de faire une affusion d'eau froide à 15 à 20° c. en sortant du bain, ce qui constitue une sorte de bain russe, et ce qui est une excellente méthode pour être beaucoup moins sensible à la fraîcheur de l'air extérieur à la sortie de son bain, surtout l'hiver.

Mais tous ceux dont la santé est bonne et qui n'ont pas besoin d'être fortifiés peuvent en user à leur aise, à condition toutefois de n'en pas abuser et de ne pas les prendre prolongés (dix à vingt minutes de durée suffisent), ce qui finirait par les débiliter. On peut donc sans crainte les donner parfois aux enfants bien portants, et aux vieillards en bonne santé, dont la peau si souvent sèche, rude et écailleuse se trouve ainsi assouplie et rendue douce et moelleuse ; sans compter que la légère excitation qu'ils déterminent, surtout si l'on élève un peu leur température, produit un effet salutaire sur toutes les fonctions et particulièrement sur l'état d'atonie habituelle de leurs bronches.

§ 2.

Les bains locaux et généraux très-chauds, de 36 à 37 c. à 45 à 48° c. au maximum (température extrême à laquelle il ne faut arriver que graduellement, en commençant par 36° c.), ne doivent pas durer plus de cinq à huit minutes au degré maximum, et on fera bien pendant ce temps de se tenir une éponge imbibée d'eau froide sur le front et la tête pour éviter la congestion cérébrale. Il serait même prudent que le médecin qui prescrit ces bains fut là, près du baigneur, en cas d'accident.

Il se produit sous l'influence de ces bains une forte excitation du système cutané, qui devient très-rouge et gorgé de sang ; le cœur précipite ses battements, la respiration est gênée, et la sueur coule bientôt en abondance.

On conçoit que ces bains soient très-propres à produire des révulsions cutanées, à ramener vers la peau des éruptions dont la disparition est la cause de quelque maladie interne, à dissiper des engorgements articulaires chroniques rhumatismaux ou autres, etc.

Leur durée totale ne doit pas dépasser vingt minutes à une demi-heure en moyenne, dont cinq à huit minutes seulement pour la température maximum, comme nous l'avons déjà dit. Cependant on peut les faire durer une heure, deux heures, et même davantage, quand il s'agit d'obtenir une action révulsive ou résolution énergique, ou encore dans les vieux rhumatismes, dans certaines maladies de la peau, et dans les diathèses invétérées. Il est très-bien de se donner de l'exercice dans ces bains quand on le peut.

Les demi-bains, les bains de jambes et les bains de siége à cette température sont fortement dérivatifs, et utiles toutes les fois qu'il s'agit de dériver vers les parties basses des congestions cérébrales, du pharynx ou des poumons, ou encore quand on aura des raisons pour congestionner la peau et les organes du bassin.

Chez les sujets sanguins et de forte complexion, que les bains généraux chauds exciteraient trop, on se contente souvent de prescrire des demi-bains, surtout quand la maladie est dans les parties basses ou qu'il s'agit de décongestionner les parties supérieures.

C'est aux natures torpides, surtout au tempérament lymphatique accentué, aux gens cacochymes, aux enfants et aux vieillards débiles, et à l'état tout à fait chronique des maladies, que les bains généraux très-chauds conviennent, en vertu de leur propriété excitante. Lorsqu'ils sont indiqués chez des sujets nerveux ou sanguins il faut se garder en général d'en élever la température jusqu'au degré maximum, et l'on se trouve bien de leur faire administrer à la sortie du bain une douche générale fraîche aussi peu excitante que possible.

Quand on prend des bains locaux il faut les disposer de façon que leurs vapeurs ne viennent pas mouiller les parties supérieures du corps qu'elles refroidiraient, ou se déshabiller et se vêtir dans des vêtements appropriés qu'on quitte ensuite pour reprendre les siens.

§ 3.

Les bains d'étuves humides, ou bains de vapeur généraux, se donnent généralement à la température de 30° c. pour commencer, qu'on élève ensuite à 40° c. et puis à 45 à 47° c. au moment d'en sortir. En Russie et dans tout l'Orient on ne craint pas de porter leur température parfois jusqu'à 50 et même 75° c.

On sait que l'étuve humide fait partie de bains russes ou orientaux, où il se trouve des gradins en amphithéâtre pour 40 à 50 personnes qui respirent toutes leurs propres émanations, ce qui est tout ce qu'il y a de plus insalubre. Lorsque l'on veut élever la température de son bain dans ces établissements, on monte sur des gradins supérieurs, la température minima régnant à la partie la plus basse de l'étuve, et la température maxima à la partie la plus élevée, où la vapeur en excès s'échappe par des soupapes.

En général la vapeur est conduite dans les étuves humides par des tuyaux qui communiquent avec une chaudière où l'eau est vaporisée. Chez les Romains, l'étuve humide faisait également partie des bains, qui différaient peu des bains russes et orientaux d'aujourd'hui, et la vapeur était produite dans de grandes chaudières placées sur la voûte d'un four, et dont il suffisait de soulever le couvercle pour remplir l'étuve de vapeurs. Chez les Russes les étuves humides sont souvent simplement des chambres de bois où l'on jette de l'eau sur des cailloux rougis au feu pour produire de la vapeur.

On sait que *les étuves sèches* sont des chambres très-closes, chauffées soit au moyen de tuyaux parcourant leurs parois, comme chez les Turcs, soit par des calori-fères placés à leur centre ou des bouches de chaleur. Chez les Romains il suffisait d'abattre le couvercle des chaudières placées sur la voûte des fours des établisse-ments de bains, pour convertir leurs étuves humides en étuves sèches.

La température des étuves sèches est généralement plus haute que celles des étuves humides, et 55° c. dans l'étuve sèche détermine les mêmes effets que 40° c. dans le bain de vapeur. En général la température où la trans-piration est à son maximum dans les bains de vapeur est 40 à 45° c., et dans les étuves 50 à 65° c., températures extrêmes auxquelles il ne faut s'élever que graduellement.

Lorsque ce sont des bains de vapeur par encaissement que l'on prend, c'est-à-dire avec la tête hors de la vapeur, la température doit être plutôt celle de l'étuve sèche que de l'étuve humide.

On sait qu'il existe des étuves naturelles dans des grottes naturelles ou artificielles à Bourbonne, à Plom-bières, à Luchon, à Ischia près de Pouzzoles (étuves de Néron), etc.

La durée du séjour dans les étuves sèches et humides est de quinze à trente minutes en moyenne et de cinq à huit pour les températures extrêmes, mais comme pour les bains très-chauds on pourra, dans certains cas, les prolonger.

Ce qui guide pour la durée de ces bains et pour la température à laquelle il convient de les élever c'est le tempérament des malades et la période de leurs maladies. Plus les sujets seront de nature torpide, lymphatiques, plus leur mal sera chronique, plus leurs diathèses seront invétérées, plus il faudra les faire séjourner longtemps dans les bains très-chauds et dans les étuves, et plus il faudra en élever la température.

Ces sortes de bains conviennent en général très-peu aux sujets sanguins ou nerveux, surtout quand ils ont toujours plutôt chaud que froid, et qu'ils éprouvent fréquemment des chaleurs incommodes à la peau. Ils doivent être courts dans ces tempéraments, et donnés aux températures les moins élevées. En général l'étuve sèche sera préférée à l'étuve humide toutes les fois qu'il n'y aura pas de raisons particulières pour agir autrement, comme dans certaines maladies de la peau, car les humeurs qui s'échappent par la surface cutanée et par la muqueuse pulmonaire ne peuvent se vaporiser dans une atmosphère chargée de vapeur d'eau.

Les bains d'étuves humides ou le séjour dans les étuves sèches agissent comme les bains très-chauds, mais d'une manière plus énergique. C'est un des remèdes les plus puissants qu'on puisse employer toutes les fois qu'il y a pléthore lymphatique, exubérance des fluides blancs, bouffissure séreuse, asthme, rhumatisme, vieux catarrhes, douleurs invétérées, engorgements indolents, tumeurs blanches, affections cutanées sèches, etc.

§ 4.

On peut rapprocher de ces bains *les fumigations*, qui ne sont autre chose que des vapeurs généralement produites par des substances médicamenteuses susceptibles de se volatiliser.

Les fumigations sont dites *humides* quand on mêle la substance médicamenteuse à l'eau, avec laquelle elle se vaporise, comme les fumigations émollientes, faites avec les espèces émollientes en décoction dans l'eau, et les fumigations aromatiques faites avec les espèces aromatiques de la même façon. Il y a encore les fumigations humides excitantes d'alcool, d'éther, etc.

Les fumigations sèches sont produites par la vaporisation ou par la volatilisation des substances médicamenteuses placées généralement dans une capsule de porcelaine sur un fourneau allumé, comme les fumigations sèches de soufre, de cinabre, de benjoin, d'ambre, d'encens, etc.

La tête ne doit jamais être plongée dans les vapeurs sèches ou humides des fumigations, et on doit se servir d'appareils particuliers destinés à concentrer ces vapeurs sur la partie malade. Cependant il est des cas où il faut aspirer ces vapeurs, comme lorsque l'on se propose de faire pénétrer par la respiration des vapeurs de benjoin dans les bronches pulmonaires, mais il faut bien se garder de le faire pour les fumigations sulfureuses ou mercurielles.

On emploie les fumigations sulfureuses dans la gale, dans les affections cutanées sèches tout à fait atoniques, jusqu'à ce qu'on soit parvenu à les exciter, après quoi on passe aux bains de vapeur à température peu élevée ou aux fumigations émollientes, etc. On emploie les fumigations de cinabre dans la syphilis, pour détruire les poux, etc.

Les fumigations humides de térébenthine sont vantées dans les rhumatismes.

Si l'air des appartements a besoin d'être purifié ou désinfecté, on emploie encore les fumigations, soit de substances odorantes, comme l'encens, la myrrhe, le benjoin, le vinaigre simple ou aromatique, soit de substances capables de détruire les miasmes, comme l'acide phénique, le chlore, surtout l'hypochlorite de chaux ou de soude, particulièrement pour désinfecter les cadavres et les chambres où ils séjournent, etc.

§ 5.

Les bains tempérés ou tièdes, de 25 à 30 ou 32° c., sont les seuls dont l'action sur l'économie ne produise aucune excitation. Ces bains ne sont donc pas toniques comme le sont ceux qui sont au-dessous de cette température, ni débilitants comme le sont ceux dont la température est au-dessus.

Ils produisent dans l'organisme un bien-être particulier qui les rend précieux, comme les bains chauds employés dans le même cas chez certaines personnes, lorsqu'il s'agit de se délasser des fatigues d'un long voyage. On sent pendant qu'on est dans le bain une sensation agréable qui se produit dans les muscles fatigués, et le sentiment de la fatigue disparaît bien vite, surtout si une main exercée et habile vient pratiquer le *massage*, c'est-à-dire presser, pétrir, tirer en tous sens les muscles et les jointures, ce qui est si usité en Orient.

Ce sont les bains qui conviennent à toutes les personnes nerveuses et irritables, et à celles dont nous avons parlé souvent qui ont la peau brûlante et le siége de chaleurs fréquentes, incommodes, surtout quand il s'agit d'affections nerveuses douloureuses, de spasmes et de ce que l'on a appelé *névropathies*. On peut les prolonger alors s'il y a lieu, en veillant à ce que leur température ne s'abaisse pas, et l'on est sûr d'en obtenir les meilleurs effets.

Les convalescents nerveux de nature impressionnable et irritable, qu'il pourrait être dangereux d'exciter par des bains donnés à d'autres températures, s'en trouvent également fort bien, car sans les débiliter ils nettoient la peau, lui rendent sa souplesse, ravivent son exfoliation épidermique et favorisent par conséquent son fonctionnement, en même temps que par leur nature calmante ils finissent d'éteindre ce qu'il peut y avoir encore dans l'organisme d'excitation nerveuse et vasculaire.

Ces bains sont donc essentiellement hygiéniques, et conviennent par conséquent très-bien comme tels aux enfants et aux vieillards un peu faibles, et aux femmes de constitution délicate de préférence aux bains chauds qui risquent de les débiliter.

Si ces dernières sont peu impressionnables, elles peuvent en élever la température à 30 et même 31 à 32° c. sans inconvénients, tandis qu'il vaudra mieux, pour les natures irritables, se rapprocher plutôt de 25° c.

Que si sans être atteintes d'aucune maladie et par suite de leur tempérament lymphatique ou de leur idiosyncrasie, qui est cause qu'elles ont la peau pâle et presque toujours glacée, elles trouvaient ces bains trop froids, il vaudrait mieux les prendre très-courts, comme cinq à quinze minutes, en se donnant le plus de mouvement possible dans le bain, que d'en changer la température, à moins qu'en les prenant à une température plus élevée, comme nous l'avons dit à propos des bains chauds, on n'y ajoute quelques substances toniques, si elles peuvent être tolérées.

§ 6.

Les bains frais ont de 20 à 25° c., ce qui est la température ordinaire de nos rivières pendant l'été. Il arrive bien rarement, en effet, pendant toute la saison des bains de voir l'eau de nos rivières au-dessous ou au-dessus de cette température; pour celles dont l'eau est au-dessous de 20° c. on ne s'y baigne point, ce qui a lieu pour les rivières rapides et les petits ruisseaux, et lorsqu'elle est au-dessus de 25° c., il convient de rechercher l'endroit de la rivière où l'eau est courante, laquelle nous soustrait par son renouvellement incessant beaucoup plus de calorique dans un temps donné que l'eau dormante, ce qui la rapproche de l'eau fraîche pour ses effets.

La seule chose que l'on demande à ces bains c'est de nous rafraîchir l'été pendant les fortes chaleurs qui nous accablent, et qui sont si souvent cause de congestions cérébrales, d'agacements, de surexcitations nerveuses d'abord, puis d'énervement et de langueur des fonctions cutanées et digestives ensuite. Si l'on se rappelle ce que nous avons dit chapitre V de la première partie, sur la manière dont les causes occasionnelles des maladies agissent sur nous, on comprendra qu'il faille éviter cela autant que possible, surtout si l'on se trouve dans les contrées tropicales, où règne si souvent la fièvre jaune.

Les bains rafraîchissants sont donc excellents dans ces cas, surtout lorsqu'il s'agit de natures fortes et vigoureuses. Les personnes moins fortes et bien portantes s'en trouvent également fort bien. Mais les enfants, les vieillards, les convalescents, les individus cacochymes ou malades, les catarrheux, les rhumatisants, les asthmatiques, etc., ne doivent point prendre ces bains.

Les personnes qui se baignent dans les rivières ont presque toutes le grand tort d'y rester beaucoup trop longtemps. Ces bains sont légèrement toniques, c'est très-vrai, mais à une condition, c'est qu'ils soient courts ; cinq à quinze minutes, telle est la durée qu'il ne faut dépasser sous aucun prétexte, si l'on veut s'en bien trouver ; car, toutes les fois que c'est au froid que l'on demande un effet tonique, on ne l'obtient que si l'on ne se soumet que peu de temps à son action.

On peut, du reste, se rendre parfaitement compte de la raison de toutes ces choses expérimentalement.

Que l'on plonge sa main dans l'eau froide, et l'on verra que la sensation de froid qu'on y ressent, qui suit immédiatement son immersion dans le liquide où elle pâlit, est bientôt remplacée par une sensation de chaleur, pendant que la pâleur fait place à de la rougeur. Si l'on retire alors la main, celle-ci reste chaude et à l'aise toute la journée, si c'est l'hiver, et brûlante et mal à l'aise encore toute la journée, si c'est l'été. Si, au lieu de retirer la main, on la laisse plongée dans l'eau froide, il arrive bientôt que la sensation de chaleur que l'on éprouvait disparaît avec la rougeur qui l'accompagnait, pour être remplacée par la sensation de froid et la pâleur qui ont suivi l'immersion de la main dans le liquide. Puis, en continuant l'expérience, la chaleur et la rougeur reviennent encore, au bout de quelque temps, mais moins vives que la première fois et pour durer moins longtemps, après quoi la sensation de froid et la pâleur de la main reviennent de nouveau, et ainsi de suite, jusqu'à ce qu'après un temps plus ou moins long, et une série de ces alternatives de sensations de froid accompagnées de pâleur, et de sensations de chaud accompagnées de rougeur, il finit par s'établir dans la main une sensation définitive de froid avec pâleur de ses téguments.

On donne le nom de *sédation* à la période de sensation de froid avec pâleur des téguments dont nous venons de parler; et de *réaction* ou *excitation*, à celle de chaleur avec rougeur qui suit la première.

Comme on vient de le voir, c'est la période de sédadation qui finit par s'établir, exister et régner seule si la main reste assez longtemps plongée dans l'eau froide; et sa durée est ensuite non-seulement égale à celle du séjour de la main dans le liquide, mais persiste bien longtemps après qu'on l'en a retirée, d'autant plus longtemps que l'eau était plus froide et a agi plus longuement; et les périodes de sédation et de réaction, dont l'intensité va sans cesse en diminuant, sont elles-mêmes d'autant plus vives et d'autant plus nombreuses, dans un temps donné, que l'eau est plus froide.

Donc, température de l'eau et durée de l'immersion, telles sont les deux conditions qui règlent tout ce qui concerne ces phénomèmes.

De 0° à + 5° c., la sédation vasculaire et nerveuse s'établit d'emblée, sans qu'il se produise de réaction, pour durer tout le temps de l'application de l'eau, et persister d'autant plus ensuite qu'elle est restée appliquée plus longtemps.

De 10° c. à 14° c., il y a alternativement sédation et réaction, et ce n'est qu'après 8 à 10 minutes d'application de l'eau à cette température que la sédation définitive s'établit.

De 20° à 25° c., ce n'est qu'après 40 minutes qu'il y a sédation définitive.

De 25° à 32° c., il y a sédation définitive immédiate d'emblée, comme de 0° à + 5° c.; mais avec cette différence, que si l'application de l'eau n'est que momentanée la sédation est suivie d'une violente réaction dans ce dernier cas; ce qui n'a pas lieu dans le premier.

Lorsque l'application de l'eau froide sera de courte durée, qu'on soustraira les parties à son action avant l'établissement de la sédation définitive, plus celle-ci sera profonde, c'est-à-dire plus l'eau sera froide et moins elle agira longtemps, plus la réaction sera violente.

Donc :

Lorsqu'il faudra calmer et éviter à tout prix l'excitation, comme dans les brûlures, dans les fièvres ataxiques, dans les névroses, etc., c'est de l'eau de 0° à + 5° c. qu'il faudra employer et laisser appliquée longtemps, c'est-à-dire de la glace placée dans une vessie de cochon ou autre enveloppe imperméable, ou de l'eau entre 25 à 30° c. La glace sera particulièrement indiquée lorsqu'en même temps qu'il faudra calmer il faudra soustraire du calorique, comme dans les brûlures peu étendues, dans les congestions cérébrales des fièvres chaudes, etc., et l'eau entre 25 à 30° c. conviendra dans tous les cas où il n'y a pas de calorique en excès à soustraire, comme dans les névroses.

Donc encore :

Les bains généraux froids devront être pris d'autant

plus courts qu'ils seront plus froids, et qu'on voudra tonifier ou exciter davantage.

De 0° + à 5° c. il n'en faudra jamais prendre.

De + 5° c. à 10° c. on ne fera que s'y plonger.

Il faudra en sortir avant 8 à 10 minutes de 10° à 14° c.

Et avant 40 minutes de 20° à 25°; car il est clair que si l'on se laisse surprendre dans un bain général par la sédation definitive, on ne se rechauffera plus, et ce sera la mort immédiate qui surviendra.

En général, on devra quitter le bain froid à la première période de réaction qui se produira, auquel cas on sentira des chaleurs à la peau et des picotements particuliers. Il sera souvent imprudent d'attendre la deuxième période de réaction pour en sortir, surtout si l'on est peu fort, et tout à fait dangereux d'attendre encore davantage.

Du reste, la manière de prendre les bains de rivière, comme tous les autres, dépendra de l'effet qu'on désire produire sur l'organisme.

Lorsqu'on ne les prend que pour se rafraîchir pendant les grandes chaleurs de l'été, il est bien de tâcher d'en obtenir le peu d'effet tonique qu'ils sont capables de donner, car il faut alors éviter le plus possible la débilitation; ce que les chaleurs accablantes ne produisent déjà que trop. Or, la première période de réaction ou d'excitation, qui vient après la sédation qui suit immédiatement l'immersion dans l'eau, étant toujours la plus intense, on conçoit que c'est au moment où elle atteint son maximum d'intensité qu'il convient de quitter le bain si l'on veut être excité, c'est-à-dire tonifié autant que possible, effet qu'on augmente encore en recherchant l'eau courante et en se donnant le plus de mouvement possible en se baignant; ces bains doivent donc être pris très-courts.

Mais lorsqu'on les prend non-seulement pour soustraire du calorique en excès dans l'économie, mais encore pour calmer des agacements ou des excitations nerveuses dues à des excès de chaleur, il faut atténuer, autant que possible, l'excitation des premières périodes de réaction qui suivent l'immersion dans le bain, parce qu'elles sont les plus intenses; on choisit par conséquent l'eau dormante, et on évite de s'y donner du mouvement. Comme on ne recherche pas l'effet tonique de ces bains, mais bien leur effet calmant, il convient d'en prolonger la durée jusqu'à l'extrême limite du possible pour que la sédation qu'en en retirera soit durable.

Comprend-on maintenant pourquoi il faudra rester peu de temps dans les bains frais, et bien se garder d'y séjourner 40 minutes, comme ces excellents nageurs, tous les ans, qui se noient dans les rivières, parce qu'ils y restent trop longtemps, et dont on entend dire : « C'est étonnant, lui qui était si bon nageur! »

C'est étonnant? mais ce n'est pas étonnant du tout, et j'espère bien que vous ne vous en étonnerez plus, cher lecteur; car que vouliez-vous que votre si bon nageur fît, quand la sédation définitive est venue donner lieu, chez lui, à la sensation d'une masse d'un poids énorme qui serait appliquée sur la poitrine, ou d'un lien vigoureux ou plutôt d'un étau qui la serrerait à l'écraser? Bienheureux ceux chez qui il se produit un peu de rémission qui leur permet de sortir de suite de la rivière s'ils sont tout près du rivage; ou chez qui ce sont d'abord des crampes qui surviennent, ce qui est pour eux un avertissement qu'il est temps, et qu'il tarde même de sortir de là au plus vite.

Les bains froids, pris convenablement, sont donc excitants, mais indirectement, c'est-à-dire par réaction, et d'autant plus qu'ils sont plus froids et plus courts.

Les bains chauds sont également excitants, mais directement, et d'autant plus qu'ils sont plus chauds et plus prolongés, contrairement aux bains froids.

On peut dire qu'entre 25 et 30 à 32° c., les bains sont neutres, c'est-à-dire ne sont pas excitants, et qu'au-dessous et au-dessus de cette température ils sont d'autant plus excitants qu'on s'en éloigne davantage : les uns directement, les autres par réaction.

Pour réagir il faut en avoir la force, ce qui explique pourquoi les bains froids sont contre-indiqués chez les enfants, chez les vieillards et chez tous les individus faibles et cacochymes qui ne peuvent réagir convenablement sous l'action de l'eau froide, et chez presque tous les diathésiques.

Lorsque les individus seront assez fortement constitués pour pouvoir réagir, il faudra d'autant moins les exciter qu'ils seront plus irritables, c'est-à-dire que plus les malades seront d'un tempérament nerveux ou sanguin accentué, moins les bains devront être froids ; absolument comme plus ceux chez qui les bains chauds sont indiqués sont de tempérament sanguin ou nerveux accentué, moins leurs bains doivent être chauds. Les lymphatiques, dans l'un et l'autre cas, sont ceux chez qui les températures chaudes ou froides extrêmes des bains sont indiquées.

Les deux extrêmes se touchent donc ici, tout à fait comme dans le résultat final de l'abus des bains froids ou des bains chauds trop prolongés, où les patients ont tous des congestions internes, tombent tous inertes, sans force et meurent les uns directement par manque d'excitation (bains froids), et les autres indirectement, pour avoir été trop excités (bains chauds).

§ 6.

Les bains froids, de 12 à 19° c., à 20° c., ne sont guère employés que dans un but thérapeutique.

La sédation définitive, c'est-à-dire celle qui ne serait plus suivie de réaction, et par conséquent après laquelle on ne se réchaufferait plus, survenant après 10 à 15 à 20 minutes de séjour dans le bain à cette température, suivant les personnes, on conçoit qu'il est prudent de prendre ces bains très-courts.

Entre 5° c. et 12 à 15° c., les bains doivent durer moins de 5 minutes ; soit 1{2 à 1, à 2 minutes en moyenne ; entre 15 et 20° c., ils ne doivent pas durer plus de 5 à 10 minutes ; 5 minutes en moyenne, parce que la sédation définitive s'établit au bout de 15 à 20 minutes.

« Les bains froids produisent des effets consécutifs très-heureux quand on en a pris un certain nombre ; ils fortifient la peau et y développent une sensation de bien-être inconnu jusqu'alors ; le ton qu'ils lui communiquent la fait mieux résister aux chaleurs, et tempère les sueurs que provoque le soleil ou l'exercice ; l'habitude de réagir la rend peu impressionnable au froid et presque indifférente aux variations de l'atmosphère ; dès lors, le gilet de flanelle peut, et doit être déposé, et l'on reviendra aux vêtements plus légers. Les muscles gagnent en force et en souplesse ; les gens délicats s'étonnent de faire, sans fatigue, des promenades et des exercices dont ils se savaient incapables auparavant ; l'appétit est plus vif, les digestions plus faciles. Les personnes sujettes aux flatuosités, s'en débarrassent plus aisément........... Ils ont donc bien les effets restaurateurs que Hallé et Nysten leur attribuent ; mais à la double condition d'être accompagnés de mouvements et d'être de très-courte durée. » (Michel Lévy, *Traité d'hygiène.*)

La température de ces bains est celle des fleuves et des rivières rapides et de nos petits ruisseaux pendant l'été. Ils conviennent aux scrofules légères, à la chlorose, à l'anémie, et à chaque fois que tonifier est l'indication capitale qui existe, surtout chez les jeunes gens et [les adultes lymphatiques ; car ils sont contre-indiqués chez les enfans et chez les vieillards, où les bains chauds seuls conviennent, et ne peuvent souvent être tolérés par les tempéraments sanguins et nerveux.

Ils ne conviennent point non plus d'ordinaire aux diathésiques, comme médication principale, car n'ayant rien d'antidiathésique par eux-mêmes, l'excitation qu'ils produiraient risquerait fort souvent d'augmenter les manifestations de la diathèse ; mais ils peuvent quelquefois suivre avec avantage les médications propres à ces états morbides, qu'on aura administrées jusqu'à l'extinction de leurs manifestations, ou même leur être associés chez les sujets peu impressionnables qu'il est nécessaire d'exciter fortement.

Les bains de mer ne sont autre chose que des bains froids par leur température, qui est celle de ces bains ; mais ils sont en même temps antidiathésiques par la grande quantité de minéraux de toutes sortes que contient l'eau de mer, et conviennent d'une manière spéciale dans la diathèse scrofuleuse ou dans le lymphatisme plus ou moins accentué, et sont au contraire le plus souvent contre-indiqués chez les sujets sanguins ou nerveux irritables, et dans les diathèses autres que la scrofule.

L'excitation énergique qu'ils produisent sur tout le corps et particulièrement sur le système cutané, corrige l'effet sédatif dû uniquement à la basse température, en sorte que l'arrivée de la sédation définitive est reculée dans ces bains. On peut donc y rester plus longtemps que dans les bains d'eau douce à la même température.

Il est imprudent de baigner des enfants à la mer avant 6 à 7 ans, comme je l'ai si souvent vu faire à Royan. Les bains de mer chauds seuls conviennent à ces pauvres petits êtres, souvent presque incapables de réaction ; et pour beaucoup d'autres personnes, plus âgées, mais faibles, ainsi que pour les femmes débiles et pour les hommes cacochymes, il sera nécessaire de commencer sa saison par des bains de mer chauds, pendant quelques jours, dont on pourra descendre graduellement la température au moment de la sortie du bain, pour s'habituer à celle de la mer, dont on usera ensuite en commençant d'abord par de simples immersions à la mer, ou par des bains à la lame de 1¡2 à 1, à 3 minutes de durée au plus.

Les enfants forts, au-dessus de 6 à 7 ans, et les adolescents, doivent rester à la mer de 3 à 6 minutes en moyenne ; jamais plus de 10 à 12.

Les adultes assez forts doivent y rester de 5 à 8 minutes en moyenne ; jamais plus de 20 à 30 minutes, et encore ne sera-ce que dans les derniers jours de sa saison qu'on pourra y rester aussi longtemps ; et ma conviction est qu'il ne faudrait jamais y séjourner plus d'un quart d'heure.

On sait que les bains de mer se prennent ou dans l'eau tranquille ou dans l'eau agitée, c'est-à-dire à la lame.

Les premiers correspondent aux bains pris dans l'eau dormante de nos rivières, et conviennent comme eux surtout aux personnes nerveuses et irritables, qui doivent les prendre prolongés et ne s'y livrer à aucun mouvement, et les seconds correspondent à ceux que l'on prend dans l'eau courante de ces mêmes rivières, et conviennent comme eux aux personnes peu nerveuses, qui ne sont pas irritables, et doivent être pris très-courts et en s'y donnant le plus de mouvement possible.

Les bains de mer sont encore précieux, comme les bains froids, chaque fois que tonifier est l'indication capitale qui existe, comme dans la scrofule, dans la chlorose et dans l'anémie, et peuvent comme eux suivre ou accompagner souvent avec avantage les médications spéciales des diathèses, surtout chez les sujets scrofuleux ou lymphatiques.

Il vaudra souvent beaucoup mieux s'en abstenir pour les personnes sanguines ou nerveuses, à qui il suffira de séjourner quelque temps sur le bord de la mer, et encore arrivera-t-il à certaines personnes très-irritables de ne pouvoir supporter même le simple séjour sur les côtes.

Lorsqu'il arrive que le bain de mer donne le mal de tête, produit de la courbature ou de l'agitation, surtout pendant le sommeil, c'est signe qu'on le prend trop long ou qu'on se baigne trop souvent, et l'on se trouve bien de prendre quelques bains émollients, pendant quelques jours, ou de les alterner avec les bains de mer, s'il est possible. Si malgré tout les mêmes phénomènes se reproduisent après chaque bain, c'est signe qu'ils sont contre-indiqués, et il faut les abandonner complètement.

Les personnes atteintes de névralgies se trouvent très-bien d'affusion à l'eau de mer, au moment où elles vont se jeter à l'eau. Elles sont données au moyen d'un seau dont on répand le contenu sur le corps à commencer par la tête, recouverte d'un bonnet de taffetas gommé, en versant doucement et sans percussion pour les personnes nerveuses et irritables, et en cherchant au contraire à produire le plus de percussion possible en lançant l'eau d'une certaine distance pour les autres.

Enfin les vieillards et les personnes très-faibles, chez qui les bains de mer sont indiqués, doivent les prendre chauds ou au moins au tempéré, entre 25 à 30° c., les seuls qu'ils puissent supporter, et il en est de même des personnes névropathiques très-irritables, qui ne peuvent souvent supporter à la mer même les bains à l'eau tranquille.

§ 7.

Les bains très-froids sont ceux dont la température varie de 4 à 5° c. à 12 ou 13° c., soit de 8 à 10° c. en moyenne.

Leurs effets sont les mêmes que ceux des bains froids, mais bien plus accentués, ils sont par conséquent bien plus excitants et bien plus toniques, ce qui fait qu'ils conviennent surtout aux individus en général très-lymphatiques et pas nerveux, qu'on peut exciter à volonté sans danger.

On s'est beaucoup occupé dans ces derniers temps du traitement des fièvres par l'eau froide, employée en bains ou en lotions.

Il ressort clairement de tout ce que nous venons d'exposer sur l'usage de l'eau froide à l'extérieur que sa température et la manière de l'employer doivent dépendre ici comme de toutes les affections de la période des fièvres, de l'état du malade, et de son tempérament excitable ou irritable ou non.

Il me paraît indiqué d'employer l'eau froide dans le traitement de ces maladies quand la température de la peau prise sous l'aisselle dépasse 40° c.; que le pouls est excité et très-fréquent, et que les malades, suivant leur tempérament, sont atteints de phénomènes nerveux ou congestifs; et quand il existe des phénomènes ataxo-adynamiques dans des cas où la température du malade est au-dessous de 40° c. et que le pouls est encore très-fréquent mais dépressible.

Il est clair que dans le premier cas, il faudra éviter toute excitation chez les malades en proie à des crises nerveuses, et que par conséquent c'est de l'eau entre 25 et 30° c. qu'il faudra de préférence employer en bains ou en lotions. Chez les malades peu ou pas nerveux, chez qui ce sont des phénomènes congestifs qui sont survenus sous l'influence de l'excès de calorique, il me semble préférable de prendre de l'eau dont la température soit telle que, tout en soustrayant du calorique, elle puisse produire sur la peau une excitation indirecte capable de révulser sur cet organe les congestions internes, c'est donc de l'eau froide et non plus tiède qui convient ici. Si l'excitation vasculaire qui domine ici est énergique et les sujets robustes, il est clair qu'il sera préférable d'avoir d'abord recours aux émissions sanguines locales ou générales, et que l'on ne devra faire usage de l'eau froide que lorsque l'état du malade s'opposera à ce que l'on tire du sang. Alors la température de l'eau employée devra être d'autant plus basse que le sujet sera moins excitable, c'est-à-dire qu'il s'éloignera plus du tempérament nerveux ou sanguin, et se rapprochera davantage du tempérament lymphatique.

Dans le second cas, au lieu de falloir soustraire du calorique à la peau, il sera le plus souvent nécessaire de lui en donner ; donc il faudra employer l'eau froide aux températures excitantes, en ayant soin qu'elles soient d'autant plus basses que les sujets sont moins impressionnables et moins irritables, et en faisant bien attention à n'user de ce genre de médication que chez des sujets pas trop débilités, assez forts pour pouvoir bien réagir.

Lorsqu'il y aura indication à calmer l'irritation fébrile et nerveuse dues à l'excès de calorique et à éviter l'excitation en retour, on devra employer l'eau froide d'une manière prolongée. Cinq à dix minutes, un quart d'heure en moyenne, quand on se servira d'eau froide à une basse température, telle doit être la durée des bains ou des immersions dans la piscine, qu'il vaut toujours mieux donner trop courts que trop longs, quitte à y revenir aussitôt si l'on n'a pas obtenu la sédation désirée, et autant de fois dans le jour qu'il est nécessaire. Lorsque ce sera de l'eau à 25 à 30° c. qu'on emploiera dans les mêmes cas, ce qui me semble préférable, on devra faire durer les bains une demi-heure, une heure, et même davantage, suivant les cas.

S'il est nécessaire d'appliquer localement des linges de toile imbibés d'eau froide, ou si l'on fait des lotions à l'aide d'une grosse éponge ou des affusions générales, il faudra éviter toute percussion du liquide sur la peau, et les faire durer comme les bains et les immersions cinq minutes, dix minutes, un quart d'heure, une demi-heure, suivant la température de l'eau, en ayant la précaution de n'en cesser l'usage qu'après avoir obtenu la sédation désirée, ce qui demande souvent qu'on laisse les compresses appliquées plusieurs jours dans les affections locales, en les renouvelant à chaque fois qu'elles s'échauffent.

Il sera toujours préférable, encore une fois, d'employer l'eau froide pas assez longtemps que trop à chaque séance, quitte à y revenir plus souvent.

Quand il y a indication à tonifier tout en calmant dans les fièvres, cas où la température du corps est au-dessous de 40° c., les bains et les affusions doivent se faire avec de l'eau au-dessous de 20° c. le plus souvent, et être de courte durée, comme une, deux, trois à six minutes, et en produisant sur la peau plus ou moins de percussion et en la frictionnant même, tout en se donnant du mouvement dans le bain s'il est possible.

Les bains froids peuvent être employés localement comme les bains chauds en demi-bains, en bains de jambes et en bains de siége. Comme les bains généraux froids, ils sont sédatifs, ou excitants et toniques, suivant leur durée, pour la partie sur laquelle ils sont appliqués ; et peuvent être révulsifs, comme les bains locaux chauds pour les parties supérieures.

Tout ce que nous avons dit de la manière d'user de bains généraux froids, suivant la période des maladies et le tempérament des malades, leur est applicable, en sorte qu'il vaudrait peut-être mieux s'en servir comme révulsifs, que des bains locaux chauds chez les sujets robustes, sanguins et excitables qui supportent mal le chaud, quand on se propose de décongestionner de cette manière les parties supérieures; car il arrive bien souvent que les bains locaux chauds excitent beaucoup ces sujets, et risquent d'aller contre le but qu'on se propose d'atteindre, et de faire plus de mal que de bien. S'il n'en est point ainsi n'est-ce pas parce que nous avons encore une trop grande prévention contre l'usage de l'eau froide?

En résumé, et d'une manière générale :

Les bains sédatifs sont à la température de 25 à 30° c. Plus chauds ils sont excitants directs, et plus froids excitants indirects ou par réaction.

Les bains chauds sont indiqués chez les diathésiques, et chez les sujets faibles ou cacochymes peu excitables, surtout chez les enfants et chez les vieillards ; les bains froids chez les adultes et les jeunes gens forts et peu excitables, surtout s'ils sont lymphatiques; et les bains tièdes ou tempérés chez tous les sujets excitables forts ou faibles, jeunes ou vieux, diathésiques ou non.

Les bains de mer ne peuvent en aucune façon être sédatifs, car leur basse température et leur forte minéralisation s'y opposent. Donc ils sont contre-indiqués d'une manière générale dans le nervosisme, même chez des scrofuleux, à moins que l'on n'emploie de l'eau de mer chauffée à 25 à 30° c., surtout au début du traitement, sinon pendant toute sa durée, ce qui permettra à certains névropathes scrofuleux de les tolérer.

Lorsque la nature d'une affection exige qu'on emploie des bains excitants chauds chez des sujets forts, sanguins et impressionnables, soit dans des affections rhumatismales, soit dans des affections nerveuses diathésiques, soit dans des maladies dues à une adultération du sang par des virus, des miasmes ou autres corps étrangers, on les emploie au degré minimum; et s'ils ont causé de l'excitation dans l'économie on la neutralise par l'emploi des affusions froides ou de l'immersion du corps dans une piscine. Ou bien, au lieu de bains chauds on donne des douches écossaises, à la température s'éloignant le moins possible de 25 à 30° c.

Les bains froids très-courts sont très-excitants par réaction, tandis qu'ils sont sédatifs ou calmants quand ils sont prolongés. Donc, plus les malades sont nerveux plus ces bains doivent être prolongés, bien entendu dans la limite de la durée qui leur convient.

Le contraire a lieu pour les bains chauds, car très-courts ils sont sédatifs ou calmants, tandis que prolongés ils deviennent excitants. Donc, plus les malades sont nerveux plus les bains chauds doivent être courts, toujours dans la limite ordinaire de leur durée.

§ 8.

Les douches sont des colonnes de liquides descendant de bassins placés le plus souvent à une hauteur de 30 à 40 pieds, au moyen de tuyaux d'un diamètre déterminé, qui dirigent la colonne liquide sur les malades verticalement (douches descendantes), horizontalement ou obliquement (douches latérales et obliques), ou de bas en haut (douches ascendante vaginales et rectales). Dans ces dernières, le réservoir est très-peu élevé et le diamètre du tuyau très-petit, tandis que dans les premières le diamètre est considérable.

Les douches sont encore dites en pluie quand le liquide tombe sur une surface du corps assez étendue en nappe ou au moyen d'une pomme métallique ressemblant à une pomme d'arrosoir ; en jet, quand le diamètre de l'orifice du tuyau est étroit (en moyenne deux à trois centimètres de diamètre), de façon à concentrer la colonne de liquide sur une surface peu étendue ; brisée, quand au moyen du doigt placé à la lumière du tube on élargit le jet et diminue sa vitesse ; filiforme, quand le diamètre de l'orifice du tube est aussi étroit que possible, de façon à donner lieu à un jet très-fin d'une très-grande vitesse ; en cercles, et le plus souvent en aiguilles ou épingles, quant l'eau s'échappe par des tuyaux disposés généralement en serpentins et percés sur leur concavité d'une multitude d'ouvertures très-petites, par où s'échappe le liquide pour venir produire sur le malade placé au centre, la sensation qui serait due à des milliers de coups d'aiguilles ou d'épingles.

Relativement à leur pression ou à leur puissance il y a les grandes et petites douches.

Sous le rapport de l'étendue du corps qu'elles percutent, il y a les douches générales, qui frappent sur la plus grande partie de la surface du corps à la fois, et les douches locales, qui sont comme les autres en lames, en arrosoir de trous de dimensions diverses, en jet, en épingles, etc., et qui n'agissent que sur une petite étendue du corps.

Quant à leur température, il n'y a aucune différence à noter d'avec l'eau employée en bains, c'est-à-dire qu'il y a les douches tempérées, les douches chaudes, les douches de vapeur, les douches fraîches, les douches froides et les douches très-froides, qui correspondent aux mêmes bains par leur température, par leurs indications relativement aux maladies et à leurs périodes, et sous le rapport du tempérament des malades à qui elles conviennent.

Il faut noter seulement que les douches sont bien plus excitantes que les bains qui leur correspondent par leur température, de sorte que leur usage est indiqué d'une façon particulière quand la nature des maladies demande une excitation locale ou générale bien plus puissante que celle que peuvent produire les bains locaux ou généraux à la même température, ou quand le tissu cutané ordinairement pâle et atone a besoin d'être excité, surtout chez les sujets d'une nature peu impressionnable.

Il est possible, au moyen de douches générales données à une température peu élevée ou peu basse, de produire sur des sujets chez qui il y a indication à exciter, mais que des températures trop hautes ou trop basses fatigueraient, et que même ils ne toléreraient peut-être pas, comme les sujets nerveux ou sanguins irritables, tous les effets des bains aux températures extrêmes, grâce à la nature excitante des douches.

C'est ainsi encore que les douches chaudes remplacent avec avantage les bains très-chauds chez les vieillards sanguins que l'excès de calorique indisposerait, et chez qui il pourrait même occasionner des congestions cérébrales ou pulmonaires.

On peut du reste augmenter la puissance des douches générales en donnant à la fois les douches en pluie et en jet chez les sujets moins impressionnables, et de façon à faire prédominer les unes ou les autres, suivant les cas.

Les douches écossaises ne sont autre chose, comme on sait, qu'une douche chaude et une douche froide tombant à la fois ou alternativement sur la surface du corps.

Ces douches sont excellentes, comme du reste toutes les douches, à chaque fois qu'il y a atonie générale et locale de l'organisme, et pâleur et refroidissement du tissu cutané, plutôt que rougeur et chaleur. Elles ont ceci de particulier qu'elles sont plus excitantes et plus puissantes que les douches chaudes ou froides employées seules, tout en étant cependant parfaitement tolérées en agissant prudemment par des malades impressionnables et irritables forts ou faibles, peu importe, qui ne pourraient supporter les douches chaudes ou froides seules parce qu'elles les exciteraient trop. C'est donc à ces sujets qu'il faut prescrire les douches écossaises, et aussi à la fin du traitement des sujets faibles, des enfants et des vieillards tolérant parfaitement les bains très-chauds, mais qu'il est nécessaire d'habituer aux transitions brusques de température, comme dans les affections rhumatismales et catarrhales. Rien n'est précieux comme les douches écossaises, qu'on doit en général donner très-courtes pour commencer, pour donner de l'activité à la circulation capillaire périphérique, si languissante chez les anémiques et chez les chlorotiques, pour réduire des engorgements viscéraux indolents et atoniques, comme ceux de l'utérus, et pour agir favorablement dans les maladies nerveuses hystériques et autres.

Il existe des sujets pusillanimes, un peu impressionnables ou de constitution délicate, chez qui les douches froides sont indiquées, mais qui ne les recevraient pas d'emblée. En ces cas on commence le traitement par des douches chaudes ou mieux des douches écossaises, pour passer quelques jours après à de simples immersions dans l'eau froide, à des lotions avec une grosse éponge, ou à des frictions en drap mouillé, après quoi on arrive aux douches froides qu'on donne d'abord en nappes, qui sont les moins excitantes, puis à celles en pluie, et à la fin à celles en jet, qui sont les plus excitantes de toutes, en ayant soin de doucher d'abord la poitrine.

Il est à remarquer que ces sujets se trouvent encore très-bien dépasser dix minutes, un quart d'heure, une demi-heure dans une étuve sèche chauffée à 40 à 45° c. avant de prendre un bain ou une douche froide, qu'ils supportent ensuite infiniment mieux.

Dans la faiblesse générale il faut promener les douches sur tout le corps, en ayant soin cependant de les diriger particulièrement tout le long de la colonne vertébrale, et de ne pas éloigner trop l'orifice du tuyau de la partie à atteindre, qu'il faut tenir à une distance de 15 centimètres en moyenne.

Quelle que soit la nature des douches il faut en être très-sobre chez les enfants et chez les vieillards, qui ne doivent jamais être fortement excités. Lorsqu'on juge à propos de leur en prescrire il faut qu'elles soient très-faibles, et aussi peu excitantes que possible.

La durée des douches varie suivant leur nature, et suivant que l'on veut faire prédominer la sédation ou l'excitation, absolument comme pour les bains chauds et les bains froids, dans les limites de leur durée.

Les douches très-froides durent de cinq à quarante secondes (Fleury), et on peut arriver quelquefois graduellement jusqu'à une ou deux minutes.

Les douches froides ou chaudes, et les douches écossaises, durent trois, cinq, dix minutes, un quart d'heure, vingt minutes, soit cinq à quinze minutes en moyenne, en ayant soin de commencer par les plus courtes, surtout pour les douches écossaises, qui doivent toujours être très-courtes pour commencer, en vertu de leur pouvoir excitant.

Les douches tempérées doivent être prolongées davantage.

Les douches de vapeur durent quinze à quarante minutes, et lorsqu'on les administre concurremment avec des bains de vapeur c'est par ceux-ci qu'il faut finir, tandis qu'il faut au contraire finir par la douche d'eau chaude ou froide lorsque c'est un bain d'eau que l'on prend en même temps que celle-ci, et dans ce cas l'eau de la douche est à la température de celle du bain, excepté si la température de celui-ci est basse, que l'on se trouve bien parfois d'élever un peu celle de la douche.

Lorsque l'on administre des douches locales il faut commencer le plus ordinairement par des petites douches, qui sont bien souvent les seules possibles, et agir d'abord à une certaine distance de la lésion, plus ou moins obliquement, à moins qu'on ne désire obtenir une révulsion ou une excitation énergique.

Dans les cas ordinaires on tient l'orifice du tube à 15 centimètres, en moyenne, de la partie malade, et l'on promène le jet dans différents sens, de façon à ne pas doucher toujours sur le même point.

Quand il s'agit de douches de vapeur, on rapproche ou on éloigne l'orifice de la partie à doucher, suivant le degré d'excitation que l'on désire obtenir, et si l'on veut produire l'escharification, on fait toucher les tissus au foyer de la douche, qui est la partie transparente de la vapeur. Les aspersions froides, à la sortie du bain ou des douches de vapeur conviennent très-bien chez les sujets assez forts pour bien réagir; car on est sûr d'augmenter ainsi l'effet du bain de vapeur; mais pour peu que l'on craigne que la réaction ne se fasse pas bien, il faut s'en abstenir.

Lorsque l'on prescrit des douches locales pour des engorgements viscéraux ou articulaires, il faut beaucoup de prudence ; car pour peu que l'état aigu ne fût pas bien éteint, ou que les sujets fussent très-impressionnables, on pourrait ramener facilement l'état aigu. Il faut donc commencer par les douches les plus faibles et les moins excitantes, soit par leur forme, soit par leur température.

§ 9.

Les douches ascendantes vaginales et rectales sont plutôt des injections que des douches ; car elles sont très-faibles. C'est donc uniquement par la température de l'eau employée et par leur durée qu'elles agissent, et non en même temps par la percussion des tissus, comme les douches descendantes.

Froides et courtes, 2 à 5, à 10 minutes, suivant la température de l'eau, elles sont excitantes et toniques, et conviennent à la puberté et chez les adultes scrofuleux ou lymphatiques, chez les sujets peu excitables, dans la période chronique des maladies des organes génitaux de la femme et dans la constipation, surtout quand il s'agit de donner du ton aux organes atteints d'engorgements tout à fait passifs, et lorsqu'il est nécessaire de régulariser les menstrues, et de rappeler et fixer vers les organes du bassin, chez les filles nubiles et chez les femmes délicates, ces congestions qui vont s'égarer chez elles si souvent du côté de la tête, surtout aux époques menstruelles.

Froides et prolongées, elles sont sédatives, et conviennent dans certaines affections douloureuses, congestives ou inflammatoires de ces mêmes parties. Un morceau de glace introduit dans le rectum et renouvelé, s'il y a lieu, chez les individus atteints de rétention d'urine, si souvent due à un état fluxionnaire de la prostate et des parties profondes de la racine de la verge, fait tomber immédiatement l'éréthisme vasculaire, rétablit la miction, et dispense de sonder les malades, comme je l'ai observé dans un cas.

Lorsqu'elles sont chaudes et courtes, elles donnent du ton aux organes et aux tissus, et sont même sédatives par réaction dans les affections subaiguës de ces organes, chez les sujets faibles et chez les vieillards impressionnables, chez qui elles peuvent être employées avec avantage pour résoudre et calmer, tout à la fois, les engorgements prostatiques et autres.

Si on les emploie chaudes et prolongées, 5, 15 minutes et davantage, elles sont excitantes, et sont, par conséquent, indiquées dans les engorgments tout à fait atoniques et indolents des mêmes organes, encore chez les sujets faibles, cacochymes, et chez les vieillards peu impressionnables.

Tièdes ou tempérées, elles conviennent chez tous les sujets excitables et irritables, forts ou faibles, jeunes ou vieux, et peuvent être courtes et prolongées, suivant le besoin, sans rien changer à leur nature calmante.

§ 10.

Les bains russes ne sont autre chose que des bains chauds suivis d'une application d'eau froide à la surface du corps.

En sortant de l'étuve sèche ou humide, tout couvert

de sueurs, on se soumet à l'action de l'eau froide, qu'on emploie en affusions, en lotions, en frictions, en immersions, ou en douches, et il arrive même souvent que les Russes, au lieu d'employer de l'eau froide, vont tout bonnement se rouler dans la neige.

Les Romains se jetaient souvent dans le Tibre, après de longues courses ou des exercices de corps qui les avaient mis tout en nage ; et lorsqu'ils allaient se baigner à leurs thermes, ils s'y préparaient par une locomotion modérée préalable. En y arrivant, ils entraient dans l'*apodyterium*, puis dans le *tepidarium*, où ils s'oignaient d'huile, après quoi ils se frottaient le corps avec les *strigilles* (sorte d'étrille), puis pénétraient dans le *caldarium*, à la sortie duquel ils passaient dans le *frigidarium*.

Je ne sais pourquoi les bains à la russe sont si peu en faveur chez nous et chez le peuples de la vieille Europe. Il n'existe pourtant rien, absolument rien, ni drogue, ni nourriture tonique capable de développer le corps, de l'affermir, de lui donner de la vigueur et de faire disparaître la susceptibilité aux variations de l'atmosphère comme ces bains, surtout chez les jeunes sujets faibles et languissants. On introduit l'usage de la gymnastique dans les établissements consacrés à l'instruction de la jeunesse, et l'on a raison ; pourquoi donc n'y introduit-on pas aussi l'usage des bains russes? On fait tout et on ne néglige rien pour développer l'intelligence, pendant qu'on s'occupe à peine du corps, qu'on tue de cette manière.

Nous espérons bien que l'usage de ces bains s'y introduira avant longtemps; car quand on voit passer ces nuées de jeunes gens, frêles et faibles qui peuplent ces établissements, on ne peut s'empêcher de dire qu'il serait nécessaire et urgent de faire quelque chose dans l'intérêt de leurs forces physiques.

J'indique ici les bains russes parce qu'il est démontré que l'on est bien moins impressionné par le contact de l'eau froide, après des exercices qui ont développé une certaine chaleur, ou en sortant d'une étuve chauffée à 40 ou 45° c., que lorsque aucune provision de calorique n'a été faite par l'organisme. Mais rien n'empêche de faire uniquement des ablutions, ou de se plonger le corps dans une baignoire remplie d'eau froide, tous les jours, une fois, en ayant la précaution de ne pas faire durer l'opération plus de 1[2 à 1, 2, 5 minutes au plus, suivant la température de l'eau, et de s'envelopper aussitôt dans un drap un peu rude à l'aide duquel on se frictionne et se fait frictionner vivement et assez énergiquement, de façon à bien stimuler la peau.

En général, l'eau la plus froide est la meilleure ; cependant il suffit de la choisir de 8 ou 9° c., ce qui est une température bien assez basse. On peut, du reste, surtout pour les constitutions délicates, se servir, dans les premiers jours, d'eau à 25° c. ; puis à 20, à 18, à 15, à 12, et enfin, à 8, à 10° c., en abaissant un peu graduellement tous les jours la température de son bain.

Ce n'est pas seulement de la force physique que l'on acquiert en opérant ainsi ; car on se débarrasse en même temps de ses corysas permanents, de ses rhumes, de ses douleurs rhumatismales, de ses névralgies, de ses engelures, de ses pertes blanches, etc., et l'on est sûr de donner à sa peau cette belle coloration rosée que nous appelons la fraîcheur du teint, et qui est le cachet de la bonne santé, en place de cette coloration couleur de cire, qui fait que l'on ressemble plutôt à des cadavres qu'à des êtres vivants.

Il est profitable d'avoir la peau frictionnée, pendant le bain, avec un gant de flanelle ou de cuir, ou de n'importe quelle autre manière, surtout quand la peau est rude, sèche et écailleuse. On multiplie ainsi, pour ainsi dire, le contact du liquide avec les tissus, et l'on ajoute considérablement à l'action stimulante et tonique de l'eau, en même temps qu'on favorise les excrétions et l'absorption cutanées. En Russie, on se fait flageller avec des verges de bouleau, et les Romains avaient pour cela leurs *strigilles*. Le massage, si répandu en Orient, et dont nous avons déjà parlé, est employé dans le même but.

Les enfants, avant 5 à 6 ans, les vieillards et les individus cacochymes ne doivent point faire usage des bains froids ; mais les adolescent et les adultes, quels que soit la délicatesse de leur constitution et l'état frêle de leur complexion, doivent en user largement, surtout s'ils sont lymphatiques. Ceux qui sont très-impressionnables et même irritables, peuvent aussi en user avec avantage, mais en commençant par des bains tièdes, suivis d'affusions fraîchies, et en ne descendant pas ensuite la température de leur bain trop bas.

Quant à ceux qui sont diathésiques, je renvoie à ce que j'en ai dit à propos des bains de mer ; les mêmes indications et restrictions s'appliquant parfaitement ici.

L'eau froide, employée en affusions, en ablutions, en lotions, en frictions, en immersions, en bains et en douches, est indiquée surtout lorsqu'il s'agit de fortifier et de tonifier le corps et les organes. Cependant, les hydropathes ont la prétention de guérir toutes les maladies avec de l'eau froide ; car si l'on parcourt les ouvrages spéciaux, entre autres, le magnifique *Traité thérapeutique et clinique d'hydrothérapie* du Dr Fleury, on voit que bien peu de maladies n'ont pas été traitées par cette médication. J'en dirai autant des bains russes et orientaux, tels que Lambert les a décrits dans son *Traité spécial*, et des douches et des bains de vapeur, tels que Rapou les expose dans son *Traité de la méthode fumigatoire.*

Les prétentions de l'hydrothérapie surtout me paraissent exorbitantes, car elle ne se pose rien moins qu'en rivale des eaux minérales. Qu'elle y prenne garde, la réputation de celles-ci repose sur des faits trop nombreux et trop bien établis depuis presque le commencement du monde, pour redouter la rivalité d'une médication née d'hier, et dont la réputation est peut-être due plutôt à l'exagération de ses partisans qu'à des mérites bien réels ; car l'hydrothérapie n'aurait-elle que le quart des vertus qu'on lui prête, que ce serait encore une médication importante et recommandable.

Que l'hydrothérapie, les bains russes et les bains de vapeur guérissent des maladies tenant uniquement à des troubles fonctionnels vasculaires, glandulaires ou nerveux, n'ayant aucune racine dans l'économie, que de mauvaises conditions hygiéniques ou des excès ont seuls fait naître et passer à l'état chronique, avec l'aide, quelquefois, du tempérament lymphatique, cela se peut, et cela doit être même ; mais que ces modes de traitement donnent des guérisons solides de manifestations diathésiques réelles, tenant à des diathèses heréditaires, voilà ce que je ne crois pas possible. Quelle prise, en effet, peut avoir l'eau seule sur la mauvaise qualité de la matière organique qui est au fond de toute diathèse, et quelle modification bien favorable pourrait-elle exercer sur elle?

Evidemment aucune.

Disons aussi que lorsque l'on suit un traitement hydro-
thérapique, il faut y consacrer presque tout son temps,
chaque jour, ce qui n'a pas lieu pour les eaux minérales ; et que la durée totale du traitement est toujours
beaucoup moindre par cette dernière médication que par
la première.

CHAPITRE IV.

PRÉCAUTIONS A PRENDRE AVANT ET APRÈS LES BAINS ET LES
DOUCHES.

Ces préventions sont variables suivant la nature des
bains, des douches, et des affections pour lesquelles ils
ont été ordonnés.

Quand on va prendre un bain ou une douche, quelle
qu'en soit la nature, il est indispensable d'être à jeun ;
ce qui veut dire simplement que la digestion est faite,
c'est-à-dire qu'il y a trois ou quatre heures que l'on a
pris son repas, et non dix à douze ; car si l'on était trop
faible, il pourrait arriver que la réaction se fît mal, ce
qui contrarierait les effets de la médication, et pourrait
être même dangereux, surtout lorsqu'il s'agit d'enfants
ou de femmes faibles.

Les bains froids, les bains très-froids et les douches à
la même température, à l'eau simple, exigent souvent
que la chaleur cutanée et la circulation aient été préalablement excitées par un exercice modéré ou par le séjour
dans une étuve sèche ou humide, pour être mieux tolérés, et pour que la réaction soit plus facile. En ce cas, il
est nécesaire de s'être bien essuyé la peau avec des linges
secs, pour enlever la sueur qui ruisselle sur le corps,
avant de se soumettre à l'action de l'eau froide.

Mais pour les bains frais, les bains tempérés, les bains
de rivière, les bains chauds, les bains de mer, quoique
froids, et tous les bains d'eaux minérales, il est indispen-

sable de n'être point sous le coup de l'excitation produite par la marche ; ce qui pourrait en contrarier l'effet, ou empêcher la réaction.

Les bains purement hygiéniques et tous ceux dont le but n'est que de fortifier le sang et la constitution, doivent être suivis d'un exercice proportionné à la force des malades, qui devront être assez couverts et assez chaudement en en sortant, rechercher une chaleur solaire douce, et fuir les endroits froids ou humides ou exposés aux vents et aux courants d'air.

S'il est bien, par conséquent, de se rendre en voiture à l'endroit ou l'on se baigne, il sera encore meilleur de se rendre à son domicile à pied, et de se garder même d'y revenir autrement assez souvent, chaque fois qu'on le pourra.

Arrivé chez soi, il est utile de se coucher si l'on est atteint d'affections catarrhales ou rhumatismales pour lesquelles il soit nécessaire de favoriser la transpiration, surtout si le bain qu'on a pris est chaud ou très-chaud, ou qu'on ait reçu une grande douche chaude.

Pour les autres cas morbides, surtout si l'on use d'eau froide ou très-froide dans un but sanitaire ou tonique, il vaut mieux continuer sa marche ou se reposer chez soi, sur un canapé ou dans un fauteuil, en prenant la précaution de se bien préserver du froid, et même de s'envelopper dans des couvertures en laine pour favoriser la réaction, si, pour une raison ou pour une autre, une marche plus ou moins prolongée n'est pas possible. Mais qu'on se garde bien de rester dehors inactif pendant l'heure qui suit le bain, quelle que soit la beauté du climat ou la douceur de la température.

Ceux qui prennent des douches écossaises ou qui ont

de la faiblesse dans les jambes, pour une cause ou pour une autre, même pour de simples roideurs articulaires, doivent également se livrer, le plus qu'ils pourront, à l'exercice d'une marche modérée ; car c'est un excellent moyen de faire continuer, dans les parties malades, l'excitation salutaire que les bains et les douches y auront développée.

Toutes les névroses, même celles qui sont de nature rhumatismale, à moins cependant que la peau ne soit ordinairement rouge et le siége de chaleurs incommodes, ou qu'il y ait indication à favoriser la transpiration, et à la prolonger au delà du séjour dans le bain, ce qui est rare pour les névroses, demandent également l'exercice et la marche après le bain.

Une nourriture bonne et suffisamment tonique, appropriée à l'état du malade, à ses organes digestifs ou à ses habitudes, prise le moins de temps possible après le bain, sera également la bienvenue, et dans les cas où il sera indiqué de favoriser la transpiration, des bouillons chauds et des boissons sudorifiques, également chaudes, devront être ordonnés de préférence, hormis peut-être le cas où l'on prend de l'eau minérale.

La nourriture réchauffante, élevant la température de la peau, devra dominer chez les malades chez qui cet organe est ordinairement pâle et plus ou moins froid ; tandis qu'au contraire il faudra plutôt celle qui porte aux urines et aux évacuations de l'intestin, comme le lait, les viandes blanches, les asperges, etc., chez ceux qui ont le tissu cutané ordinairement rouge et excité, et le siége de chaleurs incommodes.

Une fois l'effet immédiat du bain ou de la douche passé, un exercice modéré, et de préférence à tous la marche, sans toutefois aller jusqu'à la fatigue, produisent les meilleurs résultats. Il est bon, en effet, de faciliter le plus possible la continuation pendant toute la journée de cette stimulation particulière que développent en nous dans tous les organes les bains ou les douches de toutes espèces au moment de leur action ; et rien n'est plus propice à nous faire atteindre ce but que l'exercice à pied. Ceux qui ne peuvent marcher devront chercher à obtenir ce résultat par l'exercice à cheval ou par des promenades en voiture, ce qui sera toujours préférable à l'immobilité. La nuit arrivée, couchez-vous de bonne heure ; imitez ces honnêtes cultivateurs qui se hâtent de prendre leur repas du soir au retour des champs pour se mettre au lit ; car la médication que vous suivez a fatigué vos organes à la manière de leurs rudes travaux, et presque autant, et le temps où le soleil a disparu de l'horizon est le moment par excellence du sommeil et du repos.

Tous nos organes, en effet, et surtout le système nerveux, comme la nature entière, tombent dans un état de prostration particulière qui n'est autre chose que leur repos, aussitôt après la disparition de la lumière solaire, pour reprendre toute l'énergie fonctionnelle dont ils sont capables à l'arrivée du jour.

Il est indispensable, dans tout cela, de tenir encore compte du tempérament des malades et de la nature de leurs affections. Ceux qui sont lymphatiques, peu irritables, chez qui la vie sédentaire est pour beaucoup dans le développement des maladies dont ils sont atteints, ne pourront marcher trop, jusqu'à un certain point, si rien ne s'y oppose du côté de la nature ou de la période de leurs états morbides. A eux les excursions éloignées et les ascensions aux sommets des pics les plus élevés, avec toutes les émotions que les dangers courus, la satisfaction du but atteint et le spectacle grandiose d'une nature pittoresque et sauvage ne manquent pas de faire naître ; en même temps qu'un air pur, léger et irritant vient fortement secouer, pour ainsi dire, leur organisme apathique tout entier. A eux encore les bains fréquents et les douches énergiques et prolongées. La seule précaution qu'ils doivent prendre, c'est de se mettre à l'abri des rayons trop ardents du soleil par des couvertures convenables, et de fuir le froid et les brouillards de la nuit en rentrant se coucher de bonne heure, pour rechercher dans le sommeil la réparation de leurs forces, au lieu d'aller demander à des libations alcooliques ou autres, un peu de *reconfortement* de mauvais aloi.

Mais de grâce qu'on ménage ces natures frêles et délicates si impressionnables et si irritables, chez qui le nervosisme est presque toute la maladie, même dans ses formes congestives, qui ont leur raison d'être dans le tempérament nerveux sanguin ; et qu'on n'oublie pas que c'est dans le calme et la solitude, à l'abri des émotions violentes et d'un air trop vif et à l'aide de médications douces, peu excitantes, peu fréquentes, et presque uniquement calmantes qu'on obtiendra leur guérison ; car il suffit souvent d'imprimer chez elles presque une seule fois une bonne direction aux forces organiques pour que la nature y persévère, sous l'influence de l'action favorable du changement de milieu.

Est-ce donc, en effet, pour faire du jour la nuit et de la nuit le jour, en proie à des fatigues morales et quelquefois corporelles au-dessus de leurs forces, comme dans les grandes villes qu'ils habitent, que ces êtres délicats sont venus demander l'hospitalité à nos stations de bains? Je ne le pense pas. Sans doute, il faut de la distraction là comme ailleurs; mais c'est de la distraction calmante, si je puis ainsi dire, qu'il faut à ces personnes, et non de celles qui sont excitantes d'abord et énervantes ensuite. Il est bien entendu que l'on retranchera aussi du régime tout ce qui serait contraire au tempérament et aux états morbides des malades.

L'eau employée en boisson, en gargarisme, etc., n'étant guère usitée dans les maladies chroniques que pour les eaux minérales, nous n'en parlerons qu'à propos de ces eaux.

CHAPITRE V.

DE L'EAU MÉDICAMENTEUSE, DE SES USAGES, DE SES INDICATIONS ET DE SES EFFETS.

Les eaux médicamenteuses sont celles qui tiennent en dissolution des quantités ordinairement assez considérables de substances propres à l'art de guérir.

Elles sont naturelles et artificielles , ces dernières n'étant presque toujours qu'une grossière imitation des premières.

Comme l'eau simple, l'eau médicamenteuse s'emploie en bains chauds, en bains froids, en bains de vapeur, en douches, etc., et exactement de la même façon ; et ce que nous avons dit de la première sur la nécessité et la manière d'en varier l'administration suivant le tempérament et l'idiosyncrasie des malades, la nature de leurs affections et la période de leurs maladies, s'applique exactement et en tous points à la seconde ; en sorte que leurs effets sur l'organisme ne diffèrent que parce que l'une est médicamenteuse et que l'autre ne l'est pas.

Les propriétés de l'eau médicamenteuse, en dehors de ce qui lui est spécial, comme à l'eau simple, relativement à sa température et à la manière dont on l'administre, tiennent donc à la nature particulière des substances qu'elle tient en dissolution.

Nous n'avons donc maintenant qu'à nous occuper des propriétés nouvelles de cette eau relatives à sa composition.

Les bains émollients, dont nous avons déjà fait connaître la composition, sont indiqués dans l'état aigu d'affections cutanées étendues, dans l'état nerveux avec fièvre et chaleur brûlantes à la peau, où ils doivent être prolongés, et lorsqu'il s'agit de combattre l'éréthisme vasculaire plutôt que nerveux, dus à l'action des bains minéraux sur des natures impressionnables de tempérament nerveux sanguin.

Les bains antispasmodiques sont utiles pour combattre les mêmes états morbides que précédemment, mais qui sont plutôt nerveux que sanguins, en vertu du tempérament nerveux-lymphathique qui existe presque toujours.

Les bains astringents prolongés conviennent dans les brûlures étendues.

Les bains aromatiques sont stimulants et sont utiles chez les personnes peu irritables, surtout dans les affections de nature rhumatismale.

Enfin, les bains d'eaux minérales naturelles et artificielles, dont il nous reste à nous occuper maintenant, sont employés dans un très-grand nombre d'affections ; nous allons en parler avec quelques détails.

CHAPITRE VI.

§ 1.

Si j'avais à faire une classification des eaux minérales, je la ferais au point de vue de leur action sur les états morbides de l'économie, et j'admettrais trois classes qui seraient :

1° Les eaux antidiathésiques radicales, c'est-à-dire celles qui, tout en combattant les manifestations diathé-siques, modifient profondément les diathèses elles-mêmes, qu'elles sont capables d'éteindre ;

2° Les eaux agissant peut-être plus avantageusement que les premières, assez souvent, sur les manifestations diathésiques ; mais ayant une action bien moins puissante contre les diathèses elles-mêmes ;

3° Enfin les eaux purement toniques.

Dans la première classe, je rangerais les eaux sulfurées, les eaux chlorurées sodiques, et les eaux de mer ;

Dans la seconde, les eaux bicarbonatées et les eaux sulfatées ;

Et dans la troisième, les eaux ferrugineuses, en adoptant la même classification et dénomination des eaux minérales que M. Durand-Fardel.

Les premières ont sur les autres un immense avantage, à mon avis ; c'est qu'elles sont propres à combattre tout à la fois les manifestations diathésiques et les diathèses, chez les sujets peu excitables ou de nature torpide.

Les secondes ne peuvent guère s'adresser qu'aux manifestations des diathèses, guérissent radicalement quand ces manifestations ne sont dues qu'à des diathèses passagères, sans racines profondes dans l'économie, et sont indispensables chez les sujets sanguins ou nerveux irritables, atteints de manifestations diathésiques profondes, avec congestions ou hypertrophies des tissus, jusqu'à ce qu'elles soient impuissantes contre ces maladies, qu'elles modifient profondément, ainsi que les autres états anormaux de l'organisme tenant à l'action des diathèses, surtout l'état du sang, après quoi il serait utile, pour achever la cure, de passer aux eaux minérales de la première classe.

Enfin, les troisièmes sont spécifiques de la chlorose et de l'anémie franches.

On sait que les eaux minérales sont les unes chaudes et les autres froides. Sans doute que cette différence entre elles, sous le rapport de la température dans la même nature d'eau, tient à ce que les unes ont coulé bien plus longtemps que les autres au milieu des terres ; car leur origine me paraît identique, sinon à toutes, du moins au plus grand nombre.

Il existe, en effet, incontestablement au sein du globe terrestre un immense foyer incandescent, au milieu duquel se trouvent en fusion des minéraux de toutes espèces, et les eaux minérales me semblent provenir d'eaux pluviales traversant des terrains perméables pour pénétrer jusqu'à ce foyer, d'où elles s'échappent et remontent ensuite, il est probable, jusqu'à la surface du sol, sous l'influence de la pression constante exercée sur elles par les gaz et les vapeurs qui s'y trouvent en abondance ; ce qui me paraît prouvé par le phénomène des éruptions volcaniques, où la tension de ces gaz devient sans doute telle que des quantités considérables de minéraux en fusion sont eux-mêmes refoulés et précipités au dehors.

Celles des eaux minérales dont la température est trop basse sont chauffées ; et celles qui sont trop chaudes sont refroidies au moyen d'eau froide simple ou minérale, ou en les exposant à l'air, de façon à les ramener toutes à la température de 28 à 45° c., qui est celle surtout employée, suivant les cas et la manière dont on en use. Ce sont les névroses qui exigent qu'elles soient à la température la plus basse ; et les affections rhumatismales, herpétiques et virulentes, à la température la plus haute.

Elles ont cela de précieux, que, bien que chaudes, leur usage n'amène jamais de débilité à sa suite, comme le font les eaux douces à la même température ; quoiqu'on se sente souvent fatigué quelques jours après qu'on les prend. Pendant les premiers jours, en effet, une excitation générale se produit le plus souvent d'emblée dans tout l'organisme, laquelle se traduit du côté de l'estomac par un surcroît d'appétit ; du côté du moral par une grande propension aux idées gaies, et du côté des organes locomoteurs par un sentiment de vigueur inaccoutumée. Il importe de se tenir en garde contre cette exagération d'appétit et d'y résister, en même temps qu'il faut user modérément des eaux et même les suspendre tout à fait pour quelques jours, dès qu'on ressent la moindre fatigue, sans quoi la courbature, du mal de

tête, de l'inappétence, et même une véritable fièvre appelée *fièvre thermale*, ne tardent pas à survenir, ce qui
peut amener des manifestations aiguës, quelquefois
graves, des diathèses dont on est atteint. Sans doute les
eaux minérales doivent exciter pour guérir; mais il ne
faudrait pas sortir de la limite physiologique. Il n'y a
cependant point d'inconvénient réel, en général, à abuser
ainsi des eaux minérales et à s'exciter outre mesure, et
il y a même quelquefois profit, si l'on est d'un tempérament lymphatique et peu impressionnable ; car quelques
jours de repos ou des bains émollients et des boissons
douces ne tardent pas à dissiper tout cela. Mais c'est
autre chose, si les malades sont des enfants ou des vieillards, des femmes irritables ou des sujets sanguins ou
nerveux ; car il peut alors survenir des accidents graves,
ou tout au moins le retour à l'état aigu des manifestations diathésiques pour lesquelles on était venu aux
eaux ; ce qui force à regagner au plus vite son domicile où l'on arrive plus malade qu'on n'en était
parti.

C'est chez ces sujets qu'il est prudent d'ordonner plutôt
les sources calmantes, et celles dont l'action médicatrice
excitante s'éloigne du siége de leurs maladies, que celles
qui vont précisément y exercer leur action, surtout au
début du traitement ; et lorsqu'on croit sans danger pouvoir agir autrement, il convient de procéder avec tous
les ménagements possibles dans la dose de l'excitation,
qui pourrait bien se trouver toujours trop forte, quoi
qu'on fît.

C'est dire que les manifestations diathésiques doivent
être tout à fait chroniques pour relever de la médication
par les eaux minérales ; et il est également presque in

dispensable que la diathèse soit à peu près complètement rentrée en repos, surtout si les sujets sont sanguins ou irritables. Jamais elles ne sont plus efficaces, en effet, que lorsque les maladies qui existent persévèrent, non pas parce qu'il y a par derrière encore une influence diathésique qui agit.; mais parce que les tissus sur lesquels elles sont implantées ont été assez profondément endommagés pour qu'il faille opérer sur eux un *remontement local*, en même temps qu'il se fait dans l'organisme un *remontement général*, suivant l'expression de Bordeu. Alors la diathèse est profondément atteinte par suite des modifications favorables qui s'opèrent dans tous les tissus organiques et dans toutes les fonctions sous l'influence des eaux, si elles sont antidiathésiques, radicales et parfaitement appropriées à la diathèse du malade et à son tempérament.

Il ne faut pas hésiter à prescrire d'autres eaux, pour peu qu'il existe des manifestations diathésiques qui ne s'accommoderaient pas de celles-là ; car il serait dangereux d'espérer que l'action d'ordinaire favorable de ces eaux sur la diathèse qui existe pût exercer en même temps une modification avantageuse sur la maladie qui est sous sa dépendance.

C'est ainsi, par exemple, que dès que l'on constate un engorgement du foie, c'est Vichy ou Vals qu'il faut prescrire, que la diathèse qui le tient sous sa dépendance soit la scrofule, l'herpétisme ou le rhumatisme ; seulement, dès que cette affection est guérie, Vichy perd ses droits et doit céder le pas à d'autres eaux, si l'on ne veut pas la voir revenir peu de temps après. C'est ainsi encore que, dans les états nerveux relevant de la goutte, Vichy ne ferait que du mal ; tandis que Néris, d'abord, est salutaire, et doit ensuite faire place à Vichy.

On était dans l'habitude autrefois de se purger avant de se soumettre au traitement thermal. C'était, je crois, une excellente coutume ; car s'il est nécessaire de laisser reposer les malades au moins une journée à leur arrivée aux eaux, avant de leur faire commencer leur traitement, il n'est pas moins utile de dissiper l'embarras gastrique dont ils sont presque toujours atteints sous l'influence de la fatigue du voyage.

D'un autre côté, le sang peut se trouver encore fortement altéré par l'influence de la diathèse ; ce qui fait que, sans purger les malades, il sera certainement avantageux de commencer le traitement par l'usage à l'intérieur des sources purgatives et diurétiques, en même temps qu'on pourra prescrire des bains aux sources calmantes chez certains sujets irritables ; et chez les autres, aux sources plus spécialement appropriées à leurs états morbides. On les préparera de cette façon à bien tolérer ensuite les boissons, les douches, etc., qui devront exercer leur action directement sur leurs maladies.

Il y a des eaux minérales qu'on ne prend qu'en boisson, telles sont les eaux ferrugineuses et celles d'Eaux-Bonnes ; d'autres qu'en bains, telles que celles de Néris, Bains, Aix ; mais le plus grand nombre sont usitées à la fois à l'intérieur et à l'extérieur.

Pour l'intérieur, leur température ne doit pas être plus élevée que celle du sang : si cela est, il faut les refroidir en les mêlant à d'autres ou en les exposant à l'air, ce qui ne peut manquer d'en altérer la composition ; il faut donc autant que possible choisir celles qui ne dépassent pas cette température. Comme pour les bains on les choisit chaudes ou froides à des degrés divers, suivant les maladies et le tempérament des malades.

On les prend de préférence le matin à jeun; très-souvent avant le repas du soir, et rarement dans l'après-midi.

On les donne pour commencer à faibles doses comme un quart de verre, un demi-verre, un verre par jour, suivant les eaux et les malades; on augmente ensuite les doses jusqu'à trois ou quatre verres par jour, rarement davantage. On les fait prendre alors par quart ou par demi-verre de quart d'heure en quart d'heure pour ne pas fatiguer l'estomac. Tout cela dépend, du reste, des espèces d'eaux minérales, de l'effet qu'elles produisent sur l'organisme, et de la manière dont elles sont tolérées par les voies digestives.

Lorsque les eaux minérales ne sont prises qu'en bains, comme du reste les eaux douces elles-mêmes, il pénètre dans l'économie par l'absorption cutanée une certaine quantité d'eau, et par suite des matières qui s'y trouvent en dissolution; pendant qu'il y a d'un autre côté exhalation par la peau des matières excrémentitielles circulant dans le sang. Lorsque la température du bain est au tempéré, de 22 à 30 ou 35° c., suivant les personnes, le pouls n'est pas influencé par la température du bain, l'absorption et l'exhalation cutanées sont aussi actives l'une que l'autre, et le corps n'augmente ni ne diminue de poids dans le bain. Lorsque la température du bain s'abaisse, l'absorption cutanée l'emporte sur son exhalation et le poids du corps augmente; et lorsque la température s'élève, l'exhalation cutanée l'emportant au contraire sur l'absorption, le poids du corps diminue.

Donc sous la double influence de l'absorption de l'eau et des matières qu'elle tient en dissolution, les eaux minérales activent les fonctions d'exhalation et de secrétion ; pendant qu'en pénétrant au sein des organes leurs éléments minéraux activent l'absorption interstitielle, la nutrition interstitielle, et la régénération des tissus ; toutes choses qui ne peuvent se faire sans qu'il se produise une certaine excitation dans les organes, qui retentit ensuite jusque sur tout l'organisme, quoique, comme nous l'avons déjà dit, il convienne que cette excitation reste dans la limite physiologique, surtout chez les sujets irritables nerveux ou sanguins.

Ajoutons à cette influence des eaux minérales sur l'économie celle d'un air généralement pur et excitant par lui-même, comme on le trouve dans toutes les stations d'eaux, et celle encore du changement de milieu et d'habitudes, et nous comprendrons l'action favorable que doit exercer sur les maladies chroniques et sur les diathèses cette puissante médication.

Mais il ne faudrait pas se replacer dans les mauvaises conditions hygiéniques où l'on était auparavant, et il serait nécessaire de se corriger de ses mauvaises habitudes, une fois de retour chez soi, si l'on tient à ce que l'amélioration acquise, sinon la guérison, de ses états morbides soit de quelque durée.

§ 2.

Les eaux minérales comme les diathèses et les affections virulentes et miasmatiques, introduisent dans le sang des matières étrangères qui se portent sur tel ou tel organe qu'elles affectent d'une manière ou d'une autre ; mais tandis que pour les diathèses c'est l'âge des malades, leur tempérament et leur idiosyncrasie, et même l'influence des saisons et des pays habités, comme nous l'avons dit et répété plusieurs fois, qui dirigent sur tel organe et sur tel tissu les corps étrangers que les diathèses introduisent dans le sang, à peu près neutres par eux-mêmes sous le rapport de leur action spéciale, et qui déterminent la manière dont ils les affecteront ; pour les eaux minérales, et pour les maladies miasmatiques et virulentes, comme nous avons déjà eu occasion de le dire pour ces dernières, les influences d'âge, de tempérament, d'idiosyncrasie, etc., sont à peu près nulles sous ce rapport, chaque espèce d'eau minérale, comme chaque espèce d'affection miasmatique et virulente, étant douée d'une affinité spéciale qui est indépendante de ces agents.

Il en résulte que tandis que les matières étrangères introduites dans la circulation par les diathèses se plient aux exigences de l'âge, du tempérament et de l'idiosyncrasie des malades, c'est tout le contraire qui a lieu pour celles que les eaux minérales y ont introduites. Donc l'espèce d'eau minérale à choisir est déterminée par l'âge, le tempérament, et l'idiosyncrasie des malades, qui rendent certains organes susceptibles d'états morbides que l'action de certaines eaux serait elle-même capable d'y faire naître.

Nous avons déjà vu qu'il faut aussi tenir compte de l'espèce de manifestation diathésique qui existe, indépendamment de sa période, et comme il est indispensable de faire encore entrer en ligne de compte l'espèce diathésique, il en résulte que le choix des eaux minérales pour les malades est déterminé par trois influences : celle de l'espèce de diathèse en première ligne, celle de l'espèce de manifestation diathésique qui existe en seconde ligne et enfin celle de l'âge, du tempérament et de l'idiosyncrasie en troisième lieu.

Les eaux bicarbonatées, toutes alcalines à un assez haut degré, en général, conviennent surtout aux adultes acidiques sanguins, et dans les affections parenchymateuses de tous les tempéraments pourvu que la constitution ne soit pas trop débilitée, c'est-à-dire que l'alcalinisme n'existe pas, et sont employées à l'intérieur et à l'extérieur à la fois presque toutes.

A cette classe appartiennent les eaux de Vichy (Allier), de Vals (Ardèche), de Leboulou (Pyrénées-Orientales), de Chaudes-Aigues (Puy-de-Dôme), de Saint-Laurent (Ardèche), toutes bicarbonatées sodiques; celles de Pougues (Nièvre), d'Ussat (Ariége), d'Alet (Aude), d'Aix (Bouches-du-Rhône), de Condillac (Drôme), etc., toutes bicarbonatées calciques; celles du Mont-Dore (Puy-de-Dôme), de Royat (Puy-de-Dôme), de Néris (Allier), de Forges (Seine-et-Oise), toutes bicarbonatées mixtes.

Les maladies qu'on y traite sont la goutte, la gravelle, les calculs, le diabète les engorgements de foie, les tumeurs utérines, les métrites chroniques, les gastralgies, les entérites, les dyspepsies, les rhumatismes, le catarrhe bronchique, les affections de vessie, les maladies des reins, les névralgies, les affections de la peau, l'asthme, la migraine, la phthisie, etc., chez les sujets surtout sanguins.

Je n'entrerai pas dans de plus grands détails parce que cela m'entraînerait trop loin. Je ferai seulement observer que les plus actives de ces eaux conviennent surtout aux personnes de tempérament sanguin accentué pas trop irritables, en général de forte complexion, qui ont besoin d'être dégraissées, qu'on me passe cette expression, et que les autres, surtout les bicarbonatées calciques et mixtes, conviennent aux tempéraments sanguins moins accentués.

On en trouve aussi dans cette classe à toutes les températures, et il en est qui sont excitantes et d'autres calmantes ; ce dont on devra tenir compte dans le choix des stations d'eaux et des sources, suivant le tempérament des malades et leurs maladies.

§ 3.

Les eaux *chlorurées sodiques*, auxquelles se rattachent les eaux de mer, constituent la médication spécifique du lymphatisme et de la scrofule, et sont surtout usitées à l'extérieur.

A cette classe se rattachent les eaux de Balaruc (Hérault), de Salies (Basses-Pyrénées), de Lamotte (Isère), de Bourbonne (Haute-Marne), de Salins (Jura), de Bourbon-l'Archambault (Allier), de Châtel-Guyon (Puy-de-Dôme), de Luxeuil (Haute-Loire), de Bourbon-Lancy (Saône-et-Loire), de Bains (Vosges), de Labourboule (Puy-de-Dôme), de Saint-Nectaire (Puy-de-Dôme), d'Uriage (Isère), etc.

Les maladies qui s'y traitent sont la scrofule, le lymphatisme, les maladies de la peau, la phthisie, le rhumatisme, la goutte, le diabète, les engorgements du foie, des reins, de l'utérus, la chlorose, etc., chez les lymphatiques et les scrofuleux surtout de nature apathique et torpide.

Les considérations que nous avons fait connaître dans le choix de la station des bicarbonatées, s'appliquent ici; et nous en avons déjà parlé à propos des bains de mer.

On trouve du reste dans les traités spéciaux, tels que le *traité de thérapeutique des eaux minérales* de M. Durand-Fardel, par exemple, des détails précis sur celle de ces eaux qui agit d'une manière spéciale sur telle ou telle forme de manifestation lymphatique ou scrofuleuse, et sur son caractère dominant, calmant ou excitant pour l'organisme.

§ 4.

Les eaux ferrugineuses ne se prennent qu'en boisson, et conviennent dans l'appauvrissement du sang quand la sanguification languit, surtout lorsque les diathèses n'y sont pour rien,

Ces eaux sont très-nombreuses, nous ne parlerons que de quelques-unes : Bussang (Vosges), Forges, (Seine-Inférieure), Passy (Seine), Auteuil (Seine), Lamalou (Hérault), Saint-Alban (Loire).

Les maladies qu'on y traite sont la dyspepsie, la chlorose, l'anémie, le diabète, les névralgies, l'albuminurie, les engorgements du foie, de l'utérus, etc., chez les chlorotiques et les anémiques peu ou pas diathésiques.

§ 5.

Les eaux minérales sulfatées sont le plus souvent à une température peu élevée, et sont peu en usage à l'intérieur, employées comme médications anti-diathésiques spéciales. Elles sont purgatives et diurétiques, et sont par conséquent dépuratives.

22

Le caractère dominant de ces eaux c'est d'être calmantes; en sorte qu'elles conviennent surtout chez les sujets nerveux ou nerveux-sanguins non-diathésiques irritables, et chez les scrofuleux et les lymphatiques nerveux ou nerveux sanguins diathésiques qui ne peuvent tolérer d'emblée les eaux chlorurées sodiques ou les eaux sulfurées même les plus faibles.

Nous trouvons dans cette classe les eaux de Plombières (Vosges), de Cransac (Aveyron), de Bagnères-de-Bigorre (Hautes-Pyrénées), de Siradan (Hautes-Pyrénées), de Capvern (Hautes-Pyrénes), d'Aulus (Ariége), de Contrexeville (Vosges), de Monmirail (Vaucluse), de Dax (Landes), etc.

Les maladies qu'on y traite sont les catarrhes, les dermatoses, la phthisie, le rhumatisme, la goutte, les dyspepsies, la gravelle, les engorgements du foie, de l'utérus, etc., surtout chez les gens nerveux.

Ces eaux conviennent parfaitement aux névropathes dont la maladie tient uniquement à des circonstances hygiéniques défavorables, telles que la vie sédentaire, le chagrin, l'ennui, etc., sans influence diathésique. Pour ceux chez qui il existe une influence scrofuleuse ou lymphatique, ou même goutteuse ou rhumatismale, il est profitable de faire prendre à l'intérieur celle des eaux qui convient spécialement à leur état morbide, en même temps qu'on administre les eaux sulfatées à l'extérieur.

On peut encore dans le choix des stations prendre de préférence celles qui se rapprochent le plus par leur composition de celles qui sont spéciales aux tempéraments des malades ou aux diathèses à soigner, comme celles qui sont les plus alcalines pour les gens sanguins, et celles

qui renferment les plus grandes proportions des minéraux que contiennent les eaux chlorurées et les eaux
sulfurées pour la scrofule.

On trouvera dans les traités spéciaux tous les détails
nécessaires sur leur composition.

§ 6.

Les *eaux sulfurées* sont usitées à l'intérieur et à l'extérieur, presque toutes.

Elles se rapprochent considérablement des eaux chlorurées sodiques par leur action antilymphatique et anti-
scrofuleuse, et conviennent mieux que celles-ci, pour
les affections lymphatiques ou scrofuleuses non parenchymateuses profondes, chez les gens de toutes complexions, mais surtout chez les personnes de complexion
plutôt faible que forte; tandis que les eaux chlorurées
sont plutôt indiquées chez les individus de complexion
forte et apathiques, chez qui les manifestations diathésiques sont presque toujours parenchymateuses.

L'alcalinité considérable de beaucoup de ces eaux, du
reste, et la grande variété de leurs principes minéralisateurs, sont causes qu'elles sont parfaitement tolérées, en
général, par des personnes dont la forte complexion ou
le tempérament sanguin ou le tempérament nerveux
eussent pu de prime abord faire présumer le contraire;
à condition bien entendu que l'on choisira bien la station, les sources de cette station, et qu'on en adminis-
trera les eaux comme il convient aux malades et à leurs
affections.

Les principales stations des eaux sulfurées sont Baréges (Hautes Pyrénées), Bagnères de Luchon (Haute-

Garonne), Cauterets (Hautes-Pyrénées), Saint-Sauveur (idem), Eaux-Bonnes (Basses-Pyrénées), Eaux chaudes (idem), Arles (Pyrénées-Orientales), La Preste (idem), Olette (idem), Le Vernet (idem), Saint-Honoré (Nièvre), Bagnols (Lozère), Ax (Ariége).

Les maladies qu'on y traite sont la scrofule, le lymphatisme, les dermatoses, les catarrhes, la phthisie, le rhumatisme, la goutte, les dyspepsies, la gravelle, les affections utérines, la syphilis, etc.

En général, on va aux eaux minérales dans la belle saison, et la chaleur doit être plutôt évitée que recherchée dans les maladies du foie et dans les névropathies; tandis que c'est tout le contraire dans la plupart des autres maladies, surtout dans les affections catarrhales, rhumatismales, virulentes, et dans les maladies des voies respiratoires. Les personnes qui vont aux eaux pour s'y traiter de la diarrhée feront bien de ne pas y aller en automne, époque où règne si souvent épidémiquement cette affection. De même celles qui sont nerveuses et que les orages impressionnent vivement feront bien d'éviter d'y aller dans les mois ordinairement les plus orageux de l'été, tandis que les sujets peu excitables et de nature apathique devront plutôt choisir cette époque.

Il y a encore à se préoccuper dans le choix d'une station d'eaux minérales de la direction habituelle des vents, le vent du nord convenant plutôt aux malades ordinairement oppressés que le vent du midi; de l'état sec et chaud ou froid et humide du pays, les premiers convenant spécialement aux rhumatisants, et les seconds aux individus atteints de maladies de foie; du voisinage des forêts résineuses ou de la mer, près desquelles il se fait une inhalation constante de principes médicamenteux très-utiles dans les maladies de poitrine et chez les individus faibles; de l'altitude du lieu, les personnes atteintes de maladies de cœur ou irritables, se trouvant mal d'une altitude élevée et d'un air vif, tandis que c'est tout le contraire qui a lieu pour les personnes peu nerveuses, apathiques et lymphatiques, etc.

Les eaux minérales sont surtout contr'indiquées dans les affections aiguës, fébriles ou non; dans l'état de grossesse presque toujours, dans les affections du cœur trop avancées, et dans les apoplexies récentes des centres nerveux.

Pour tous les autres cas et pour toutes les autres périodes des maladies, je pense qu'en sachant choisir la station et les sources et en usant des eaux avec toutes les précautions nécessaires et d'après les indications que nous avons données en plusieurs passages de cet ouvrage, et en les affaiblissant même au besoin, en les mélangeant à de l'eau douce, on pourra toujours obtenir de cette médication les résultats qu'on est en droit d'en attendre.

CHAPITRE VII.

§ 1. *Généralités.*

Ce que nous avons dit il y a un instant des eaux sulfurées en général, à savoir, qu'elles sont douées de propriétés antilymphatiques et antiscrofuleuses, et qu'elles sont particulièrement indiquées dans les affections non parenchymateuses ou parenchymateuses légères, c'est-à-dire surtout dans les affections de la peau, des muqueuses, des séreuses et du tissu fibreux, chez les personnes de toutes les complexions, mais surtout chez celles dont la complexion n'est pas très-forte, est parfaitement applicable aux eaux de Cauterets.

Cette station offre de grandes ressources à la thérapeutique thermale par le nombre de ses sources (il y en a 22), par la grande quantité d'eau minérale qu'elles donnent, bien plus considérable que celle des autres stations similaires des Pyrénées, ce qui permet d'en user sans marchander de toutes les manières locales et générales dont les eaux sont susceptibles d'être administrées, et enfin par la grande variété de ses eaux, dont les unes se rapprochent des bicarbonatées par la grande quantité de principes alcalins qu'elles renferment, les autres des chlorurées sodiques par leur forte quantité de chlorure de sodium ; et d'autres des sulfatées et de toutes les eaux calmantes nerveuses, et même calmantes vasculaires ou émollientes, par leurs propriétés sédatives, tout en étant, bien entendu en même temps sulfurées.

Les principales sources sont César nouveau, températcture 59° c. ; les Espagnols, 49°, c. ; Pauze-Vieux, 45° c.; César Vieux (buvette) ; Le Rocher, 39° c.; Rieumizet, 16° c.; la Raillère (source chaude), 38°, c., (tempérée du sud), 37° c.; (tempérée du nord), 35° c.; Petit Saint-Sauveur, 33° c.; Le Pré, 47° c.; Le Bois (source chaude), 43° c., (source tempérée) 33° c.; Mauhourat, 49° c. ; les Yeux, 31° c.; Les Œufs, 55° c.

D'après MM. Filhol et Réveil, les eaux de Cauterets contiennent les substances suivantes :

Sulfure de sodium,
Sulfure de fer,
Chlorure de sodium,
Chlorure de potassium,
Carbonate de soude,
Silicate de chaux,
Silicate de soude,
Silicate de magnésie,
Silice,
Phosphate de chaux,
Phosphate de magnésie
Borate de soude,
Iodure de sodium,
Fluor ou fluorure de calcium,
Matière organique,
Gaz azote,
Oxygène.

Les sources les plus alcalines sont les Espagnols, César, Mauhourat, les Œufs et Pauze-Vieux.

Sous le rapport de la sulfuration, nous trouvons en première ligne César, puis les Espagnols, Pauze-Vieux, les Œufs, la Raillière, le Pré, Mauhourat, Petit Saint-Sauveur, le Rocher, le Bois et Rieumizet. Celles qui sont les plus chlorurées sont les Œufs, Mauhourat, Pauze-Vieux le Bois, César, les Espagnols et la Raillière.

Par leur action générale sur l'organisme et le système nerveux, elles sont *excitantes* ; ce sont César, les Espagnols, La Raillière, Pauze-Vieux, les Œufs, le Pré et Mauhourat ; et *sédatives*, ce sont Rieumizet, le Rocher, Petit Saint-Sauveur et le Bois.

César, les Espagnols, Mauhourat, les Œufs et le Pré sont en outre remarquables par leurs propriétés diurétiques et par leur action légèrement stimulante sur la muqueuse des organes génito-urinaires.

La Raillière agit encore spécialement sur le système cutané et sur la muqueuse des organes génito-urinaires, qu'elle excite et qu'elle congestionne, sans être pour cela bien diurétique.

Pauze-Vieux et César congestionnent d'une manière spéciale le cerveau, et l'eau du Rocher, qui est très-lourde prise en boisson, peut produire l'irritation de l'intestin qu'elle congestionne.

Les Espagnols, César, Mauhourat, les Œufs, Pauze-Vieux et le Pré, comme la Raillière, excitent la circulation et poussent à la peau qu'elles stimulent, en même temps qu'elles favorisent la sécrétion de la sueur.

Le Pré surtout est remarquable par la stimulation énergique que son eau imprime au tissu cutané.

La Raillière, César et les Espagnols ont encore une action spéciale excitante sur les organes respiratoires ; et Mauhourat, Pauze-Vieux et le Pré, sur les voies digestives.

L'action de ces eaux est donc complexe quant aux organes sur lesquels elles agissent ; propriétés qu'elles partagent avec la plupart des agents médicamenteux ordinaires, et qui les rend précieuses en ce sens, que leur manière d'agir dépend beaucoup de leur mode d'administration,

Lorsque l'on croira devoir exercer une action substitutive ou tonique directe sur les voies respiratoires, c'est aux eaux de La Raillière, de César et des Espagnols qu'il faudra s'adresser; de même à celle de Mauhourat, des Œufs, de Pauze-Vieux et du Pré pour les organes digestifs, l'estomac et les intestins; à celles de César, des Espagnols, de Mauhourat, des Œufs et du Pré, suivant les cas, pour l'irritation des organes urinaires; et de préférence aux trois premières, surtout à Mauhourat, quand elle sera légère, principalement si elle est liée à la gravelle, ou quand les urines, étant ordinairement sédimenteuses, il y aura indication à favoriser l'urination pour débarrasser l'organisme de ses sédiments graveleux et même de véritables graviers; à celles de La Raillière, pour les affections des voies urinaires plus intenses, réclamant une substitution plus forte; à celles de La Raillière encore, des Espagnols, de César, de Mauhourat, des Œufs, de Pauze-Vieux et du Pré, suivant les cas, pour les maladies cutanées.

Pauze-Vieux et César doivent être évitées quand on a des raisons pour redouter leur action sur le cerveau; et l'eau du Rocher prise à haute dose est au contraire indiquée quand on veut révulser sur l'intestin des congestions cérébrales, des congestions pulmonaires, des angines, des ophthalmies, etc.

Il faut bien se garder, du reste, d'abuser des eaux, comme les malades ont si souvent tendance à le faire; car, comme le dit le D\u{r} Moinet, médecin consultant aux eaux de Cauterets, buvez outre mesure au Rocher, vous aurez la dysentérie; buvez de nombreux verres à la Raillière, et vous ne tarderez pas à éprouver des symptômes de congestion aux poumons et à cracher le sang; abusez de l'eau de Pauze-Vieux ou de César, vous éprouverez de la congestion au cerveau, et vous risquerez d'avoir une attaque d'apoplexie. Il ne faut point non plus généralement rechercher la transpiration par ces eaux.

Les sources de Rieumizet, du Rocher, du Petit-Saint-Sauveur et du Bois, en applications locales, sont précieuses comme calmantes dans les affections cutanées et des muqueuses, dans les dartres irritées, dans les chaleurs à la peau et les démangeaisons vives, dans les affections des organes génito-urinaires de l'homme et de la femme, etc.

Lorsque l'on aura besoin d'obtenir des manifestations diathésiques à la peau, comme dans les cas d'herpétismes fixés sur des organes internes, dans la syphilis et dans les rhumatismes, ou encore d'exercer une action révulsive énergique, c'est à César qu'il conviendra de s'adresser, en l'employant en bains, en demi-bains, en bains de siége, en bains de jambes, en douches, etc., et à l'intérieur, si cette source convient parfaitement au malade et à sa maladie, et en ne l'employant que sous quelques-unes de ses formes, intérieures ou extérieures, et en associant d'autres sources à son action, dans les autres cas. Les Œufs s'emploient aussi souvent à l'extérieur dans le même but.

Les sources de César, les Espagnols, Pauze-Vieux, les Œufs, La Raillière, le Pré et Mauhourat, qui sont les plus sulfurées, conviennent aux tempéraments lymphatiques.

Celles des Espagnols, de César, de Mauhourat, des Œufs et de Pauze-Vieux, qui sont les plus alcalines, conviennent spécialement au tempérament lymphatique sanguin.

Celles de Rieumizet, du Rocher, du Petit-Saint-Sauveur et du Bois, sont prescrites aux personnes nerveuses, nerveuses -lymphatiques ou nerveuses-sanguines irritables.

La scrofule des gens sanguins lymphatiques se traite donc aux Œufs, à Mauhourat, à Pauze-Vieux, aux Espagnols et à César.

Celle des lymphatiques a la Raillière et au Pré.

Celle des nerveux sanguins et des nerveux lymphatiques irritables, à Rieumizet, au Rocher, au Petit-Saint-Sauveur et au Bois.

La même distinction à faire relativement aux tempéraments sous le rapport du choix des sources s'appliquant à toutes les diathèses, nous pouvons dire d'une manière générale que les gens doués de tempérament lymphatique sanguin, atteints de rhumatisme, de catarrhe, d'herpétisme ou de goutte doivent être adressés aux Œufs, à Pauze-Vieux, à Mauhourat, à cause de la grande chloruration de ces eaux, quand dans leur jeunesse ils ont été atteints de scrofule grave (dont ils ont même encore parfois quelques symptômes) ; ce qui se reconnaît souvent assez facilement à divers caractères que nous avons énumérés dans le cours de cet ouvrage ; et à César, aux Espagnols, et encore à Mauhourat, quand ils n'ont eu que des manifestations scrofuleuses légères, ou que, sans être de tempérament lymphatique sanguin accentué, ils sont néanmoins forts, robustes, et peu lymphatiques. Nous dirons de même que le rhumatisme, l'herpétisme, et l'état catarrhal des lymphatiques non sanguins doivent être adressés à La Raillière et au Pré ; et ceux des nerveux sanguins et des nerveux lymphatiques irritables à Rieumizet, au Rocher, à Petit-Saint-Sauveur et au Bois.

Telles sont, à mon avis, les données qui doivent guider dans le choix des sources pour attaquer le fond même des maladies chroniques à Cauterets, c'est-à-dire les diathèses. Quant aux formes diathésiques, à leurs manifestations, c'est-à-dire aux maladies chroniques elles-mêmes, si la source propre à la diathèse a en même temps une action spéciale sur l'affection locale, on dirige en conséquence la médication ; et dans le cas contraire, on adresse concurremment le malade à une autre source, dont l'action est spéciale à la maladie à traiter. C'est ainsi que Mauhourat est utile chez les dyspeptiques nerveux et lymphatiques de tous les états diathésiques, comme il l'est chez les sujets sanguins, par son action stimulante spéciale des organes digestifs, et qu'on l'associe alors aux sources spéciales convenant aux malades et à leurs affections.

Il est des malades diathésiques dont la santé languissante indique assez qu'ils sont voisins de l'état cachectique, si même ils ne le sont tout à fait, en arrivant à Cauterets.

Ceux dont le tempérament est lymphatique sanguin, généralement de forte complexion, et qui sont goutteux, rhumatisants ou herpétiques, doivent prendre les eaux de César ou des Espagnols, et de Mauhourat, l'alcalinité de ces eaux convenant parfaitement à leur tempérament sanguin, en même temps que leur haute sulfuration combat d'une façon avantageuse le lymphatisme, ainsi que les diathèses dont ils sont atteints.

Les sujets placés dans les mêmes conditions sous tous les rapports, à la seule exception que la diathèse scrofuleuse a manifestement tourmenté leur bas âge, et qu'ils en offrent même encore parfois quelques symptômes, sont adressés aux Œufs ou à Pauze-Vieux, de préférence à César et aux Espagnols, en même temps qu'à Mauhourat encore, à cause de la proportion plus considérable de chlorure de sodium que renferment ces eaux, ce qui les rend éminemment propres à combattre la scrofule.

Ceux de ces malades dont le tempérament, au lieu d'être sanguin, est simplement lymphatique, vont user des eaux de La Raillière ou du Pré; ces eaux étant dépourvues de l'alcalinité qui caractérise les précédentes, et leur caractère dominant étant par cela même d'être surtout sulfureuses, en même temps qu'on boit encore à Mauhourat, qu'on recherche alors, non pas à cause de son alcalinité, mais à cause de son action favorable spéciale sur les voies digestives. Comme le dit le docteur de Larbès, *médecin consultant à Cauterets*, pendant que l'eau de César exige pour jouir de toute son efficacité un tempérament sanguin ou une diathèse rhumatismale, celle de La Raillière, au contraire, témoigne principalement de sa vertu curative quand les affections à combattre sont sous la dépendance d'un appauvrissement du sang, de l'anémie, de la chlorose, du lymphatisme ou de la scrofule.

Les sujets nerveux-sanguins ou nerveux-lymphatiques irritables, placés dans les conditions morbides de ceux dont nous venons de parler, boivent encore à Mauhourat, pendant qu'ils usent à l'extérieur des eaux sédatives de Rieumizet, du Rocher, du Petit-Saint-Sauveur ou du Bois.

Rien n'empêche, du reste, d'associer des eaux étrangères aux eaux de Cauterets, quand il y a indication à le faire, comme les eaux de Vichy, ou de Vals, dans la goutte et la gravelle, les eaux ferrugineuses dans l'anémie et dans la chlorose, etc. Il y a même avantage souvent de joindre des préparations pharmaceutiques à l'action des eaux de Cauterets, lorsqu'il y a indication d'en corriger ou d'en renforcer pour ainsi dire les effets.

Il importe de ne pas confondre l'état de débilité dont nous venons de parler avec la fièvre hectique. Tout mouvement fébrile actif accompagnant n'importe quelle maladie locale est une contr'indication absolue à l'usage de n'importe quelle eau minérale, et des eaux de Cauterets en particulier ; car il faut pour que ces eaux soient sans danger et parfaitement efficaces, que l'état aigu soit bien éteint, du moins qu'il n'ait aucun retentissement sur le sytème circulatoire.

Il ne faut pas oublier non plus que les affections parenchymateuses, surtout si elles sont plutôt sanguines que séreuses, quoique dans un état de chronicité parfait, ne relèvent point de Cauterets ; et si l'on était amené pour une raison ou pour une autre à traiter de ces affections, il conviendrait de ne le faire qu'avec une extrême prudence, et seulement si le fond dutempérament était lymphatique, en n'usant d'abord qu'à l'extérieur des eaux sédatives les plus faibles, et de façon à ne produire aucun ébranlement sur l'organisme, en même temps qu'on donnerait à l'intérieur les eaux minérales appropriées à l'état du malade, comme l'eau de Vichy ou autre.

Si cette médication était tolérée et produsait de l'amélioration on pourrait peut être la rendre un peu plus active ; mais il vaudra toujours mieux dans ces cas être au-dessous qu'au-dessus de ce qu'il faudrait faire ; car, au moment où l'on y penserait le moins, il pourrait survenir un état aigu terrible qui ferait fort repentir de son imprdence.

Il faut beaucoup compter encore avec la résistance vitale des malades dans l'usage des eaux.

Lorsque les sujets sont nerveux, il est rare que les états diathésiques dont ils sont atteints ou de mauvaises habitudes n'aient point fini par retentir d'une façon permanente sur le système nerveux, de façon à donner lieu à des troubles locaux ou généraux nerveux, plus ou moins périodiques. On est dûment averti alors que les eaux sédatives les plus faibles de Cauterets doivent être seules administrées, du moins au début; et que dans les cas où elles ne peuvent être tolérées, il convient d'envoyer les malades aux eaux sulfatées, dont le caractère dominant est d'être calmantes, comme celui des eaux sulfurées est d'être excitantes, à Bagnères de Bigorre, par exemple.

Mais, lorsque les malades débiles soumis aux mêmes influences morbides ou aux mêmes vices hygiéniques sont peu ou pas nerveux et de tempérament sanguin, ce ne sont plus des troubles nerveux divers qui existent et qui sont sans cesse menaçants; mais bien les mêmes troubles variés du système circulatoire, tous caractérisés par des états congestifs plus ou moins permanents et sans cesse menaçants, surtout s'il existe des lésions organiques, qui se compliquent alors si facilement de congestions ou d'hémorrhagies graves.

De tels sujets, comme les personnes nerveuses dont nous venons de parler à l'instant, sont le plus souvent des *noli me tangere* pour les eaux sulfurées, qui ne produisent alors que des irritations, des congestions et des hémorrhagies graves partout. Il convient donc, dans ces cas, de n'user encore que des eaux sédatives légères de Cauterets, au début, qu'on n'administre qu'à l'extérieur pour commencer, et de façon à ne causer aucun ébranlement sur l'organisme, auxquelles on peut associer ensuite les autres sources si les premières sont supportées, et au cas contraire, de ne pas hésiter à renvoyer les malades. Ces personnes sont généralement atteintes de quelques symptômes scorbutiques, comme gencives prises d'inflammation de mauvaise nature et saignantes, qui permettent de ne pas se tromper.

Chez tous ces malades, dont la résistance vitale est faible, et qui sont plus ou moins débilités, l'action des eaux sulfurées porterait à faux ; car la nature n'a pas la force suffisante pour réagir. Il en est de même de ceux qui sont atteints de lésions organiques qui, sans être bien profondes, affectent des organes importants, comme les maladies du cœur et les anévrysmes. Les enfants et les vieillards sont dans le même cas, surtout s'ils sont débilités ; car la nature, au lieu de réagir, s'affaisse souvent chez eux, et des congestions pulmonaires ou cérébrales mortelles peuvent en être la conséquence.

Les sujets de tempérament lymphatique non nerveux et non sanguins, qui ne sont pas dans les conditions d'âge ou de lésions organiques propres à contr'indiquer l'usage des eaux sulfurées, mais qui sont débiles, doivent commencer le traitement par les eaux sédatives faibles, quoiqu'ils soient éminemment aptes à parfaitement tolérer les eaux sulfurées. L'eau du Petit-Saint-Sauveur, du Bois, du Rocher et de Rieumizet, employée en bains, et l'eau de Mauhourat à l'intérieur, chez ces malades, comme ceux de tempérament nerveux ou sanguin dont nous venons de parler qui toléreront nos eaux, produiront les meilleurs résultats ; après quoi, une fois l'organisme suffisamment tonifié, on les dirigera particulièrement vers La Raillière, vers les Œufs, Pauze-Vieux, César, les Espagnols, suivant leur tempérament, leurs états morbides et le résultat qu'il s'agira d'obtenir.

On voit donc qu'il y a des degrés dont il faut tenir compte dans l'état de faiblesse où l'on voit souvent les malades arriver à Cauterets ; et, comme il vaut toujours mieux se repentir d'avoir été prudent que de ne pas l'avoir été, il conviendra de commencer toujours par les eaux sédatives les plus faibles, dès qu'on aura la moindre crainte que l'organisme soit trop débile pour ne point risquer de s'affaisser, au lieu de réagir sous l'action des eaux plus fortes.

§ 2. — *Des sources en particulier et de leurs indications.*
. *Source César* (on transporte son eau).

Température 59° c. à la source, et 48°,40 à l'établissement. La plus propre à pousser à la peau et à obtenir une forte révulsion sur le tissu cutané par sa grande sulfuration, qui est la première, et par sa haute température.

Elle n'est qu'au cinquième rang par ses chlorures, ce qui fait qu'elle cède le pas à celles qui l'y précèdent dans le traitement de la scrofule ; mais elle est au deuxième, et arrive après les Espagnols, qui est la première, pour son alcalinité ; ce qui fait qu'elle convient au tempérament lymphatique par son soufre, et au sanguin par ses alcalis, et que le tempérament lymphatique sanguin est celui qui relève totalement de sa médication.

Cette source agit localement d'une façon spéciale sur la peau, les organes de la respiration, et sur ceux de la sécrétion urinaire.

L'eau de César, avec celle des Espagnols, qui diffère

23

peu de celle de César, alimente les *Thermes*, ou établissement de César et des Espagnols.

L'intérieur est divisé en deux parties égales, dont l'une, celle de droite, reçoit l'eau des Espagnols, et l'autre, celle de gauche, celle de César.

A la buvette, le robinet de droite donne de l'eau de la première source, et celui de gauche de la seconde.

Chaque moitié droite et gauche du bâtiment contient dix cabinets de bains, dont quelques-uns sont munis d'une petite douche, deux cabinets à grandes douches, et une salle pour les bains de jambes.

Il y a aussi au premier étage, où l'on arrive par des escaliers placés de chaque côté de la buvette, des salles d'inhalation et de pulvérisation pour les dames.

L'eau est pulvérisée au moyen d'une petite pelle, d'un tambour ou d'un tamis, sur lesquels vient se briser le jet liquide. Le malade se place le visage derrière ces petits instruments, la bouche ouverte, puis tourne la vis qui doit laisser passage libre au courant, et reçoit sous le pharynx ou dans les bronches l'eau pulvérisée.

Les pulvérisations les plus ténues sont produites par le tambour et la pelle, et sont spécialement destinées aux affections des bronches et du larynx; et à celles du pharynx et de l'arrière-bouche qu'il faut éviter de trop irriter.

Lorsque l'on a besoin de produire une excitation plus forte sur les parties, on use du tamis qui fait douche, et cela d'autant plus que ses mailles sont plus grandes. C'est dans les stomatites et dans les pharyngites glanduleuses chroniques que cette médication convient spécialement. La durée de chaque séance est de dix minutes à une demi-heure, suivant la maladie, la sensibilité du malade, et l'effet que l'on désir obtenir.

La salle de pulvérisation pour hommes est située au-dessus du séchoir, au commencement de la partie gauche de l'établissement.

La salle d'inhalation est placée près de celle de pulvérisation pour dames.

Les inhalations sulfureuses conviennent dans les cas d'irritations légères des bronches et des poumons; la vapeur d'eau ainsi chargée de quelques parcelles minérales produisent sur les tissus malades une faible excitation salutaire. Ce moyen convient encore dans les cas où l'on se propose de produire une action substitutive dans les catarrhes chroniques avec crachats abondants; mais il faut peu compter sur son effet dans ces cas.

Les gargarismes se font à l'entrée de l'établissement, en face de la buvette.

Tout est disposé aux thermes pour que l'on puisse donner des douches à aussi forte et à aussi faible pression que l'on veut. On les y administre chaudes, tempérées, froides, écossaises, en jet, en arrosoir, pleines, brisées, etc.

Lorsque l'on se propose d'agir sur des organes délicats, comme le larynx, ou sur des organes parenchymateux qu'on craint de trop exciter, surtout chez des sujets impressionnables, on use de douches faibles, à jet brisé ou à fin arrosoir.

Dans les cas où il est indiqué de produire une révulsion considérable sur toute la surface cutanée, on use des douches fortes en arrosoir, en jet plein ou brisé, qu'on peut diriger spécialement sur les extrémités inférieures à la fin de la séance, si l'on veut obtenir en même temps une révulsion spéciale des affections de la partie supérieure du corps.

On boit à César et aux Espagnols, jusqu'à la dose de 3 ou 4 verres par jour, rarement davantage, en commençant par de faibles doses, comme un quart, un demi-verre ou un verre.

Les eaux de César et des Espagnols sont presque spécifiques contre l'état rhumatismal et l'herpétisme, grâce à leur forte sulfuration et à leur grande alcalinité, ces états morbides relevant de l'acidisme.

On en fait encore spécialement usage dans les affections pulmonaires, dans les dermatoses et dans les affections syphilitiques.

C'est dans les formes humides des maladies de la peau qu'elles conviennent de préférence ; et dans les affections pulmonaires chroniques, dans celles des bronches, de l'arrière-bouche et du pharynx dépendant du rhumatisme, de l'herpétisme ou de la syphilis, surtout chez les personnes âgées.

Tantôt on use de l'eau de César ou des Espagnols seules, qu'on emploie en boisson, en bains généraux, en douches générales, en douches locales, en bains de jambes, en demi-bains, en gargarismes, en inhalation et en pulvérisation ; tantôt on l'associe à d'autres sources ; comme par exemple quand on boit à César et qu'on se baigne au Petit-Saint-Sauveur, au Bois, au Rocher, ou à Rieumizet, etc.

Ces eaux étant très-diurétiques et très-alcalines, on conçoit que leur action soit éminemment favorable dans toutes ces affections, où l'état acide du sang est si accentué, et sur lequel elles agissent en le débarrassant des matières excrémentitielles qu'il contient en excès, et en corrigeant sa trop grande acidité.

On traite encore aux *Thermes*, avec succès, les affections chirurgicales, surtout celles qui sont des manifestations rhumatismales, herpétiques ou scrofuleuses, comme les engorgements articulaires, les hydarthroses, les plaies anciennes, les vieux ulcères, les caries, etc.

Pauze-Nouveau.

C'est l'eau des griffons de César, qui alimente l'établissement de Pauze-Nouveau.

Il y a une buvette, dix cabinets de bains et un cabinet de douches, dont la pression est d'environ 3 mètres.

Cette eau jouit des mêmes propriétés que celles de César des *Thermes*.

Pauze-Vieux.

Température, 45° c.; alcalinité faible; chloruration et sulfuration fortes; elle est au troisième rang.

Elle alimente l'établissement de Pauze-Vieux, où il y a une buvette, dix cabinets de bains et deux cabinets de douches, dont des douches ascendantes.

Au-dessus de l'établissement, il y a la *buvette du Pavillon*, alimentée par les eaux de César et Pauze-Vieux, et près des griffons de César, la *buvette de César* ou de *la Galerie*.

Cette source agit spécialement sur le tissu cutané et sur les voies digestives.

L'eau de Pauze-Vieux se rapproche beaucoup de celle des *Œufs*, par sa sulfuration et par sa chloruration; mais elle est beaucoup moins alcaline. Elle convient donc dans la scrofule des personnes de tempérament sanguin peu prononcé, chez qui les alcalins ne sont pas spécialement indiqués, et qui, n'ayant pas besoin d'être tonifiées, seraient trop excitées par La Raillière, dont les eaux sont si reconstituantes.

On la prescrit surtout dans les affections cutanées, dans celles des voies digestives et dans les maladies vaginales et utérines avec engorgement indolent, en injections et en douches sur le col.

Il me semble que la nature de sa composition doit mettre sur la voie de ses indications spéciales; et, puisque l'on ne boit pas aux *Œufs*, cette eau prise en boisson convient parfaitement aux personnes scrofuleuses, qui ne relèvent ni de Mauhourat ni de La Raillière, qui sont presque toujours des femmes ou des enfants.

Le Rocher et Rieumizet.

Les deux sources du Rocher et Rieumizet alimentent l'établissement qui porte leur nom, où se trouvent une buvette, des gargarisoirs, 23 cabinets de bains; deux cabinets de grandes douches faibles, deux cabinets pour bains de siége à eau courante avec douches vaginales, et un cabinet pour douches rectales.

La source du Rocher est dégénérée incomplètement (c'est-à-dire ayant perdu ses caractères d'eau sulfureuse), et celle de Rieumizet complètement dégénérée.

La température de Rocher est de 39° c.; et celle de Rieumuzet de 16° c.

L'eau de cette dernière source est sédative et convient parfaitement aux personnes nerveuses, atteintes de rhumatismes et d'affections cutanées faciles à irriter.

On la prescrit encore chez les mêmes personnes atteintes d'affections vagino-utérines subaiguës, dans les irritations intestinales avec diarrhée ou constipation, dans les hémorrhoïdes, et toutes les fois qu'il s'agit d'une affection quelconque existant chez des personnes irritables, de maladies dont l'état aigu n'est pas parfaitement éteint, ou que les eaux des autres sources ont surexcitées.

On peut dire que cette source fournit des bains émollients par excellence aux baigneurs de Cauterets.

L'eau du Rocher, appliquée localement, convient de même dans toutes les affections qu'il faut calmer, ou qu'il faut craindre d'irriter, surtout chez les personnes nerveuses, qu'elles siégent à la peau, aux yeux, aux oreilles, dans la poitrine, aux organes génito-urinaires, etc., et qu'elles soient de nature scrofuleuse, chlorotique, tuberculeuse, rhumatismale, herpétique, goutteuse, syphilitique ou cancéreuse; et on donne cette eau à hautes doses souvent dans les maladies, à l'intérieur, pour obtenir un effet révulsif sur l'intestin, surtout quand il y a constipation.

Il est bien entendu que, lorsqu'il s'agit de maladies de l'urèthre et de la vessie, il faut donner cette eau en injections.

Pendant que les malades usent ainsi de ces eaux à l'extérieur, rien n'empêche de les faire boire à César ou aux Espagnols, à La Raillière ou à Mauhourat, suivant les cas, et c'est en effet ce que l'on fait très-souvent. Rien n'empêche encore de prescrire quelques douches locales légères pour commencer, à la surface de la peau, sur les régions des organes malades, soit avec l'eau de ces sources, soit avec celle des Œufs.

Il est bien certain que quelques douches en arrosoir fin, promenées autour du thorax, autour du bassin, etc., ne peuvent qu'avoir un résultat favorable pour les affections des organes internes, à condition, bien entendu, qu'elles soient tolérées.

Les Œufs.

L'eau des Œufs provient de six sources réunies, qui ne donnent pas moins de 600 mille litres d'eau par vingt-quatre heures, et à qui l'odeur accentuée d'œufs pourris ou couvis, a valu le nom qu'elle porte.

Température 55° c.; chloruration et alcalinité très-fortes, elle est au premier rang; sulfuration moyenne, elle est au quatrième.

On voit que cette eau est autant, plus même, chlorurée-sodique que sulfurée; ce qui nous met immédiatement sur la voie de ses indications.

Cette source alimente le bel établissement des Œufs, où se trouvent le Casino et les cabinets de l'administration.

Il s'y rend en outre de l'eau froide à 8 à 10° c. venant du Gave, et de l'eau minérale refroidie par son passage dans des tuyaux entourés d'eau froide.

En face de la porte d'entrée se trouve le grand escalier conduisant au Casino, et de chaque côté de cet escalier quatre salles de bains, dont plusieurs à deux baignoires.

La vaste galerie d'entrée, qui a 35 mètres de longueur et plus de 6 de largeur, communique à gauche et à droite avec deux galeries latérales où il y a : dans celle de gauche, quatre cabinets de bains, une salle pour les bains de jambes et une piscine avec de grandes douches; dans celle de droite, sept cabinets de bains munis chacun de petites douches, et un cabinet de grandes douches.

Toutes ces douches peuvent être à volonté chaudes, froides, tempérées, ou écossaises ; et en arrosoir, en jet plein ou brisé, etc.

Si l'on pénètre au fond de l'établissement, on trouve la piscine la plus grande qui existe ; car elle n'a pas moins de 20 mètres de longueur sur 8 de large. La profondeur en est variable, grâce à son inclinaison dans le sens du grand diamètre ; et des cordes fixées tout autour permettent à tout le monde en s'y cramponnant d'aller aussi profondément que possible.

Il y a en outre des cordes fixées à la voûte de la salle qui permettent de faire de la gymnastique.

L'abondance de la source des œufs est telle qu'il est possible de renouveler l'eau de la piscine continuellement, et de la maintenir uniquement avec de l'eau minérale à la température de 27 à 30° c.

Autour de la piscine se trouvent 26 vestiaires avec encore d'autres en dehors.

Il y a encore dans cette partie de l'établissement, en outre de cette vaste piscine et à chacune de ses ailes :

Une salle à baignoire à bain de siége, où l'on prend un bain de siége ordinaire, une douche périnéale, une douche hypogastrique, ou une douche lombaire, toutes à jet ou en arrosoir, ou encore une douche vertébrale ou une douche circulaire en épingles ;

Un cabinet pour les douches rectales et vaginales ; une salle où se trouve une petite piscine munie de douches en lames, circulaires, en arrosoirs percés de trous de dimensions diverses, et en jet ;

Les douches qui se donnent dans cet établissement sont à volonté chaudes, froides, tempérées, ou écossaises.

L'eau des œufs agit localement sur les voies digestivés, sur les organes génito-urinaires et sur la peau.

Si les eaux chlorurées et sulfurées données à part sont avantageuses dans la scrofule, à plus forte raison quand elles se trouvent naturellement mêlées comme aux Œufs.

Si l'eau de César et des Espagnols conviennent de préférence, comme toutes les eaux sulfurées, dans les maladies scrofuleuses superficielles peu ou pas parenchymateuses, et dans les maladies des sujets pas trop lymphatiques, celles des Œufs sont précieuses dans les scrofules profondes et parenchymateuses comme dans les autres, et dans les affections des sujets éminemment lymphatiques.

Cette eau est spécifique dans les affections indolentes, existant chez des sujets apathiques, qu'on peut presque exciter à volonté, comme les plaies et les ulcères atoniques, les catarrhes utérins, les vieilles dermatoses, les tumeurs blanches des articulations, les rhumatismes sans réaction et les engorgements viscéraux.

Quand on veut obtenir une vive stimulation des parties, on s'adresse aux Œufs, où l'on prend des bains entiers, des demi-bains, des bains de jambes, des douches locales et générales diverses, comme les douches localisées autour du bassin, qu'on prend dans cet établissement sous la forme et à la température que l'on désire, dans les maladies des organes génito-urinaires de l'homme et de la femme.

Si les eaux de César sont avantageuses dans le traitement des hydarthroses, des ankyloses, des trajets fistuleux, des luxations et des fractures anciennes, des cals volumineux, des entorses, des caries, des vieux ulcères, etc., celles des Œufs sont bien plus actives encore.

Comme César, on associe souvent les Œufs à d'autres sources prises en boisson ; car on ne boit pas aux œufs.

La Raillière; source reine des Pyrénées.

Température : source chaude 38° c., 7 : tempérée du sud, 37° c., 05 ; tempérée du nord, 35° c. (on la transporte).

L'eau de la Raillière n'est point citée pour son alcalinité, qui est peu considérable ; elle occupe le cinquième rang pour sa sulfuration, le septième pour sa chloruration, et cependant elle est la reine non-seulement de Cauterets, mais encore des Pyrénées ; sans doute grâce à la combinaison particulière de ses principes minéralisateurs, et peut-être à l'existence de quelque substance que la chimie n'a pu découvrir jusque-là ; car il me paraît bien surprenant que l'on n'y découvre pas d'arséniates, qui s'y trouvent peut-être en très-minime quantité, suffisante cependant avec les autres principes minéraux pour donner à cette eau ses propriétés si actives.

Elle agit d'une façon spéciale sur les voies respiratoires, sur les organes génito-urinaires, et sur le système cutané, mais principalement sur les voies respiratoires.

L'établissement de La Raillière est alimenté par les eaux de cette source à son griffon même; il y a une buvette, vingt-neuf cabinets dont quatre possèdent des douches vaginales, et un vaste gargarisoir.

L'eau de La Raillière est douée de propriétés toniques et reconstituantes considérables; ce qui fait qu'elle est contre-indiquée chez les sujets qu'il faut éviter de fortifier, et qu'elle convient surtout quand les états diathésiques existent dans l'organisme en compagnie de la chlorose ou de l'anémie.

Elle est souveraine dans toutes les affections des voies respiratoires en boisson, en gargarismes et en bains ; et elle rivalise avec le plus grand succès les *Eaux-Bonnes* dans le traitement de la phthisie, si même elle ne leur est préférable et supérieure sous bien des rapports.

On la prescrit dans les affections des voies digestives surtout nerveuses, dans les angines chroniques, dans les catarrhes pulmonaires, plutôt secs qu'humides, à l'inverse de César, dans les dyspnées pulmonaires nerveuses, dans l'asthme, dans les pleurésies, les congestions pulmonaires, les maladies des bronches et du larynx, dans les affections passives des organes génito-urinaires comme les métrites chroniques, le catarrhe vésical non lié à la gravelle, le catarrhe utérin, la leucorrhée sans engorgement utérin, les dermatoses sèches.

Pendant qu'on fait boire et gargariser les malades à La Raillière, il arrive souvent qu'on les envoie prendre des bains de jambes, des demi-bains, des bains entiers ou des douches à César ou aux Œufs, suivant les cas.

Mauhourat (on transporte cette eau).

Température, 47° c.; au troisième rang pour son alcalinité ; au deuxième pour sa chloruration ; et au septième pour sa sulfuration.

Action spéciale sur les voies digestives, sur les organes génito-urinaires, sur l'urination et sur la peau.

Elle alimente la buvette du pont de Benquès, ou de Mauhourat, qui reçoit aussi l'eau des Œufs, mais elle n'a pas d'établissement.

Plus haut se trouve le griffon de cette source près de la cascade de Mauhourat, où il y a encore une buvette.

Cette eau est très-alcaline ; mais elle a cet immense avantage sur les eaux alcalines proprement dites, qu'en même temps qu'elle favorise la digestion, comme elles, elle imprime dans tout l'organisme, dans son ensemble comme dans ses détails, un effet stimulant particulièrement propre à ranimer et à fortifier les fonctions languissantes, en vertu de son action plutôt tonique que débilitante, ce que ne possèdent pas les premières ; de sorte que, tout en étant altérante et stomachique comme les alcalins, elle est en même temps reconstituante comme les toniques.

Ajoutons encore que la vive stimulation qu'elle produit sur l'estomac et sur l'organe sécréteur de l'urine la rend précieuse chez les sujets lymphatiques sanguins, dans ces états morbides relevant de l'acidisme qui tiennent plutôt à la vie sédentaire ou à des excès de table qu'à une influence diathésique, et qui sont caractérisés par de la dyspepsie, de la flatulence, de l'embarras gastrique, de la diarrhée ou de la constipation, des engorgements du foie, de la rate, des crises de toux à haut timbre, avec crachats aérés et quelquefois bronchorrée, des pharyngites glanduleuses et des laryngites chroniques, surtout chez les personnes que la profession oblige à parler souvent en public, etc.

Cette eau convient parfaitement à toutes ces affections, à la condition qu'elles ne soient pas diathésiques, ce qui s'explique parfaitement par sa faible sulfuration, auquel cas César est plus efficace, excepté pourtant quand il s'agit de la goutte.

Je me demande si, au lieu d'adresser tous les diabétiques aux eaux purement alcalines, comme on le fait, il ne serait pas mieux de les envoyer à Cauterets dans bien des cas; car, s'il est vrai que le diabète et l'albuminurie sont le plus souvent diathésiques, comme nous l'avons dit dans un autre chapitre, n'avons-nous pas tout ce qu'il faut à Cauterets pour le traiter convenablement, et peut-être pour les guérir? Eau anti-diathésique à César, aux Œufs, à La Raillière; et eau alcaline précieuse à Mauhourat. Mais allez donc lutter quand il s'agit de la mode et de l'habitude! et pourtant, quand la vie est en jeu?

C'est encore cette eau que l'on prescrit pour faciliter la digestion des autres, particulièrement celle de La Raillière, si peu alcaline; et dans les anémies, les chloroses et les débilités des personnes nerveuses et irritables, que l'on est obligé de faire baigner au Rocher, à Rieumizet, au Bois ou au Petit Saint-Sauveur, et que l'on fait boire en même temps à Mouhourat. C'est étonnant comme la force revient presque toujours vite chez ces malades, que les ferrugineux et les préparations de quinquina ne font si souvent qu'irriter.

Il convient encore de prescrire cette eau chez les rhumatisants, les herpétiques, les scrofuleux ou les syphilitiques sujets aux gastralgies, aux entéralgies, ou aux sub-inflammations des voies digestives, pendant qu'on leur fait suivre le reste du traitement à La Raillière, à César, ou aux Œufs, suivant les cas.

Je crois cependant que, dans ces affections, l'eau de Pauze-Vieux en boisson est préférable chez les scrofuleux non sanguins, comme le sont beaucoup de jeunes gens et de femmes, la grande alcalinité de Mauhourat pouvant peut-être quelquefois leur être préjudiciable.

Enfin cette eau est encore avantageuse dans le catarrhe de la vessie, la blennorrhée, les engorgements de matrice et des ovaires, concurremment avec l'eau du Rocher en bains et en injections, et même avec des douches générales ou locales à César et aux Œufs, tout en usant cependant de cette dernière médication avec prudence et ménagement.

Petit-Saint-Sauveur.

Température 33° c., eau sédative.

Cette source alimente l'établissement du Petit-Saint-Sauveur, où il y a 17 cabinets de bains et deux de douches vaginales. Pas de buvette.

Cette eau est éminemment sédative, comme celle du Rocher et de Rieumizet, et convient dans toutes les affections cutanées, utérines, stomacales, intestinales, rhumatismales, nerveuses ou sub-inflammatoires existant chez des sujets nerveux et irritables, chez qui la peau est si souvent le siége de chaleurs incommodes.

On l'emploie en bains seuls ou en bains avec injections pendant la durée du bain, suivant les cas.

Le Bois.

Température : source chaude, 43° c.; source tempérée, 33° c.

Eau sédative comme le Petit-Saint-Sauveur, mais assez chlorurée, puisqu'elle est au quatrième rang sous ce rapport.

Elle convient en vertu de son caractère sédatif et antiscrofuleux tout à la fois dans les affections chirurgicales que nous avons énumérées à propos des Œufs et de César, telles que les tumeurs blanches, les entorses, les ulcères, les caries, etc., mais chez les personnes nerveuses et irritables que celles-ci exciteraient trop.

On prend cette eau dans l'établissement du Bois, où il y a deux petites piscines munies de deux douches, et quatre cabinets de bains où il y en a trois.

Les cinq douches qui se trouvent là sont trop faibles de pression.

Le Pré.

Température : 47° c., la sixième source pour sa sulfuration, mais à haute température. Source excitante, agissant spécialement sur la peau, sur les voies digestives, sur les organes génito-urinaires et sur l'urination, mais principalement sur la peau.

Elle alimente l'établissement de ce nom, où on trouve une buvette, seize cabinets de bains et deux douches communiquant avec les cabinets de bains qui les touchent.

De même que l'eau de La Raillière a surtout une action spéciale sur les voies respiratoires, de même celle-ci agit d'une manière toute particulière sur le système cutané, qu'elle stimule vivement.

On la prescrit donc chez les personnes peu excitables, lymphatiques, non sanguines, non débilitées, chez qui les Œufs seraient indiqués dans le premier cas, et La Raillière dans le second, quand il s'agit de rhumatismes atoniques, d'engorgements ganglionnaires, de scrofules à la peau, de vieilles plaies, d'entorses mal soignées, de dermatoses chroniques, et toutes les fois que l'on veut exciter la transpiration.

On l'ordonne encore dans les cas d'affections gastriques et intestinales, et dans les maladies des voies urinaires chez les mêmes sujets, mais beaucoup plus rarement que dans les affections de la peau.

Les Yeux.

Petit filet d'eau à 31° c., descendant derrière la grotte de Mauhourat, le long du rocher d'où il vient.

Il tire son nom de ses propriétés spéciales dans les affections chroniques rhumatismales, scrofuleuses et herpétiques des paupières, de la conjonctive oculo-palpébrale, et de la cornée.

§ 3. — *Effet général de l'eau de Cauterets, et durée du traitement.*

Les eaux de Cauterets stimulent et tonifient tous les appareils et toutes les fonctions, de sorte que, sous leur influence, l'organisme revient ou tend à revenir doucement à son état normal.

Les fonctions digestives sont améliorées et relevées; le sang est purifié par l'urination abondante et fréquente qui se produit par leur action sur la sécrétion rénale; la circulation générale et capillaire de tous les tissus, surtout du système cutané, reprend son énergie et sa régularité; les organes respiratoires prennent du ton et remplissent mieux leurs fonctions; le système nerveux est remonté et ne se laisse plus affaisser ou surexciter par la moindre cause; et la peau fonctionne plus activement, et supporte mieux les variations brusques de température.

Il est facile de concevoir ce que devient l'organisme au milieu de tout cela et de comprendre que non-seulement les manifestations diathésiques puissent et doivent même s'effacer et disparaître, mais que le fond morbide lui-même, la diathèse, doive en être grandement et profondément améliorée. Cependant cet ébranlement général de l'économie ne pourrait se produire souvent sans grand danger chez de jeunes enfants, chez des vieillards et chez des sujets jeunes mais arrivés à la dernière période de maladies chroniques graves, et chez les autres personnes il y a une limite de durée qu'il ne faut pas dépasser.

Lorsque l'on commence à subir l'action de ces eaux, il arrive souvent qu'on est pris de lassitudes des membres et de courbature générale. Mais on s'y habitue vite, et tout cela se dissipe bintôt sans interrompre ni modifier le traitement, à moins que ce ne soit dû à ce que l'on prend des eaux trop fortes ou que l'on prolonge trop ses bains, et un sentiment de bien-être très-marqué survient ensuite à la place.

Cependant, au bout d'un certain temps, qui est généralement de trois ou quatre semaines, il y a *saturation thermale*, ce qui veut dire que la brisure générale et le malaise du début reparaissent et s'accentuent jusqu'à la fièvre thermale; et il survient des accidents divers qui peuvent être graves, si l'on ne se hâte de suspendre le traitement.

Cet effet peut même se produire plusieurs fois dans la limite de durée dont nous venons de parler, ce qui exige que l'on interrompe l'usage des eaux pendant quelques jours à chaque fois, et que l'on n'use pas de fortes doses, et que l'on y renonce même tout à fait si cela finit par suivre invariablement de près chaque reprise de la médication.

Mais il est des personnes qui supportent bien les eaux, et qui malgré les périodes d'excitation et de prostration qui surviennent tour à tour, lesquelles sont sans doute peu marquées chez elles, n'en continuent pas moins leur traitement thermal pendant très-longtemps sans presque d'intervalle de repos.

C'est une imprudence que nous ne conseillons à personne d'imiter, car on peut être pris d'une réaction terrible une fois arrivé chez soi; l'organisme, par le fait de l'accoutumance, s'étant pour ainsi dire incliné sous l'influence des eaux pendant leur action sur lui, et en ayant subi une sorte d'oppression qui persiste pendant toute la durée trop longue de la médication, mais qui disparaît une fois que le tyran dominateur n'est plus là, c'est-à-dire une fois que l'on ne prend plus les eaux, et qui fait place alors à une réaction d'autant plus forte et plus énergique que l'économie a été plus longtemps opprimée.

Donc trois ou quatre semaines, en commençant et en finissant le traitement par les doses faibles, telle est la durée qu'il ne faut pas dépasser quand on prend les eaux, du moins le plus souvent, si l'on veut que la réaction qui survient ensuite soit modérée, auquel cas elle se manifeste par un sentiment de bien-être et un état de santé auxquels on n'était pas accoutumé depuis longtemps, qui durent souvent jusqu'à la saison d'après, et quelquefois bien plus longtemps, suivant les maladies, et pendant laquelle continue et s'accentue même de plus en plus l'amélioration acquise dans les maladies locales, sous l'influence de l'action directe des eaux.

Il est donc nécessaire de faire deux saisons quand on est atteint de maladies invétérées qui demandent un traitement prolongé, c'est-à-dire qu'il faut prendre les eaux pendant environ deux mois, entre lesquels on interrompt le traitement pendant un certain temps, comme trente à soixante jours. On évite ainsi les accidents, et l'organisme reposé devient plus sensible à l'action du remède que s'il n'y eût pas eu d'intermission.

L'altitude de Cauterets est assez élevée : 932 mètres au-dessus du niveau de la mer. Mais, comme la ville est située dans une vallée longue et étroite, entourée de tous côtés par de hautes montagnes, il en résulte que l'air n'y est point trop vif, que les malades n'en sont point incommodés, et que l'on s'y trouve abrité contre les bourrasques de l'est, de l'ouest, et les courants d'air rapides du nord et du midi.

Comme dans tous les pays de montagnes, la température est très-variable, et le thermomètre étant souvent à 30° c. à midi et à 4 ou 5° c. au commencement et à la fin du jour, il convient de se munir de bons vêtements de laine pour le matin et le soir, et de ne pas s'exposer aux rayons brûlants du soleil pendant le reste de la journée.

La pression barométrique est de 688 millimètres en moyenne, tandis que dans les plaines elle est de 760.

Peu de personnes se trouvent incommodées par cette différence barométrique, ce qui n'arriverait pas si l'on s'élevait un peu plus haut. Me trouvant il y a quelques années à faire une ascension dans les montagnes, je rencontrai en route un couple que je fis rétrograder immédiatement, malgré la vive contrariété qu'ils en éprouvèrent, parce que la dame était prise d'étouffement et de suffocation qu'elle s'efforçait de calmer avec force de sels anglais et autres drogues, tout en continuant sa route. Ils attribuaient cela à un malaise passager que l'air vif des régions supérieures devait, suivant eux, faire disparaître. Mais quand je leur eus décliné mes qualités, et expliqué qu'ils étaient dans l'erreur, et que cette dame commettrait la plus grande imprudence en allant plus loin, ils ne s'obstinèrent plus à discuter avec moi, me remercièrent gracieusement, et suivirent mes conseils. Il suffira, en effet, dans ces cas de descendre plus bas, et même au besoin jusque dans les plaines, pour que tout cela se dissipe aussitôt.

CHAPITRE VIII.

§ 1.

Les eaux minérales transportées jouissent des mêmes propriétés que celles que l'on boit à la source, et sont indiquées dans les mêmes états morbides.

Sans doute elles rendent encore des services immenses employées de cette manière dans les saisons où l'inclémence de la température ne permet pas d'aller les prendre où elles jaillissent, et chez les malades que leurs occupations ou leur position de fortune empêchent de se déplacer; car je ne crois pas qu'il y ait de médication aussi avantageuse dans le traitement des maladies chroniques. Mais quelle différence d'avec leur efficacité quand elles sont prises à la source!

Je compare leur différence d'action dans les deux cas à la différence d'impression qu'il y a entre la vue d'une contrée ou d'une ville magnifique et leur représentation photographique, ou la lecture de leur description minutieuse, exacte et détaillée faite par un écrivain habile. Sans doute on s'estime encore très-heureux de la connaissance qu'on en acquiert ainsi, et l'empressement qu'on met à se procurer ces sortes d'ouvrages et la satisfaction qu'on en ressent le prouvent bien. Mais en vain le talent et l'habileté des artistes ont-ils mis en relief les choses les plus intéressantes et les ont-ils réprésentées sous le jour le plus favorable ; ils ne parviennent point à remuer nos sentiments et à impressionner notre âme comme la vue même des objets.

En vain, aussi, s'efforcera-t-on de prendre toutes les précautions possibles pour empêcher l'altération des eaux minérales transportées, ce que l'on ne saurait trop louer, jamais on ne parviendra à remuer nos organes et à impressionner l'économie par leur usage comme quand on les prend à la source.

De toutes les eaux transportées, les eaux minérales de table sont peut-être celles qui rendent le plus de service. Je ne parlerai pas de celles de Vichy, de Vals, de Pougues, de Saint-Galmier, de Condillac, de Bussang, etc., que tout le monde connaît ; mais je parlerai d'une peu connue, qui me paraît digne d'un meilleur sort : c'est l'eau d'Aulus (Ariége), qui fait partie des sulfatées calciques.

Me trouvant il y a quelques années à une table d'hôte à côté d'un voyageur qui prenait de cette eau, j'eus la curiosité de lui demander quelle espèce d'eau il prenait là, et quelle vertu il lui attribuait, car j'avoue que je ne connaissais même pas alors l'eau d'Aulus de nom. Il n'y a que cette eau-là qui me fait digérer, me dit ce monsieur, et c'est également celle qui fait le plus de bien à ma nièce que voici (une jeune fille blonde de 13 à 14 ans, grande et pâle), qui supporte mal les eaux ferrugineuses, et qui la prend avec d'autant plus de plaisir avec son vin qu'elle n'en change ni la couleur ni le goût.

L'expérience que j'ai faite depuis de cette eau me prouve qu'elle est stimulante de toute l'économie, et qu'elle possède des vertus résolutives assez énergiques des engorgements viscéraux atoniques.

Elle me paraît indiquée surtout chez les sujets non irritables et peu sanguins, et je crois bien que le tempérament lymphatique est celui qui lui convient le mieux. Elle congestionne le cerveau, excite le système nerveux, et me semble contre-indiquée dans l'état nerveux et dans les affections de l'axe cérébro-spinal.

Je l'ai prescrite dans la langueur d'estomac et dans la flatulence avec succès chez des convalescents, des dyspeptiques, des anémiques et des constipés.

On lit sur les étiquettes qu'il y a sur les bouteilles :

« Ces eaux, qui remplacent les eaux allemandes, com-
« battent avec avantage la constipation, stimulent les
« fonctions de l'estomac et des intestins, et sont souve-
« raines dans les dyspepsies.

« Prises le matin à jeûn, à hautes doses, elles sont pur-
« gatives; mais il est plus avantageux de les boire aux
« repas. Leur goût agréable, leur limpidité qui n'altèrent
« en rien la couleur du vin, permettent de remplacer
« par elle l'eau ordinaire et d'obtenir, sans aucun trouble
« de la digestion, sans nausées, sans coliques, un effet
« laxatif certain. »

L'expérience que j'ai aujourd'hui de cette eau, que j'ai essayée sur moi-même, me prouve qu'il n'y a rien d'exagéré dans cette étiquette; ce que l'on ne pourrait certainement dire que d'un bien petit nombre.

Employée en bains et en boissons les auteurs lui attribuent une vertu antisyphilitique très-marquée. C'est une propriété qu'elle partage avec beaucoup d'autres eaux minérales, les sulfurées entre autres, et qui ne peut que contribuer encore à la faire recommander.

§ 2.

Les eaux minérales artificielles ne peuvent subir aucune comparaison, non-seulement avec les eaux minérales naturelles prises à la source, mais encore avec celles qui sont transportées; car elles n'en sont qu'une imitation grossière. Il ne saurait donc y avoir d'eaux minérales artificielles pour boisson, aujourd'hui que, grâce au bon marché et à la facilité des transports, on peut si aisément s'en procurer de naturelles. Mais il n'en est pas de même pour l'usage externe, à cause de la grande quantité d'eau qui est nécessaire.

On fait des bains artificiels de Vichy, de Baréges, d'eau de mer, etc., en faisant dissoudre dans le bain une certaine quantité des substances minérales qui dominent dans les eaux naturelles.

Pour ceux de Vichy, la Compagnie fermière délivre des rouleaux de 250 grammes de sels provenant de l'évaporation de ces eaux, qui valent sans doute mieux que ceux que l'art prépare.

On obtient encore le bain artificiel de Vichy, ou bain alcalin, en faisant dissoudre dans l'eau du bain 250 à 1,000 grammes de carbonate de soude.

Le bain artificiel de Baréges, de Cauterets, de Luchon, ou bain sulfureux, se fait avec 50 à 125 grammes de sulfure de potasse, qu'on fait dissoudre dans une petite quantité d'eau, et que l'on mêle ensuite à l'eau du bain.

On ajoute parfois, pour mieux imiter la nature, une certaine quantité de carbonate de soude ou de silicate de soude et de chlorure de sodium, d'après la formule suivante :

Bains de Baréges artificiels (Codex français) :

Monosulfure de sodium cristallisé. 60 grammes.
Chlorure de sodium sec......... 60   —
Carbonate de soude desséché..... 50   —

Autre formule (Lefort) :

Monosulfure de sodium......... 60 grammes.
Chlorure de sodium............ 22   —
Silicate de soude............. 30   —

Le bain de mer artificiel se compose comme suit :

Sel de cuisine......... 8 kilogrammes.
Sulfate de soude........ 3   —
Chlorure de calcium .... 500 grammes.
Chlorure de magnésium . 3 kilogrammes.
Iodure de potassium,.... 4 grammes.
Bromure de potassium .. 4   —

Ou plus simplement :

Sel de cuisine......... 3 kilogrammes..
Savon ordinaire........ 1/2   —

que l'on fait dissoudre à l'avance dans une certaine quantité d'eau, et que l'on jette ensuite dans le bain.

Les bains de mer artificiels sont souvent indiqués chez les enfants de quinze mois à deux ans faibles, lymphatiques ou scrofuleux. Il suffit dans ce cas de mettre 50 à 60 grammes de sel de cuisine avec 15 à 20 grammes de savon ordinaire dissoudre dans trois ou quatre seaux d'eau chauffée à 33 à 35° c., pour obtenir pour eux d'excellents bains toniques.

On remarquera que je ne parle pas des eaux minérales étrangères dans cet ouvrage. Que voulez-vous, je ne puis comprendre que lorsqu'on possède chez soi une telle abondance et une telle variété d'un produit, on aille à l'étranger en chercher qui est souvent bien inférieur.

QUATRIÈME PARTIE

DE QUELQUES PRÉCEPTES HYGIÉNIQUES GÉNÉRAUX ET SPÉCIAUX AUX AGES ET AUX SEXES.

CHAPITRE PREMIER.

PRÉCEPTES HYGIÉNIQUES GÉNÉRAUX.

L'hygiène est l'art de conserver la santé.

Ce qui veut dire que c'est la connaissance ou la science de l'influence que peuvent exercer sur nous les éléments naturels ou artificiels qui se trouvent dans les divers milieux où nous sommes appelés à séjourner et à vivre, soit que nous en subissions l'action malgré nous, soit que nous les recherchions pour les faire servir à nos propres besoins.

Il y a plus, la santé ne pouvant être conservée sans que le jeu de tous nos organes soit régulier, et que les actes de chacun d'eux s'exécutent d'une manière conforme à leur nature et à leur but spécial, sans trop ni trop peu d'action, l'hygiène est encore obligée de s'occuper de l'influence sur nous du défaut et de l'excès de fonction de nos organes, résultant de la profession ou d'autres causes.

Tout ce qui est de nature à modifier d'une manière favorable ou défavorable la santé, en un mot, est de son domaine ; et faire connaître ce qui doit être recherché et ce qui doit être évité pour se bien porter, est son but.

Nous avons eu fréquemment l'occasion de parler dans le cours de cet ouvrage de l'influence sur nous des conditions hygiéniques, bonnes ou mauvaises, dans lesquelles nous pouvons nous trouver, et de celle du défaut et de l'excès de fonction de nos organes ; puisque nous avons montré que toutes les maladies chroniques, et le plus grand nombre des maladies aiguës, ne sont pas dues à d'autres causes qu'à l'inobservance volontaire ou non des règles hygiéniques ; mais il convient d'entrer ici dans quelques détails sur l'action de certains agents particuliers de l'hygiène.

Chaud et froid.

Il y a un certain degré de chaleur qui est nécessaire au milieu où nous nous trouvons pour que notre santé soit bonne ; et en deçà comme au delà auquel on est plus ou moins indisposé.

Lorsqu'il fait trop chaud la circulation s'accélère, les battements du cœur sont violents, la peau se couvre de sueurs, la respiration devient difficile et anxieuse, la soif est vive, les urines rares, la constipation opiniâtre, et les facultés intellectuelles sont d'abord surexcitées pendant que les fonctions locomotrices sont diminuées.

On est en proie à un malaise considérable, qui se tra-

duit par de l'agitation, de l'agacement, des crises nerveuses, ou des congestions diverses, surtout du côté du
cerveau, des hémorrhagies, etc., suivant le tempérament
de chacun ; et l'on finit par tomber dans un accablement
général.

Le tempérament lymphatique est celui qui supporte
le mieux la grande chaleur et qui en est le moins incommodé, cependant elle finit par produire sur lui une profonde débilitation.

Il faut donc se soustraire à l'action d'un soleil trop
ardent comme des appartements trop chauffés ; porter
des vêtements légers blancs ou colorés, qui réflé-
chissent le calorique au lieu de l'absorber, comme le
font ceux qui sont de couleur plus ou moins foncée ;
manger peu pendant les grands chauds, et éviter tous
les aliments de chaleur (voy., page 400) ; boire peu de
boissons alcooliques, et pour se désaltérer user de vins
légers ou de bière peu forte, et mieux de liquides légèrement stimulants, tels que de faibles quantités de thé
ou de café coupé avec beaucoup d'eau fraîche, si le tempérament ne s'y oppose pas, ou des macérations dans
l'alcool de végétaux amers, légèrement toniques,
comme la teinture de gentiane, d'écorce d'oranges
amères, de columbo, etc., qu'on peut mêler par parties
égales et du mélange desquelles on met une à plusieurs
cuillerées dans un litre d'eau sucrée, suivant les cas,
qu'on boit par verres à sa soif.

Il faut bien se garder de boire trop froid, et surtout en
trop grande quantité d'un coup ; car on a vu des morts
subites être la conséquence de la prise d'un à plusieurs
verres d'eau froide d'un seul trait pendant les grandes
chaleurs. Rien n'est mauvais et dangereux encore comme

les glaces à la vanille et autres qu'on sert dans les cafés; qu'on en prenne donc en très-petite quantité, si l'on ne veut point s'en abstenir tout à fait, ce qui serait préférable.

Nous avons déjà eu occasion de parler de l'excellent effet des bains frais pendant les grandes chaleurs, nous n'y reviendrons pas.

Une chaleur modérée est un très-bon tonique qui convient parfaitement aux enfants, aux vieillards, et à tous les êtres faibles. C'est un exellent moyen pour résoudre chez ces sujets les engorgements viscéraux dont ils peuvent être atteints que d'user de la stimulation douce et salutaire que produit sur eux le calorique employé à doses convenables. Pour les personnes fortes et robustes, surtout pour les tempéraments sanguins, il faut éviter d'user de ce moyen dans le traitement des maladies chroniques; car rien ne les indispose comme la chaleur souvent.

Le froid trop intense produit l'anéantissement direct de la vie, en commençant par donner lieu à un sentiment de courbature générale accompagné d'un sommeil irrésistible.

Moins fort, il développe l'appétit et les actes organiques internes, pendant que le système cutané redouble d'efforts pour produire du calorique, à condition toutefois que le froid n'agisse pas directement sur lui pour diminuer ou anéantir ses fonctions.

On conçoit qu'un froid modéré puisse développer une excitation salutaire chez les individus atteints de maladies chroniques assez robustes pour réagir sous l'influence de son action; mais à condition qu'il n'agisse pas longtemps; car les natures les plus fortes ne résisteraient pas à son influence s'il était trop prolongé.

Je l'ai déjà dit page 250, le refroidissement est la seule cause ordinaire du plus grand nombre des maladies ; et les malades feront bien de se mettre en garde contre les courses prolongées en voitures découvertes, ou le séjour l'été dans des lieux frais, le soir, après de fortes chaleurs dans le jour ; car quoique légère, la fraîcheur mêmes ouvent agréable que l'on ressent alors devient parfaitement du refroidissement et en a toutes les conséquences, si elle se prolonge trop.

Il faut avoir toujours un peu chaud, se sentir toujours dans cet état de chaleur agréable que l'on éprouve lorsque l'on se porte bien et que l'on se trouve dans une atmosphère tempérée, si l'on veut éviter le plus grand nombre de maladies.

Le tempérament sanguin est celui qui supporte le mieux le froid ; tandis que les tempéraments nerveux et lymphatiques en sont plus ou moins incommodés.

Il faut lutter contre l'influence de l'abaissement de température non-seulement par de bons vêtements de laine et la chaleur artificielle ; mais encore par la nourriture.

Il est nécessaire de manger beaucoup, en temps de froid, et d'user largement, toutefois sans excès, des aliments de chaleur et des boissons alcooliques.

Les transitions de température sont encore ce que l'on doit éviter avec autant de soin que tout le reste.

Pourquoi le printemps et l'automne sont-ils les époques de l'année où il y a toujours le plus de maladies ? Parce que, comme je l'ai déjà dit page 63, on est exposé à une température de 30° c. à midi, et de 0° c. à minuit, et que, quoi qu'on fasse, il est bien difficile de ne pas subir l'influence de ces transitions brusques de température.

On conçoit que lorsque l'on a accumulé en soi une certaine quantité de calorique par un exercice musculaire quelconque d'une certaine durée, il faille fuir ensuite les endroits froids et les courants d'air, pour ne pas s'exposer à une déperdition brusque de calorique trop considérable ; ce qui serait d'autant plus dangereux que la transition de température que l'on subirait serait plus sensible, c'est-à-dire qu'il y aurait plus d'écart entre le degré de calorique acquis et celui de calorique perdu, par suite de cette loi de physique, que l'équilibre de température tend toujours à se produire entre tous les corps placés dans le même milieu, et d'autant plus rapidement que leurs températures respectives diffèrent davantage. C'est donc très-vite que nous cédons notre chaleur au milieu ambiant dans de pareilles conditions ; aussi ne saurait-on trop blâmer cette mauvaise habitude qu'ont beaucoup de personnes, de s'alléger de leurs vêtements quand elles viennent de faire une longue course, par exemple, et de rechercher le frais, sous prétexte qu'elles meurent de chaud ; tandis qu'il faut au contraire plutôt prendre de bons vêtements, bien se couvrir et fuir les refroidissements de toutes espèces pour tâcher de laisser se dissiper lentement, sans brusquerie et de lui-même le calorique en excès, par l'effet du temps et du repos, et non d'une manière brusque et forcée par l'effet du refroidissement.

Le refroidissement prolongé, c'est-à-dire le séjour de longue durée dans un milieu dont la température est trop basse, est la cause la plus fréquente de la scrofule, du rachitisme, des tubercules, du rhumatisme, de la goutte, de l'état catarrhal et de l'état séreux ; et les transitions brusques de température occasionnent les bronchites, les rhumes, les névralgies, les douleurs musculaires, articulaires et viscérales, la fluxion de poitrine, la pleurésie, la diarrhée, la dysentérie, la chlorose, la fièvre typhoïde, le croup, les angines, la fièvre intermittente, la fièvre puerpérale, etc.

Humidité.

L'humidité agit comme le refroidissement, et va du reste presque toujours de pair 'avec lui. Ce n'est point autrement qu'en nous refroidissant, d'ailleurs, qu'elle agit généralement sur nous ; ce qui se produit par la soustraction constante de calorique qui s'opère à la surface cutanée sous son influence, de sorte que même par les grandes chaleurs l'humidité en s'évaporant abaisse la température de la peau d'une façon incompatible avec la santé, sans compter que l'atmosphère humide qui l'entoure est un obstacle insurmontable à l'exercice de ses fonctions sudorales et autres.

On peut dire sans crainte de se tromper que le jour où le froid prolongé et les refroidissements brusques occasionnés par les transitions de température naturelle ou artificielle n'existeraient plus, c'est-à-dire qu'on prendrait le soin de se tenir constamment dans une température dépourvue d'humidité au degré tempéré, et le jour où l'on ne se livrerait plus à aucun excès, et que l'on posséderait la libre jouissance de tout ce que réclament nos besoins journaliers sans privations, le nombre des maladies aiguës et des maladies chroniques deviendrait bien restreint.

Donc, comme je le dis ailleurs, dès que vous avez

la moindre indisposition pensez au refroidissement ; et n'allez pas garder des bronchites, des névralgies, des maux de dents, etc., éternellement, en réclamant des remèdes curatifs ou calmants de tous les côtés, qui ne peuvent rien tout le temps que la cause du mal persiste ; tandis qu'il vous serait si facile de vous guérir promptement en vous exposant à une chaleur artificielle convenable pendant quelques jours à peine.

Donc encore évitez que les transitions de température n'aient prise sur vous, en vous munissant de vêtements d'autant plus chauds quand vous aurez le corps échauffé par la marche ou autrement, et que vous changerez de milieu ou que la nuit sera venue rafraîchir l'atmosphère, qu'il y aura plus de différence entre la même température où vous vous trouvez et celle où vous étiez précédemment.

On voit souvent au printemps et à l'automne des enfants, des femmes et des vieillards s'adosser à un mur exposé au midi, dans le jour, pour jouir de la chaleur du soleil. C'est une habitude pernicieuse, et je ne sais combien de vieillards tous les ans doivent la mort à cet usage ; car pendant qu'ils sont exposés à 25° de chaleur près de ce mur dans le jour, dès qu'ils entrent chez eux, et toute la nuit, ils sont dans un milieu dont la température est bien plus basse.

On pourrait cependant user de la chaleur solaire avec avantage à ces époques de l'année, si on prenait la précaution de chauffer son appartement ensuite au degré de la chaleur auquel on a été exposé en plein soleil.

L'inverse se fait l'hiver par bien des personnes qui séjournent dans des appartements trop chauffés ; ce qui fait que la transition de température que l'on éprouve en sortant n'en est que plus sensible, et que, quoi qu'on fasse, l'air glacé que l'on respire tout à coup au dehors, au lieu de l'air brûlant du dedans, est excessivement préjudiciable aux voies respiratoires.

On conçoit donc pourquoi ceux dont les poumons sont susceptibles aux maladies doivent rester chez eux par les temps froids et humides, et mieux aller séjourner dans le Midi pendant toute la mauvaise saison.

Le refroidissement partiel, c'est-à-dire ne se produisant que sur une faible étendue du corps, comme le froid aux pieds, aux jambes, aux mains, au visage, à la tête, etc., est tout aussi préjudiciable que le refroidissement général. Il faut donc éviter les courants d'air ne frappant que sur une région, tout comme ceux qui atteignent tout le corps. Que de personnes, de femmes surtout, ont des névralgies faciales et des maux de dents continuels, parce que leurs pieds sont toujours froids l'hiver, ou que, par coquetterie, elles ont constamment la tête nue.

Il y a des cas, contrairement à ce que nous avons dit il y a un instant, où l'air humide doit être recherché. C'est lorsque dans les bronchites, les fluxions de poitrine, les catarrhes, l'expectoration est difficile, et ne donne lieu qu'à des crachats gras et gluants. Alors l'inhalation de vapeurs d'eau, chauffée à un certain degré, se dégageant d'un vase sur lequel on se penche la bouche ouverte, produit d'excellents résultats.

Si j'insiste tant sur le refroidissement, c'est parce que des faits extrêmement nombreux que je me suis donné la peine de suivre et de bien observer m'ont démontré d'une façon certaine que le plus grand nombre des maladies aiguës et des madies chroniques vient de là.

Lumière.

Les plantes que l'on tient dans des lieux obscurs et privés de lumière solaire directe pâlissent et s'étiolent; et les personnes qui vivent dans les mêmes conditions deviennent scrofuleuses, tuberculeuses, chlorotiques, anémiques, etc.

Air confiné.

L'air pur et sans cesse renouvelé nous est tout aussi indispensable qu'une nourriture bonne, saine et substantielle; car c'est le premier des aliments, et celui dont le besoin pressant se fait le plus vivement sentir.

Les chambres à coucher, les salles de malades, les salles de classes pour les enfants des écoles, les dortoirs des pensionnaires, les ateliers, etc., sont si souvent de grandeur insuffisante, que je ne conçois pas que l'autorité ne s'en préoccupe pas.

Habitations.

Les habitations doivent être placées loin des foyers d'infection pestilentiels et miasmatiques, sur les terrains les moins argileux, parce que les sous-sols ainsi composés ne laissant pas filtrer les liquides, il en résulte une humidité constante, sans compter les impuretés de toutes sortes entraînées par les eaux qui séjournent à la surface du sol, d'où s'échappent constamment des exhalaisons malsaines et dangereuses.

L'exposition la meilleure dans nos climats est lorsqu'une façade de l'édifice est tournée du côté de l'est, et l'autre du côté de l'ouest; car on est alors à l'abri des vents glacées du nord et des rayons brûlants du soleil, tout en recevant suffisamment de chaleur et de lumière solaires.

Les pièces d'intérieur doivent être de bonne grandeur; trop grandes elles sont toujours froides, trop petites elles sont souvent trop chaudes, et l'air y est constamment confiné.

Les chambres à coucher doivent être placées au 2e ou au 3e étage, de préférence aux rez-de-chaussées toujours plus ou moins humides; et il faut autant que possible les choisir avec une cheminée, pour le renouvement facile de l'air.

Le chauffage des appartements par les cheminées et avec du bois est certainement le meilleur de tous. Mais dans les pays très-froids il serait insuffisant l'hiver; aussi se sert-on avec avantage des poêles et de houille ou de coke.

Il faut se méfier des poêles existant dans les chambres à coucher où il n'y a pas de cheminées; car si l'air ne pénètre pas en suffisante quantité dans la pièce, ou si accidentellement ou par oubli le tuyau d'échappement des produits de la combustion se trouve fermé, l'asphyxie en est la conséquence.

Le chauffage à air chaud par les bouches de chaleur est excellent; et un moyen bien simple d'utiliser doublement le combustible qui flambe dans les poêles et dans les cheminées est de le placer sur des tuyaux de fonte servant de grille, parallèles entre eux, et ouverts à leurs deux extrémités, dont l'une plus basse, placée en avant et au-dessous du foyer, laisse pénétrer l'air froid, et dont l'autre plus élevée par où s'échappe l'air échauffé par la traversée des conduits sert à le répandre dans toutes les parties de l'appartement.

On peut même par ce procédé prendre de l'air froid en dehors de la pièce, et le faire servir à chauffer d'autres appartements ou des corridors.

Vents.

Il n'est rien qui refroidisse vite comme les grands vents, par l'évaporation de la sueur ou de la transpiration insensible; aussi doivent-ils être tout autant évités, quand on est faible ou en convalescence, que lorsque l'on a chaud.

Les vents du sud et de l'ouest sont généralement chauds et chargés d'humidité; aussi sont-ils nuisibles aux rhumatisants et aux catarrheux de toutes espèces.

Ceux du nord, moins humides mais beaucoup plus froids, s'ils soufflent fort, produisent des affections inflammatoires de toutes sortes : des angines, des pneumonies, des pleurésies, des bronchites, des entérites, etc.

Ce sont les vents qui donnent au chaud et au froid des qualités nuisibles et malfaisantes. J'ai noté exactement pendant onze années ce qui s'est passé relativement à l'influence du chaud, du froid et des vents, sur la production des maladies. J'ai constamment trouvé que les étés et les hivers bien accentués, c'est-à-dire dont la température était ce qu'elle doit être à ces époques de l'année, avec vents modérés tournés plutôt du côté de l'est que des autres points cardinaux, lesquels sont dépourvus d'humidité, étaient toujours moindres en maladies que les autres saisons, qui sont celles où j'ai constamment observé, et de beaucoup, le plus grand nombre de malades.

Lorsque des vents violents du nord, de l'ouest ou du sud ont soufflé presque constamment pendant l'été ou l'hiver, il y a eu des épidémies de toutes sortes, et il n'y a eu aucune différence sous le rapport sanitaire entre ces saisons et les autres, de sorte que les années ont été d'un bout à l'autre malsaines.

C'est pendant ces étés, qui sont alors chauds et humides, que règnent la dysentérie, le choléra, les diarrhées de toutes sortes, la fièvre typhoïde, la fièvre intermittente, les fièvres éruptives, etc., qu'on a à tort attribués à la grande chaleur seule; et c'est également pendant ces hivers froids et humides que règnent les affections catarrhales, le rhumatisme, la goutte, etc.

L'humidité, qui n'agit qu'en nous refroidissant, les courants d'air et les grands vents, qui agissent de la même façon, doivent donc être évités avec autant de soin que le séjour dans des milieux constamment à une température trop basse et les transitions de température.

Les endroits exposés au grand air, pourvu que les vents n'y soufflent pas trop, où règne une chaleur modérée tout l'été, où l'humidité n'existe pas, où le sous-sol n'est point argileux, et dans le voisinage desquels il n'y a point de foyers d'infection pestilentiels ou miasmatiques, surtout s'ils sont placés sur le penchant de colines tournées du côté du levant, sont les plus sains de tous.

Quelle différence sous le rapport de la salubrité entre ces lieux et les gorges de montagnes froides et humides, et ces ruelles sombres et étroites des grandes villes, où le soleil ne donne jamais et où il coule des eaux noires, bourbeuses et infectes chargées de toutes sortes d'immondices! Là point de chaleur, point de lumière, du froid humide constamment; aussi la scrofule, le rachitisme, les tubercules, la diarrhée, la fièvre intermittente, le rhumatisme, etc., y sont endémiques, et les épidémies y font de terribles ravages.

Il faut rechercher le voisinage des arbres, qui tempèrent le froid et le chaud, en brisant les courants d'air violents auxquels ils font obstacle l'hiver, et en donnant lieu à de frais ombrages l'été; sans compter qu'ils purifient l'air en détruisant de l'acide carbonique en abondance à la place duquel ils versent des flots d'oxygène.

Epidémies.

Les vents apportent encore dans leurs flancs des germes morbides bien autrement dangereux souvent que le froid et l'humidité; ce sont les miasmes de toutes espèces qui donnent lieu aux maladies épidémiques, telles que la variole, le choléra, la peste, la dysentérie, etc.

On voit que nous n'avons pas de plus terribles ennemis que les vents, qui s'y prennent de toutes les façons pour nous être nuisibles; et qui, quand ils ne peuvent pas nous nuire autrement, renversent nos maisons sur nous, brisent nos navires, et précipitent à la mer cargaisons et équipages. On doit donc s'estimer bien heureux quand ils daignent se contenter de ne nous faire tomber qu'une cheminée sur la tête.

Je voudrais qu'en temps d'épidémie il y eût des personnes chargées spécialement du soin des malades, et qu'il fût défendu de la manière la plus absolue à tout étranger de pénétrer dans leurs chambres. Pendant la terrible épidémie de variole de 1870-71, j'ai été appelé à soigner les malades dans quinze à vingt villages, où j'ai vu constamment cette maladie importée, et se propager ensuite par contagion directe dans toutes les maisons où elle a existé. Hélas! ce sont souvent nos pauvres soldats qui ont été la cause bien involontaire de cette propagande malsaine. On les renvoyait dans leurs familles à peine en convalescence de la variole; et au lieu d'y apporter la joie, ils y apportaient la maladie, la mort, la tristesse et le deuil.

Un de ces malheureux vient mourir dans sa famille composé du père, de la mère, et de trois frères; tous meurent de la variole à l'exception d'un frère.

Un autre apporte la variole dans sa famille où il y a quatre enfants et la mère; deux de ses frères en meurent et lui se rétablit.

Ce n'est pas tout. Une fois cette terrible maladie implantée dans un village elle se propage; parce que les voisins, les amis et les parents viennent visiter les malades et les morts. Que de fois j'ai prédit à ces victimes de leurs préjugés ou de leur imprudence les terribles conséquences de leur présence dans ces milieux pestilentiels. Il faudrait dans ces cas que le médecin fût armé d'une autorité qui lui permît de faire exécuter ses ordres; car à chaque fois que j'ai pu me faire écouter j'ai empêché ces visites si inutiles et si dangereuses, et j'ai été assez heureux pour limiter ainsi l'épidémie à un tout petit nombre de cas dans plusieurs villages.

Quand ce n'étaient pas des soldats, c'étaient des personnes qui avaient été dans des villages voisins, visiter des amis ou des parents, qui apportaient ensuite la maladie dans le leur ; et, ce qu'il y a de terrible, c'est que souvent le visité se rétablissait, tandis que le visiteur mourait.

Le nombre de varioleux que j'ai eus à soigner pendant cette épidémie est considérable ; et il m'a toujours été possible de remonter jusqu'au point de départ de la maladie, qui a constamment été importée dans les villages, où elle s'est propagée ensuite par contagion directe, à l'exception de deux ou trois cas, où il m'a été impossible de la constater.

Le nombre de personnes victimes de la variole, pendant l'épidémie dont je parle, est certainement considérable. Eh bien ! j'affirme que sans l'importation de la maladie et la contagion directe d'individu à individu, qu'il eût été si facile presque toujours de prévenir, le plus souvent sans préjudice pour personne, il n'y eût peut-être pas eu la centième partie de morts.

Je voudrais que les gardes-malades préposés aux soins des varioleux prissent tous les jours quelques centigrammes d'acide phénique, et qu'ils se lavassent les mains et le visage souvent avec une solution aqueuse au millième de la même drogue, dont on arroserait fréquemment la chambre des malades, dans laquelle on plongerait tous les linges qui auraient servi à leurs besoins, qu'on mêlerait aux urines et aux excréments dans certaines proportions, avant de les porter dans les fosses d'aisances, et dont on laverait les crachoirs, les vases de nuit, etc., pour les désinfecter ; car l'usage que j'ai fait de l'acide phénique pendant cette épidémie me porte à croire qu'il jouit d'une grande efficacité comme agent destructeur des miasmes, comme l'a du reste établi depuis longtemps le Dr Déclat, et comme le pensent la généralité des médecins.

On aurait donc enfin trouvé, dans cette substance, l'agent depuis si longtemps cherché propre à préserver et à guérir des maladies virulentes et miasmatiques, comme tout porte à le croire jusque-là; et l'on pourrait désormais arrêter les terribles épidémies de variole, de choléra, de dysentérie, etc., qui se propagent au moyen des vents, et surtout par contagion d'individu à individu; mais à la condition qu'on ne négligerait point de se soustraire aux causes occasionnelles de ces maladies, telles que nous les avons fait connaître, qui suffisent à elles seules tous les ans pour en engendrer de nombreux cas, et qu'on éviterait de s'exposer directement à la contagion.

Électricité.

Nous sommes plongés dans une atmosphère d'électricité tout comme nous le sommes dans une de lumière et de calorique.

Quand on réfléchit à l'effet stimulant sur l'organisme de tous ces agents, on conçoit sans peine que l'hiver, où ils existent à l'état minimum, tout ce qui vit, végétaux et animaux, tombe dans un certain état de torpeur, qui est même complet pour les végétaux et pour quelques animaux, comme les marmottes et les tortues, par exemple.

L'électricité de l'air provient de la végétation, des actions chimiques qui s'opèrent à la surface du sol, etc., et a pour principal véhicule l'humidité atmosphérique.

On sait l'effet produit sur les personnes nerveuses par les temps orageux; nous n'en parlerons pas.

La foudre, produit de la rencontre de deux nuages chargés d'électricité contraire, ou de la précipitation d'un nuage peu élevé à la surface du sol, quand la couche d'air interposée entre le nuage et le sol, l'un et l'autre chargés d'électricité contraire, n'est pas assez épaisse pour s'opposer à l'effet de la tension électrique, auquel cas on dit que la foudre tombe, est un phénomène qui est terrible parfois dans ses effets, et aussi dangereux qu'imposant et grandiose.

On conçoit que plus les objets placés à la surface du sol sont élevés, plus rapprochés ils sont des nuages; et par conséquent plus ils sont exposés à la foudre. Il faut donc pendant les orages fuir le voisinage des grands arbres, des monuments élevés, et se placer dans les appartements plutôt au milieu des pièces que près des murs, loin des cheminées et des métaux, qui sont de très-bons conducteurs de l'électricité.

Le verre, la résine, la soie, etc., étant de mauvais conducteurs de l'électricité, on peut s'isoler de la surface du sol et de l'air ambiant chargé d'électricité, et par conséquent se préserver de la foudre, tout simplement en se vêtant de vêtements de soie et en en plaçant sous ses pieds, au milieu de l'appartement.

On conçoit que les courants d'air entraînant à leur suite les nuages soient dangereux; on fait donc bien de s'y soustraire en regagnant au plus vite son logis pendant les orages, et d'en tenir fermées les portes et les fenêtres.

Repos et sommeil.

Le repos est tout aussi nécessaire à l'existence que le mouvement, et ils devraient toujours être la conséquence l'un de l'autre.

Il est nécessaire que nos organes entrent dans un état de repos sinon absolu, comme la végétation, du moins relatif, pendant l'hiver; après avoir été plus ou moins actifs, pendant toute la belle saison, sous l'influence des agents hygiéniques stimulants dont nous avons parlé. L'hiver est donc nécessaire; et ceux qui parlent parfois de partir pour l'Amérique du Sud, à son approche chez nous, qui est le moment où le printemps commence là-bas, et de revenir ensuite à l'approche de l'hiver dans ce pays, pour se trouver au commencement du printemps chez nous, et ainsi de suite, et d'éviter ainsi la mauvaise saison, ont certainement tort; car je ne doute pas que cette manière de faire ne fût des plus dangereuses.

On peut dire que la nuit est au mouvement diurne de la terre, sous le rapport de l'influence sur l'organisme, ce que l'hiver est à son mouvement annuel.

La nuit est donc le temps de repos relatif de tous les organes, dont l'intensité fonctionnelle est alors au minimum, par suite de l'abaissement de la température et de l'absence de la lumière solaire, et même le moment où le système nerveux tombe dans le repos complet, c'est-à-dire le sommeil, qui lui est indispensable, parce qu'à l'état de veille il agit constamment, au lieu de le faire d'une façon intermittente comme tous les autres organes.

On conçoit que faire du jour la nuit et de la nuit le jour soit préjudiciable; car vous forcez ainsi l'organisme à se reposer pendant que l'action stimulante des agents de l'hygiène dont nous avons parlé est à son maximum d'intensité et l'invite à l'action; et vous le forcez ensuite à agir quand il manque de ce stimulant nécessaire et indispensable. En un mot, vous agissez tout le temps contre nature; aussi ne puis-je comprendre qu'il soit permis aux administrations de toutes espèces de toujours employer les mêmes personnes aux travaux et aux postes de nuit, pendant qu'il serait si facile de changer l'ordre de leur travail tous les mois.

Aliments.

Les aliments se divisent en deux classes : les aliments réparateurs, qui sont susceptibles d'être convertis en tissus vivants et de réparer les pertes de ceux-ci, après avoir subi les préparations digestives et autres préalablement nécessaires, et qui comprennent toutes les substances azotées, d'origine animale et végétale, telles que la fibrine, l'albumine, la caséine, la gélatine, etc.; et les aliments de chaleur, qui sont chargés de fournir le carbone nécessaire à la production de la quantité de calorique indispensable à l'organisme, pour que les opérations chimico-vitales qui ont lieu en lui et auxquelles est due la vie des tissus et des organes s'exécutent, et qui sont les fécules, la gomme, le sucre, la graisse, etc.

La nature a disposé les choses de façon que nos aliments renferment des principes azotés et des principes carbonés; cependant c'est l'azote qui domine de beau-

coup dans tous ceux d'origine animale, et le carbone
au contraire dans le plus grand nombre de ceux d'origine végétale.

Il faut un régime mixte à l'homme; c'est-à-dire une
nourriture composée à la fois de substances animales et
végétales.

Quant à vouloir interdire aux personnes replètes les aliments de chaleur, les féculents, les sucres et les graisses,
sous prétexte qu'ils ne font qu'augmenter la quantité de
graisse déjà trop considérable qui existe chez eux dans
l'organisme, je crois que c'est à la légère que la science
procède dans ce cas. Car comptez donc avec l'instinct de
ces personnes, qui leur fait rechercher avec avidité ce que
vous leur défendez; et demandez-vous si, comme les
enfants pour les acides, qu'on leur a cependant défendu
pendant bien longtemps, ce n'est pas une nécessité de
la nature qui les porte à agir ainsi.

Je serais disposé à croire, en effet, que les matières
carbonées qui s'accumulent dans les tissus, chez les personnes replètes, manquent alors dans les endroits où il est
nécessaire qu'elles soient en abondance pour les besoins
de l'organisme; ce qui fait que la nature, jamais satis-
faite sous ce rapport, en demande pour ainsi dire à cor
et à cri. Ce n'est point une raison pour la satisfaire
entièrement, surtout si elle s'empresse d'aller porter ce
qu'on lui donne là où il y en a déjà trop, au lieu de le
faire servir à ses besoins.

Pour moi l'obésité est un phénomène pathologique de
même ordre que la goutte; il y a là déviation de forces
organiques, qui produisent du tissu graisseux au lieu d'en
produire d'autre, voilà tout, sous l'influence du tempérament et de l'idiosyncrasie; l'obésité, en un mot, est une

manifestation diathésique relevant de l'acidisme, et qui doit se traiter presque comme la goutte. C'est donc à la thérapeutique qu'il faut en demander le traitement en même temps qu'à l'hygiène ; et l'iodure de potassium, les alcalins, l'exercice, la modération dans les travaux intellectuels, l'abstinence de liqueurs, de café, de vin pur, etc., tout comme pour la goutte, telle me paraît être la meilleure manière de traiter l'obésité, dans laquelle il faut voir, encore une fois, une maladie diathésique pour le traitement, dans lequel les eaux minérales doivent avoir une large part. Les eaux sulfureuses et les eaux alcalines, telles sont celles qui me paraissent surtout indiquées là ; et nos eaux de Cauterets les plus alcalines, aidées au besoin des eaux de Vichy transportées en boisson, de l'iodure de potassium et du fucus vesiculosus à l'intérieur, s'il est vrai que cette dernière substance agisse d'une façon spéciale sur la graisse, devraient il me semble produire de bons résultats. Mais il est facile de comprendre que, maladie diathésique invétérée, l'obésité demande de la persévérance dans le traitement, et qu'on s'expose le moins possible à l'action de ses causes occasionnelles, qui sont celles de la goutte à peu près.

CHAPITRE II.

PRÉCEPTES HYGIÉNIQUES SPÉCIAUX AUX AGES ET AUX SEXES.

Il me reste bien peu de chose à dire sous ce rapport, après tout ce que nous avons eu si souvent occasion de citer de relatif aux enfants, aux femmes et aux vieillards.

Ce sont des êtres faibles qui, plus que personne, doivent observer les règles de l'hygiène; car la moindre infraction qu'il commettent à leur égard peut avoir chez eux de graves conséquences.

On peut dire que l'huile de foie de morue étant le remède de l'alcalinisme, avec les acides, il serait nécessaire de mettre les enfants à un régime composé surtout de ces substances, auxquelles on adjoindrait parfois les arséniates pour les enfants nerveux et maigres, et les iodures pour les enfants lymphatiques et gras, bien entendu à doses proportionnées à leur âge, pour peu qu'il y eût chez eux des manifestations diathésiques ou qu'ils eussent besoin d'être fortifiés. Les bains de mer artificiels, dont nous avons donné la formule p. 378, seront également prescrits dans ces cas avec le plus grand avantage; ainsi que la farine d'avoine, que les enfants mangent en potages avec du lait ou du bouillon, dont ils sont très-friands, et qui possède une vertu nutritive et reconstituante remarquable.

Les alcalins étant le remède de l'acidisme, c'est l'eau de Vichy, de Vals, etc., et les préparations pharmaceutiques alcalines, qui doivent produire chez les vieillards, sous le rapport de l'état de leurs humeurs, toujours plus ou moins acides, ce que l'huile de foie de morue et les acides produisent chez les enfants contre l'état alcalin des leurs.

Que les vieillards veillent aussi à la constipation; car les congestions pulmonaires et cérébrales sont constamment accompagnées de resserrement du côté de l'intestin. Donc point de constipation jamais chez les vieillards; qu'il faut combattre avec des remèdes appropriés.

La graine de moutarde blanche, la graine de lin, données dans un peu d'eau une cuillerée avant ou après chaque principal repas;

Les grains de santé du Dr Frank, pris depuis 2 jusqu'à 10 avant chaque repas;

L'eau de Pullna prise un verre et davantage tous les matins à jeun;

Les pilules écossaises prises en se couchant une de quart d'heure en quart d'heure, depuis 2 jusqu'à 4 ou 5;

Le podophylle ou podophyllin, par pilules de 0,01 centigramme le premier soir en se couchant, en augmentant d'une tous les soirs jusqu'à effet produit:

Telles sont les médications recommandées dans l'état de constipation.

Les manifestations diathésiques des vieillards maigres et nerveux, comme chez les enfants, se combattent par les arséniates; et celles des sujets gras et plus ou moins lymphatiques par l'iodure de potassium.

FIN.

TABLE DES MATIÈRES.

PREMIÈRE PARTIE.

CHAPITRE VI.

CHAPITRE VII.

CHAPITRE VIII.

CHAPITRE IX.

CHAPITRE X.

DEUXIÈME PARTIE.

CHAPITRE PREMIER.

CHAPITRE II.

CHAPITRE III.

CHAPITRE IV.

CHAPITRE V.

CHAPITRE VI.

CHAPITRE VII.

CHAPITRE VIII.

CHAPITRE IX.

TROISIÈME PARTIE.

CHAPITRE PREMIER.

CHAPITRE II.

CHAPITRE III.

CHAPITRE IV.

CHAPITRE V.

CHAPITRE VI.

CHAPITRE VII.

CHAPITRE VIII.

QUATRIÈME PARTIE.

CHAPITRE PREMIER.

CHAPITRE II.

TABLE ALPHABÉTIQUE.

A. Parent, imprimeur de la Faculté de Médecine, rue Mr-le-Prince, 31.

ERRATA

Pages	Lignes	Au lieu de	Lisez :
23	10	Voilà les constitutions nouvelles,	Voilà les conditions.
27	11	Presque nul,	Presque nulle.
28	8	Masmatiques,	Miasmatiques.
33	30	Nous les verrons,	Nous le verrons.
35	30	En hétérologue,	Ou hétérologue.
49	24	Il importe de,	S'il importe de.
53	13	De toutes ses fonctions,	De ses fonctions.
55	11	Nés du sein,	Nés au sein.
105	23	Caméreuse,	Cancéreuse.
112	16-17	Fièvre catarrhe,	Fièvre catarrhale.
148	6	Souvent à,	Souvent lieu à.
151	32	De la malade,	De la maladie.
205	1	Après qu'il,	Après quoi il.
233	7	Diathèse sérieuse,	Diathèse séreuse.
234	21-22	Sont acides,	Sont alcalines.
271	16	Parce qu'il,	Puisqu'ils.
284	18	50 à 65° c.	50° à 55° c.
318	1	Ces préventions,	Ces précautions.